CRÔNICAS DOS BOLETINS

Hilton Seda

1ª edição

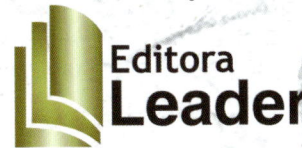

São Paulo, 2017

Copyright© 2017 by Editora Leader
Todos os direitos da primeira edição são reservados à **Editora Leader**
Diretora de projetos: Andréia Roma
Diretor executivo: Alessandro Roma
Marketing editorial: Gabriella Pires
Gerente comercial: Liliana Araujo
Atendimento: Rosângela Barbosa

Projeto gráfico e diagramação: Roberta Regato
Fotos: Reproduções de arquivos pessoais do autor
Revisão: Robson Regato
Impressão: Maistype

Dados Internacionais de Catalogação na Publicação (CIP)
Bibliotecária responsável: Aline Graziele Benitez CRB8/9922

S632c	Seda, Hilton
	Crônicas dos boletins / Hilton Seda. – 1. ed. – São Paulo: Editora Leader, 2017.
	ISBN: 978-85-5474-004-7
	1. Reumatologia - crônicas. 2. Boletins. I. Título.
	CDD 610

Índice para catálogo sistemático: 1. Reumatologia - crônicas 610

EDITORA LEADER
Rua Nuto Santana, 65, 2º andar, sala 3
02970-000, Jardim São José, São Paulo - SP
(11) 3991-6136 / contato@editoraleader.com.br

À minha querida Léa, sempre presente, mesmo estando ausente.

Um agradecimento especial à Dra. Selma da Costa Silva Merenlender, presidente da Sociedade de Reumatologia do Rio de Janeiro, pela gentileza do patrocínio da publicação deste livro pela Sociedade de Reumatologia do Rio de Janeiro.

"...Não; prefiro sofrer ainda mais que esquecer-te."
(Sóror Mariana Alcoforado)

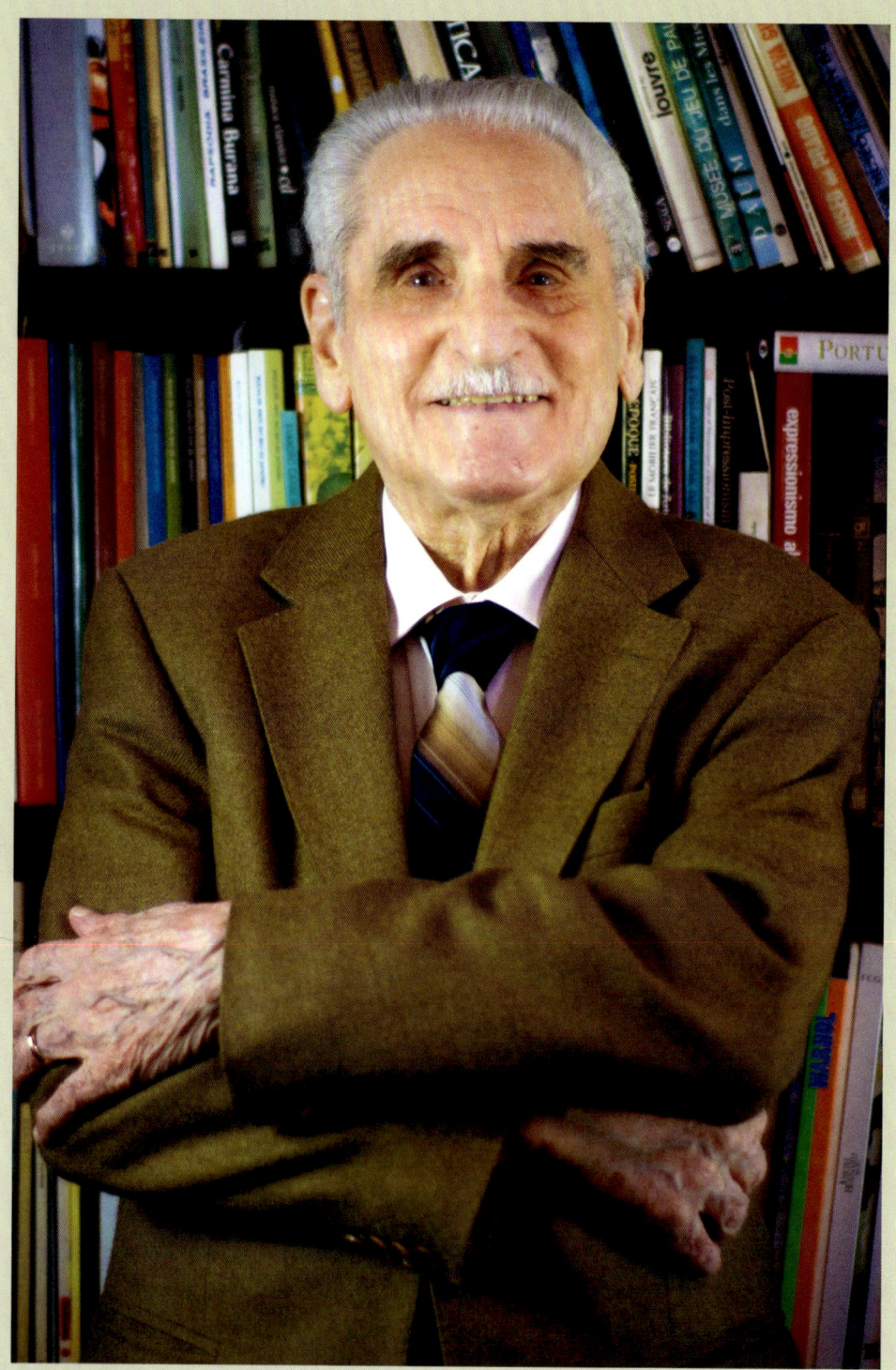

Crônicas dos Boletins

Faz algum tempo, tenho a honra de escrever, em coluna própria, uma crônica em todos os números dos Boletins da Sociedade Brasileira de Reumatologia e da Sociedade de Reumatologia do Rio de Janeiro. Os assuntos são variados (história, estórias etc.), mas sempre, de certa maneira, ligados à Medicina. Alguns colegas sugeriram que as reunisse em livro. Hesitei um pouco, mas acabei concordando. Selecionei algumas que julguei mais interessantes, sem obedecer a qualquer critério específico. Espero que possam ser agradáveis a quem tiver a paciência de lê-las.

Agradeço aos meus filhos Antônio Carlos e Marina Lúcia a importante colaboração que me prestaram na organização deste livro.

Hilton Seda

Professor Emérito da Pontifícia Universidade Católica do Rio de Janeiro, Professor Honoris Causa da Universidade Federal da Paraíba, Maestro de La Reumatologia Pan-Americana (título outorgado pela PANLAR em 2006), Membro Emérito da Academia Brasileira de Reumatologia, Presidente da Sociedade Brasileira de Reumatologia (1968-1970).

Índice

Prefácio por Dr. Geraldo da Rocha Castelar Pinheiro 8

Chernoviz: um dos maiores médicos do Brasil no século XIX 11

Dr. Carlos Arthur Moncorvo de Figueiredo, autor do trabalho pioneiro
Du Rhumatisme Chronique Noueux des Enfants, e a Policlínica Geral do Rio de Janeiro 17

Torres Homem, patrono na Reumatologia Brasileira 25

Um artrósico famoso: Michelangelo Buonarroti 31

Waldemar Berardinelli, o primeiro presidente da Sociedade Brasileira de Reumatologia 33

Eric Bywaters 43

Arthur Conan Doyle, Sherlock Holmes e Reumatismo 51

O Airton e as rosas 58

Charles Baudelaire 61

Bicentenário de nascimento de Edgar Allan Poe 70

O mundo e a doença de Antonin Artaud 79

Crise de gota em momento particularmente inoportuno em dois compositores:
Johann Adolf Hasse e Heitor Villa-Lobos 87

O reumatismo de Lima Barreto 94

As doenças nos romances de Lima Barreto 104

Médicos e doenças nos contos, sátiras e crônicas de Lima Barreto 115

Referências a doenças em poemas de Manuel Bandeira 123

Doenças no Só de Antônio Nobre 136

A fibromialgia do poeta Antônio Nobre 150

Referências a doenças nos poemas de Cecília Meireles 156

João Cabral de Melo Neto, a Aspirina e a Medicina 169

Florbela Espanca e a dor em cem anos de poesia...181

Jorge de Lima, Medicina e Poesia...189

Augusto dos Anjos, a morte e as doenças...202

Reumatismo nos contos de Machado de Assis...211

Reumatismo nos romances de Machado de Assis...218

Arthur Bispo do Rosário...228

Eles merecem ser lembrados...234

Stanislas de Sèze...247

Os pais da Reumatologia...252

O Reumatismo do Sr. Pickwick...258

Panorama da medicina no século XVI, quando foi fundada a cidade de São Sebastião do Rio de Janeiro...264

O conhecimento das doenças reumáticas no Rio de Janeiro do século XIX...274

Aspectos reumatológicos na arte brasileira (partes 1, 2 e 3)...300

Curiosidades e dúvidas na história da artrite reumatoide...317

Aspectos curiosos na história da gota...322

Médicos brasileiros na estatuária do Rio de Janeiro...327

Alguns pensamentos não reumatológicos (supostamente do Autor)...336

Dois santos reumáticos...341

Dez cartas de amor...348

Rua do Hospício e história dos hospícios...353

Trabalhos de reumatologistas brasileiros pioneiros na reumatologia mundial...357

Adolfo Lutz e a febre amarela...362

A Medicina e a Reumatologia na Antiga Roma...365

Medicina no Antigo Egito...372

Bens do Rio de Janeiro relacionados com a Medicina tombados pelos patrimônios históricos...376

Prefácio

Na agradável leitura das crônicas que se seguem, o autor divide com os leitores a sua visão sobre personagens importantes da medicina e das artes contemporâneas.

Indo de **Pedro Luiz Napoleão Chernoviz** (1812 - 1882), médico polonês que viveu no Brasil, autor do famoso Dicionário de Medicina Popular, que, segundo Carlos Drummond de Andrade, "... até a metade do século XIX, não havia farmácia de boa fama no interior do Brasil que não contasse com um exemplar da obra ...", passando por **Arthur Conan Doyle** (1859 - 1930), escritor e médico britânico mundialmente famoso por seu personagem o detetive Sherlock Holmes, reverenciando **Guillaume de Baillou** (1538-1616), médico francês que introduziu o termo "reumatismo", **Jan van Breemen** (1875 - 1961), médico holandês fundador do Comitê Internacional de Reumatismo (1927) e **Eric Bywaters** (1910 - 2003), médico britânico referência no estudo da artrite crônica juvenil, o autor homenageia figuras importantes da medicina internacional e pioneiros na reumatologia.

Médicos brasileiros famosos como **João Vicente Torres Homem** (1837 - 1887), médico pessoal do Imperador Pedro II e patrono maior da Academia Brasileira de Reumatologia, **Carlos Arthur Moncorvo Figueiredo** (1846 – 1901), amante das letras e das artes, fundador da Policlínica Geral do Rio de Janeiro e "pai da pediatria brasileira", e **Waldemar Berardinelli** (1903 - 1956), clínico destacado, com publicações importantes sobre periarterite nodosa, Síndrome de Sjögren e Síndrome de Reiter, primeiro presidente da Sociedade Brasileira de Reumatologia, também foram lembrados e homenageados pelo autor.

Com uma abordagem humanística e eclética, o autor foi buscar nas artes um pouco da história da Medicina. Do pintor, escultor, poeta e arquiteto italiano **Michelangelo** (1475 - 1564), considerado um dos maiores criadores da história da arte do ocidente, a alguns dos maiores nomes da literatura brasileira, a partir de romances de **Machado de Assis** (1839 - 1908), da obra crítica de **Lima Barreto** (1881 - 1908) e dos versos de **Manuel Bandeira** (1886 - 1968), o autor nos instiga a considerar a possível influência de alguma enfermidade reumática na personalidade e na obra desses artistas.

O autor, professor Hilton Seda, que além de tudo já contribuiu para a reumatologia nacional e internacional, é um dos associados que mais participa da vida científica, social e cultural da reumatologia nacional. A sua lucidez e inteligência, associadas ao seu jeito afável e atencioso de tratar as pessoas fazem do autor uma pessoa muito querida e admirada por todos.

Aproveitem as crônicas do Professor Seda para conhecer e entender um pouco mais da história da arte e da medicina.

Dr. Geraldo da Rocha Castelar Pinheiro

FORMULARIO
E
GUIA MEDICA

CONTENDO

a descripção dos medicamentos,
as doses, molestias em que são empregados,
as plantas medicinaes indigenas do Brasil,
o Compendio alphabetico das aguas mineraes,
a escolha das melhores formulas,
um Memorial therapeutico
e muitas informações uteis.

POR

PEDRO LUIZ NAPOLEÃO CHERNOVIZ

DOUTOR EM MEDICINA, CAVALLEIRO DA ORDEM DE CHRISTO,
E OFFIFIAL DA ORDEM DA ROSA.

UNDECIMA EDIÇÃO

CONSIDERAVELMENTE AUGMENTADA, E POSTA A PAR DA SCIENCIA,
ACOMPAHADA DE

411 figuras intercaladas no texto.
de 6 mappas balnearios,
e de um Supplemento sobre o Carbunculo
segundo os recentes trabalhos
do S͞nr Pasteur.

PARIZ
LIVRARIA DE A. ROGER & F. CHERNOVIZ
7, RUA DES GRANDS-AUGUSTINS
—
1884

Formulario e Guia Medica de Pedro Luiz Napoleão Chernoviz
(Undécima Edição, Paris, 1884)

Crônicas dos Boletins

Chernoviz:
um dos maiores médicos do Brasil no século XIX

Entre meus livros antigos de Medicina, possuo duas edições do "Formulario e Guia Medica", a décima (1), de 1879, e a décima primeira (2), de 1884 (Fig. 1). A primeira foi publicada em 1841, a última (décima nona) em 1924; as quatro primeiras foram editadas no Rio de Janeiro, na tipografia Laemmert, as demais foram feitas em Paris, na tipografia Rignoux. Essa obra contendo "a descrição dos medicamentos, as doses, moléstias em que são empregados, as plantas medicinais indígenas do Brasil, o compêndio alfabético das águas minerais, a escolha das melhores fórmulas, um memorial terapêutico e muitas informações úteis" (1, 2), desempenhou um papel deveras importante na prática da Medicina no Brasil durante quase um século (3,4). Como muito bem disse o Acadêmico Carlos da Silva Araújo (3): "... em um país tão extenso como o nosso, em que se vivia em regime mais ou menos patriarcal, onde o fazendeiro ou, nas cidades, o farmacêutico ou o simples prático de farmácia, licenciado ou não, o padre, os funcionários da justiça ou de administração, vindos de um centro mais culto, tinham que enfrentar, por dever de humanidade, os problemas de saúde, fácil é compreender a imensa utilidade desses guias que valiam, ainda mesmo para os profissionais diplomados da medicina e da farmácia, como o verdadeiro código ou farmacopeia. Graças a eles, muita gente podia fazer curas e até partos, socorrer aos de sua casa, aos criados, aos trabalhadores, aos escravos e até seu gado".

O autor desse livro foi Pedro Luiz Napoleão Czerniewicz, nascido na Polônia, em Lukov, próximo a Varsóvia, em 11 de setembro de 1812. Em 1830, estudava medicina na Universidade de Varsóvia, mas teve de exilar-se na França quando as forças da Rússia, que dominava a Polônia, esmagaram uma rebelião liderada por intelectuais e estudantes, indo residir em Montpellier, onde obteve licença para matricular-se no segundo ano da Faculdade de Medicina, onde diplomou-se em 1837, com 25 anos de idade. Passou a exercer a profissão em Genolhac, vilarejo perto da cidade de Nimes. Essa passagem pela França foi a razão da mudança de seu nome, feita com autorização do Conselho do Estado, para Chernoviz, uma vez que o aborrecia o fato de os franceses o chamarem de "doutor polaco" ou pronunciarem seu nome de modo incorreto. Chernoviz era a corruptela que mais se aproximava da maneira como os franceses o designavam.

Apesar de bem-sucedido em suas atividades profissionais em Genolhac, Chernoviz queria horizontes maiores. Influenciado pela fama do Brasil como país promissor e pelo fato de muitos médicos brasileiros também terem formado-se em Montpellier em 1837, decidiu mudar-se para o país que poderia oferecer-lhe boas possibilidades de progresso. Dedicou-se a estudar português com afinco e, após três meses, já era capaz de falar e escrever nossa língua. Os bons ventos o ajudaram nessa mudança, pois o representante do Rei da França junto ao Imperador do Brasil estava prestes a partir e necessitava que um médico o acompanhasse (3). Assim, Chernoviz embarcou nessa comitiva, em 1840, saindo do Havre em um veleiro e chegando ao Rio de Janeiro após setenta dias de viagem.

No Rio de Janeiro, apesar das dificuldades iniciais, após um ano de exercício da profissão, conseguiu formar grande clínica e obter bons lucros com a venda de seus livros, não apenas o "Formulario e Guia Medica" como também o Dicionário de Medicina Popular e das Ciências Acessórias, este lançado em 1842, um ano após a primeira edição do Formulário. Com a vida estabilizada, casou-se, em 2 de setembro de 1844, com Julie Bernard, natural do Rio de Janeiro e filha de pais franceses. O casal residiu na Rua dos Ciganos, que passou a chamar-se Rua da Constituição entre 1823 e

1824 em homenagem à Constituição Política do Império. O nome da rua devia-se ao fato de "numerosos bandos de ciganos ao chegarem ao Rio de Janeiro no século XVIII estacionarem no Campo de Santana e no antigo Campo da Lampadosa (atual Praça Tiradentes) e suas casas se prolongarem por essa rua que passou a se chamar Rua dos Ciganos" (5).

Para exercer a medicina no Brasil, Chernoviz teve de revalidar seu diploma, como exigia a lei do país. Por isso, pediu sua admissão na Academia Imperial de Medicina em 29 de outubro de 1840, no mesmo ano de sua chegada ao Rio de Janeiro, apresentando, como era indispensável, memória inédita: "O uso do nitrato de prata nas doenças das vias urinárias". Foi eleito e seu nome submetido para nomeação ao Ministro, tendo tomado posse em sessão de 10 de dezembro de 1840.

É interessante assinalar que a Academia Imperial de Medicina originara-se em 30 de maio de 1835 da Sociedade de Medicina do Rio de Janeiro, que havia sido fundada em 30 de junho de 1829 e legitimada, por decreto imperial, em 1830, com a finalidade de aperfeiçoar o exercício da Medicina e prestar colaboração ao governo no que se referisse às questões de saúde pública (6). Em 1889, por decreto de 21 de novembro, a Academia Imperial de Medicina transformou-se definitivamente em Academia Nacional de Medicina (6).

Possivelmente em virtude das críticas que estava recebendo pelo fato de seu Formulário facilitar o acesso dos leigos à Medicina, Chernoviz solicitou, em 10 de junho de 1846, a mudança de sua categoria de membro titular para adjunto, uma posição secundária, mas teve seu pedido recusado (3).

Quando Chernoviz chegou ao Rio de Janeiro, não havia na cidade febre amarela, peste ou cólera. A febre amarela só surgiu entre nós nos fins de 1849, vindo de Nova Orleans, tornando-se calamidade pública a partir de 1850 e por aqui se radicando até 1867, com alto índice de mortalidade. Chernoviz já havia prestado serviço nos hospitais militares franceses no combate à cólera. No Rio de Janeiro participou, também, da luta contra a febre amarela e ele próprio teria tido a doença, mas sobrevivido.

Em 25 de janeiro de 1855, Chernoviz obteve a cidadania brasileira, mas nesse mesmo ano, em 13 de abril, após 15 anos de Rio de Janeiro, resolveu voltar para a Europa. O Acadêmico Carlos da Silva Augusto (3) aponta como possíveis causas dessa decisão: a epidemia de cólera que grassava na cidade, o fato de já estar próspero, com independência econômica, e a necessidade de educação conveniente de seus filhos que foram 11, sendo 4 homens e 7 mulheres, mas só os 6 primeiros nascidos no Rio de Janeiro, o primogênito em 1845.

Ao chegar à Europa, teve dúvidas sobre onde se fixar na França, decidindo-se finalmente por Paris, morando inicialmente na Rua Notre Dâme, número 21, em Passy. Alguns anos depois, construiu duas excelentes casas na Rua Raynouard, onde faleceu em 30 de agosto de 1881, vítima de problema cardíaco. Sua esposa permaneceu nessa residência até morrer. Os seus herdeiros abriram no local, em 1906, rua ligando as ruas Passy e de Raynouard que recebeu o nome de Chernoviz.

Chernoviz, pelos serviços prestados aos dois países, foi agraciado com várias condecorações. Do governo francês, em junho de 1836, medalha por seus trabalhos nos hospitais militares de Nancy por ocasião da epidemia de cólera e, posteriormente, quando já estava no Rio de Janeiro, outra, por relevantes serviços prestados quando estagiário no Hospital Militar de Val-de-Grâce. D. Pedro II concedeu-lhe a Comenda de Cavalheiro da Ordem de Cristo, quando publicou a primeira edição do Formulário; depois, já não residindo mais no Brasil, em 31 de dezembro de 1871, a de Cavalheiro da Ordem da Rosa; posteriormente a de Oficial da Ordem da Rosa (15 de julho de 1874) e, finalmente, o promoveu ao grau de Comendador da Ordem da Rosa (3,4).

O Formulário de Chernoviz era obra sempre atualizada, contendo, dentro do possível pela velocidade de comunicação da época, os conhecimentos mais recentes da Medicina e da Farmácia. Por exemplo, na 17ª edição, de 1897, quando o autor já havia falecido, os continuadores do livro já faziam constar os novos métodos terapêuticos da soroterapia, seguindo os trabalhos de Pasteur e Roux de 1885, e informações sobre os raios X, descobertos por Wilhelm Röentgen em 1895 (7).

Para os reumatologistas é interessante anotar que a 10ª edição do Formulário, de 1879 (1), já cita a comunicação feita pelo Prof. Germain Sée à Academia de Medicina de Paris em 1877, portanto dois anos após o fato, sobre a utilização do salicilato de sódio na terapêutica do reumatismo articular agudo e da gota, dizendo: "Eis-aqui o resultado das numerosas experiências feitas pelo professor Germain Sée de Paris: 1º que o salicilato de soda constitui, na dose de 6 a 8 gramas por dia, um meio seguro de fazer cessar um acesso de reumatismo articular agudo as mais das vezes em menos de 48 horas; 2º que este mesmo medicamento é de grande socorro no reumatismo articular crônico; 3º que na gota aguda e na crônica são também favoráveis os seus efeitos; 4º que se pode empregar com vantagem nas nevralgias de toda espécie" (1). Chernoviz recomenda que não se exceda 10g por dia, por surgirem graves inconvenientes, citando seus efeitos colaterais: zumbido nos ouvidos, faíscas luminosas diante dos olhos, dores de cabeça, delírio e uma surdez mais ou menos completa.

Na 11ª edição (2), de 1884, há referência ao tratamento de diversas formas de reumatismo, ainda que sem a utilização da designação de artrite reumatoide – que já fora introduzida 26 anos antes por Alfred B. Garrod, em 1858 (8): reumatismo articular agudo, reumatismo articular crônico, reumatismo muscular, reumatismo nodoso (William Heberden, 1710-1801) e gota (em verbete separado); havendo ainda referência a reumatismo nas cadeiras (lumbago), reumatismo cerebral (meningite), reumatismo do pescoço (torcicolo) e reumatismo do peito (pleurodínia).

Outra obra importante de Chernoviz foi o Dicionário de Medicina Popular e das Ciências Acessórias, cuja primeira edição foi impressa em 1842 em dois volumes, no Rio de Janeiro, na Tipografia J Villeneuve & Cia. A segunda também foi feita no Rio de Janeiro, pela tipografia Laemmert. As demais foram impressas em Paris, até a sexta e última edição.

Os livros de Chernoviz foram difundidos principalmente no Brasil e Portugal, mas também tiveram edições em espanhol distribuídas no Peru, México, Venezuela, Paraguai, Uruguai e Espanha.

Por tudo que foi exposto, é forçoso concluir que "Não é, pois, exagerado proclamar o doutor Pedro Luiz Napoleão Chernoviz como um dos maiores médicos do Brasil na segunda metade do século passado (séc. XIX)", como disse o Acadêmico Carlos da Silva Araújo em pronunciamento na Academia Nacional de Medicina, em 1963 (3).

REFERÊNCIAS

1. CHERNOVIZ P.L.N.: Formulario e Guia Medica, 10ª ed, Casa do Autor, Paris, 1879.

2. CHERNOVIZ P.L.N.: Formulario e Guia Medica, 11ª ed, Livraria de A Roger & F Chernoviz, Paris 1884.

3. ARAÚJO C.S.: Sesquicentenário do nascimento do Acad Chernoviz. Seu papel na prática da Medicina e na Farmácia do Brasil, Bol Acad Nac Medicina, 134: 761-778, 1963.

4. TORRES J.S.: O Doutor Chernoviz, Arq Bras Med 59: 471-473, 1985.

5. BERGER P.: Dicionário Histórico das ruas do Rio de Janeiro, I e II Regiões Administrativas, gráfica Olímpia Editora Ltda., Rio de Janeiro, 1974, p 43.

6. História da Academia Nacional de Medicina – Dados obtidos na Biblioteca da Academia Nacional de Medicina.

7. PORTER R. (ed): Medicina. A história da cura, Livros e Livros, Lisboa, 2002.

8. CARVALHO P.J.M.: História do Reumatismo, Coimbra, 1984.

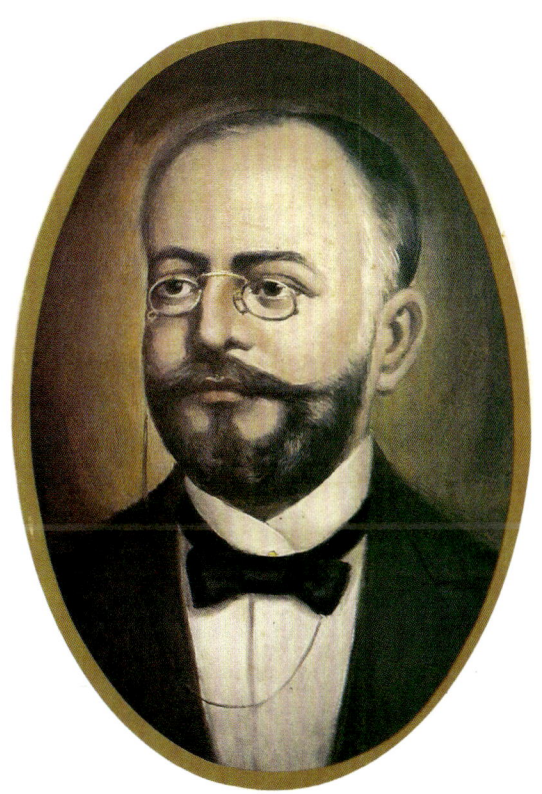

Dr. Carlos Arthur Moncorvo de Figueiredo,
autor do trabalho pioneiro
Du Rhumatisme Chronique Noueux des Enfants, e a
Policlínica Geral do Rio de Janeiro

A Policlínica Geral do Rio de Janeiro (PGRJ) tem ligação muito íntima com a reumatologia. O Prof. Pedro Nava inaugurou nessa instituição, em 1 de março de 1949, a Unidade de Reumatologia do Serviço de Clínica Médica, o primeiro ambulatório público para reumáticos criado no Brasil. Ele assumiu a direção da Clínica Médica em 1948, sucedendo ao Prof. Aloysio de Castro que estava no cargo desde 1907. O Prof. Aloysio de

Castro era filho do Prof. Francisco de Castro, que se tornou professor da Faculdade Nacional de Medicina em 1891, tendo sido o dileto assistente do Prof. João Vicente Torres Homem, patrono da reumatologia brasileira. O Prof. Aloysio de Castro foi catedrático de Clínica Médica da Faculdade Nacional de Medicina de 1915 a 1940, sendo sucedido, em 1941, pelo Prof. Waldemar Berardinelli, que veio a ser o primeiro presidente da Sociedade Brasileira de Reumatologia (1).

Outra ligação importante da PGRJ com a reumatologia é através da pediatria. George Frederic Still relacionou seu nome à poliartrite crônica juvenil ao publicar, em 1896, 19 casos, fazendo minuciosa descrição de seu quadro clínico. Salientou que incluía diferentes condições: síndrome de Jacoud, um tipo semelhante à artrite reumatoide do adulto e outro de padrão juvenil, que passou a ser chamado de doença de Still.

Conforme muito bem documentado por Bywaters (2), entretanto alguns autores o precederam na descrição, como Lewis-Smith (1871), Bouchut (1875) e também o brasileiro Carlos Arthur Monteiro de Figueiredo, que publicou em 1880, em Paris, sob o título *Du Rhumatisme Chronique Noueux des Enfants*, um caso típico, acrescido de oito da literatura, usando o nome criado por Armand Trousseau (1801-1867) adaptado à criança (3).

O elo entre Carlos Arthur Moncorvo de Figueiredo e a PGRJ está no fato de ter sido ele o seu principal fundador.

O Dr. Moncorvo de Figueiredo tentou, desde 1874, conseguir um "teatro de observação" para o estudo e o ensino da patologia da clínica infantil, mas segundo suas próprias palavras "todos os esforços (...) empregados nesse sentido malograram até que, iniciando em 1881 a criação da Policlínica Geral do Rio de Janeiro, consegui realizar o meu intento, inaugurando no ano subsequente o primeiro serviço de clínica para moléstias de criança no Brasil" (4). Disse mais: "Ainda no ano seguinte (1882), foi me dado iniciar em meu país o ensino da pediatria, abrindo em agosto desse ano o primeiro curso de clínica de moléstias da infância" (4).

A primeira ideia da criação de policlínicas (de *polis* = cidade e *klinike* = exercício da medicina, quer dizer, clínica na cidade) no Brasil, semelhan-

RHUMATISME CHRONIQUE
NOUEUX
DES ENFANTS
ET DE SON TRAITEMENT

PAR LE DOCTEUR MONCORVO

Membre de l'Académie impériale de Médecine de Rio-de-Janeiro.

TRADUIT DU PORTUGAIS ET ANNOTÉ

Par le Docteur E. MAURIAC

Membre correspondant de la même Académie.
Rédacteur du Journal de Médecine de Bordeaux.

PARIS
OCTAVE DOIN, ÉDITEUR
8, PLACE DE L'ODÉON, 8
—
1880

Fac-símile do trabalho do Sr. Carlos Arthur Moncorvo de Figueiredo

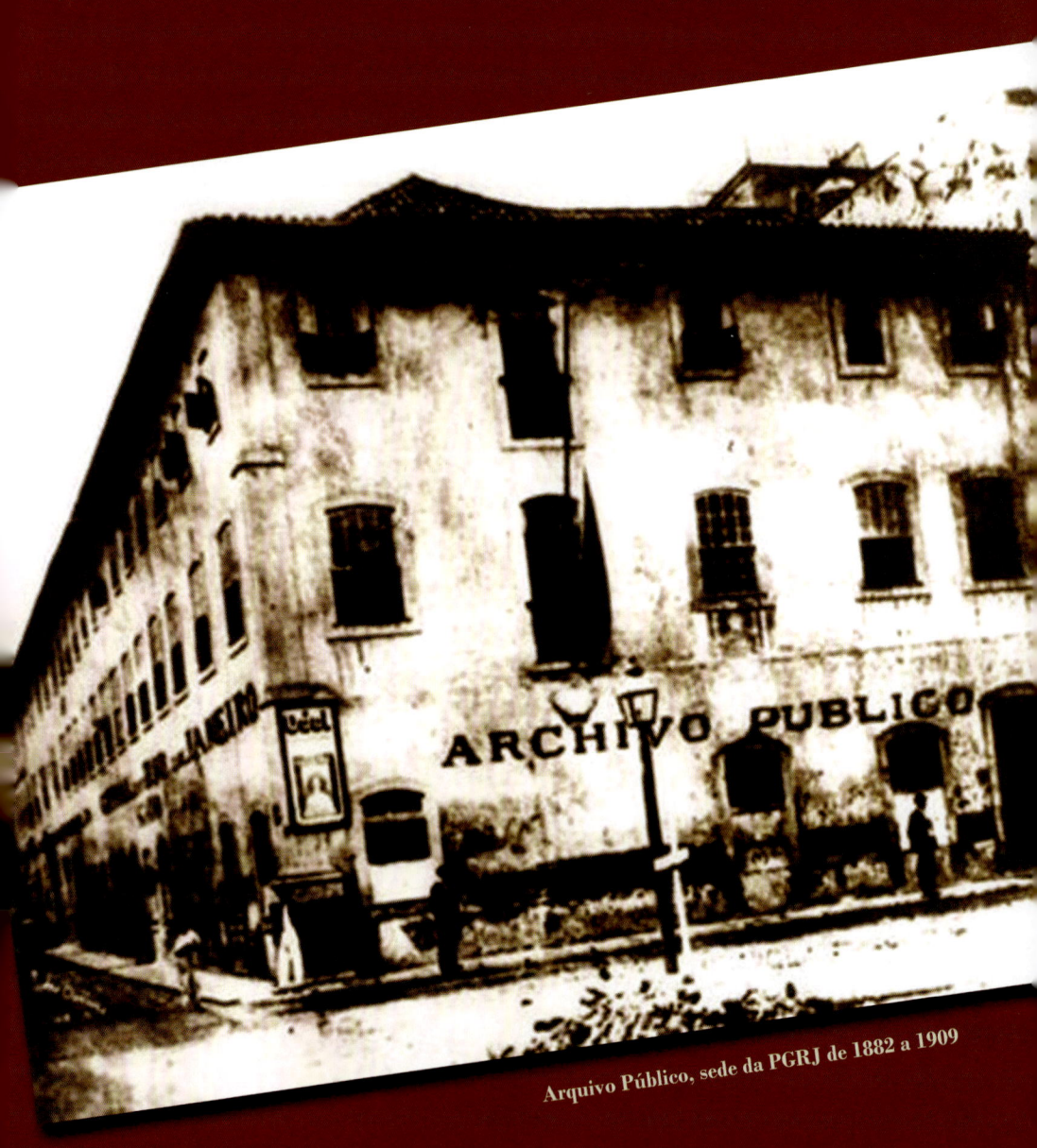
Arquivo Público, sede da PGRJ de 1882 a 1909

tes à Policlínica de Viena, coube ao Prof. Pacífico Pereira, da Faculdade de Medicina da Bahia, em 1877. Em 1880, o Dr. Moncorvo de Figueiredo, em seu livro Do Exercício e Ensino Médico no Brasil, também tratou do assunto. O movimento decisivo para a criação da PGRJ foi feito, entretanto, pelos doutores João Pizarro Gabizo e Loureiro Sampaio, que convidaram o Dr. Carlos Arthur Moncorvo de Figueiredo, pelas suas qualidades pessoais e pelo seu prestígio nacional e internacional, para se encarregar da árdua tarefa. Não poderia ter sido melhor a escolha, pois em 10 de dezembro de 1881 foi criada a PGRJ, em reunião na casa do próprio Dr. Moncorvo, à Rua da Lapa, 93. Diz a ata de sua fundação: "Foi eleito unanimemente diretor da Policlínica, com poderes discricionários para criação e posterior direção da mesma, o Sr. Dr. Carlos Arthur Moncorvo de Figueiredo e secretário o Dr. Carlos Ramos." Em 28 de junho de 1882, a PGRJ foi inaugurada solenemente, em sessão à qual compareceram Sua Majestade, o Imperador, e outras figuras importantes da época. Sua primeira sede foi o andar térreo do prédio do Arquivo Público, na Rua dos Ourives, esquina de Assembleia (prédio histórico em que funcionou, por muitos anos, a Academia Nacional de Medicina, onde permaneceu até fevereiro de 1909). O Dr. Moncorvo manteve-se como diretor até 1883, quando foi substituído pelo Dr. Henrique Carlos da Rocha Lima.

O Dr. Carlos Arthur Moncorvo de Figueiredo nasceu no Rio de Janeiro, em 31 de agosto de 1846, filho de Carlos Honório de Figueiredo e dona Emília Dulce Moncorvo (6). Formou-se pela Faculdade de Medicina do Rio de Janeiro, recebendo o título de doutor após brilhante defesa da tese Dispepsias e seu Tratamento, em 1872 (6). Foi eleito membro titular da Academia Imperial de Medicina em 22 de abril de1884 (3).

A PGRJ iniciou suas atividades com diversas clínicas, entre as quais a de Medicina das Crianças, sob a direção do Dr. Moncorvo. O Dr. Carlos Arthur Moncorvo de Figueiredo, em seu serviço na PGRJ, teve oportunidade de demonstrar interesse pela patologia osteoarticular, produzindo trabalhos e dando lições sobre reumatismo articular agudo, reumatismo blenorrágico, raquitismo, coreia, mal de Pott, pseudoparalisia sifilítica (moléstia de

Parrot), eritema nodoso palustre e coxalgia tuberculosa. Usou pela primeira vez o analgésico exalgina no tratamento da coreia (*Sur un cas de chorée gueri par l'emploi de l'exalgine, Bull Gener de Therap, 1890*) e introduziu no Brasil o método do Prof. Sayre, de Nova York, no tratamento das lesões da coluna vertebral ocasionadas pelo Mal de Pott (1891). Apresentou à Academia de Medicina de Paris memória sobre eritema nodoso palustre (1889). Descreveu o reumatismo blenorrágico em criança de três meses e outra de dois anos e meio (*Sur Le rhumatisme blenorrhagique chez les enfants. In La Médecine Infantile, Paris, 1894*). Em seu serviço foram realizadas inúmeras teses (4).

O Dr. Carlos Arthur Moncorvo de Figueiredo foi distinguido, em 1884, com o Prêmio Montyon, da Academia de Ciências da França, o primeiro concedido ao Brasil. Em 1886, a Academia de Medicina de Paris outorgou-lhe o Prêmio Desportes. Em 1890 tornou-se membro correspondente da Academia de Medicina de Paris (4). Os trabalhos realizados em seu serviço na PGRJ foram publicados em revistas importantes, como *União Médica (Rio de janeiro), Revue Mensuelle de Maladies de l'Enfance (Paris), Revue Générale de Clinique et de Thérapeutique (Paris), Bulletin Général de Thérapeutique (Paris), Progés Progrès Médical (Paris), Gazette Hebdomadaire (Paris), Bulletin et Mémoires de La Société de Médecine Pratique (Paris), Archivo Italiano di Pediatria (Nápoles), Archivo de Enfermedades de los Niños (Madri), Revista de Enfermedades de los Niños (Barcelona), Annual of the Universal Medical Sciences (Filadélfia), Bulletin de l'Academie de Médecine de Paris, Annales de Dermatologie et de Syphiligraphie (Paris), La Pediatria (Nápoles),. La Médecine Infantile (Paris), Revista de Higiene Infantil (Buenos Aires)* e *Teratologia (Edimburgo).*

O Dr. Moncorvo foi pai do Dr. Carlos Arthur Moncorvo Filho, que assumiu a direção da Clínica Pediátrica da PGRJ em 26 de setembro de 1901. O Dr. Moncorvo Filho também foi médico ilustre, havendo, no Rio de Janeiro, uma rua e um tradicional hospital nela localizado batizados com seu nome, em sua homenagem. O Hospital Moncorvo Filho também faz parte da história da reumatologia brasileira, mas isso é uma outra história.

REFERÊNCIAS

1. SEDA H.: História da Reumatologia Brasileira. In: Seda H (Ed.) Sociedade Brasileira de Reumatologia, 50 anos, São Paulo, GB Cultural, 1999, p 7-18.

2. BYWATERS E.G.L.: The history of pediatric rheumatology, Arthritis Rheum v. 20 (suppl), p. 145-52, 1977.

3. GONÇALVES G.W.S.: Reumatologia Brasileira: precursores e pioneiros, Fortaleza, Casa de José de Alencar, Programa Editorial, 1996.

4. MOURA BRAZIL J.C.: Relatório da Policlínica Geral do Rio de janeiro: desde sua fundação em 1822 até dezembro de 1894, Rio de Janeiro, Pinheiro Et C, 1898.

5. VALVERDE B.: Cinquentenário da Policlínica Geral do Rio de Janeiro, Rio de Janeiro, Imprensa Nacional, 1932.

6. CARNEIRO G.: História da Sociedade Brasileira de Pediatria: 1910-2000, Rio de Janeiro, Expressão Cultural, 2000.

LIÇÕES
DE
CLINICA MEDICA

FEITAS NA FACULDADE DE MEDICINA DO RIO
DE JANEIRO (1867-1881)

PELO

Dr. João Vicente Torres Homem

ente de Clinica Medica da mesma Faculdade, Membro titular da Academia Imperial de Medicina,
Membro correspondente da Academia Real de Sciencias de Lisboa,
da Sociedade das Sciencias Medicas da mesma cidade, da Société Française d'Hygiène
de Paris, Medico effectivo do Hospital da Santa Casa da Misericordia
e da Casa de Saude de Nossa Senhora d'Ajuda,
Official da Imperial Ordem da Rosa.

SEGUNDO VOLUME
UNDO

RIO DE JANEIRO
LOPES DO COUTO & C., EDITORES.
24, Rua da Quitanda, 24
MDCCCLXXXIV

Capa do livro "Lições de Clínica Médica", de Torres Homem

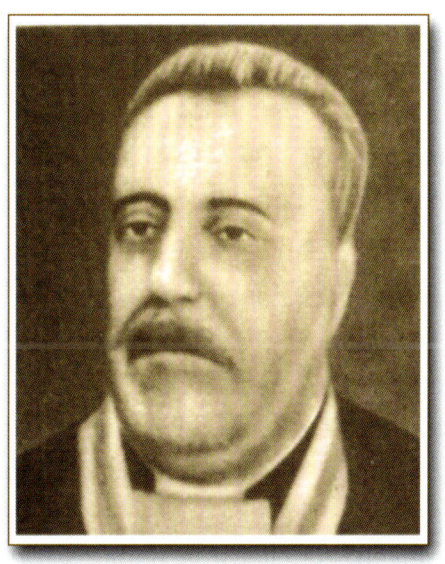

Torres Homem,
patrono da reumatologia brasileira

João Vicente Torres Homem (Fig.1) nasceu no Rio de Janeiro em 23 de novembro de 1837, cidade onde também faleceu, na manhã do dia 4 de novembro de 1887, quase ao completar 50 anos, quando durante visita à enfermaria sofreu súbita perda de consciência da qual não se recuperou (1,2). Desde 1865 começou a apresentar sintomas de possível doença neurológica que acabou por expressar-se como uma miotonia congênita (Doença ou Mal de Thomsen) caracterizada por espasmos tônicos e rigidez de certos músculos quando da tentativa de movê-los após período de repouso ou quando mecanicamente estimulados, desaparecendo a rigidez depois de sua utilização (3).

Seu pai, Joaquim Vicente Torres Homem, era médico da corte e professor da Faculdade de Medicina do Rio de Janeiro; sua mãe, Bernarda Angélica dos Santos. Casou-se na Matriz da Glória, no Rio de Janeiro, em 22 de setembro de 1866, com Luiza Maria Ribeiro, nascida em Itaboraí, no Rio de Janeiro, em 1844. Tiveram seis filhos, três de cada sexo. Geraldo Gonçalves (1) acredita que João Vicente Torres Homem Júnior tenha defendido tese em 1904 sob o título de "Origens da herança sifilítica e seu tratamento preventivo", elaborada na Clínica Dermatológica e Sifiligráfica da Faculdade de Medicina. A esposa Luiza Maria Ribeiro faleceu em 1893, curiosamente também antes dos 50 anos, como seu marido.

Torres Homem fez vestibular para a Faculdade de Medicina do Rio de Janeiro em 1853 e graduou-se em dezembro de 1858, amargurado pela morte recente de seu pai. Defendeu a tese "Raiva ou Hydrophobia". Logo que se formou, iniciou suas atividades clínicas no consultório de seu pai, à Rua do Rosário, 47, segundo andar. A Rua do Rosário teve anteriormente vários nomes, derivados dos proprietários que nela residiam, mas quando Torres Homem lá exerceu sua clínica já tinha esse nome, em virtude da construção da Igreja de N. Sra. do Rosário e de São Benedito; era a rua que ia para o Rosário (4). O prédio onde clinicou não mais existe, onde deveria estar há atualmente um terreno baldio.

A carreira de Torres Homem foi fulminante: graduou-se aos 21 anos; tornou-se Lente Opositor de Ciências Médicas aos 23, defendendo tese sobre Coqueluche; aos 26 ingressou na Academia Imperial de Medicina que se originou em 1835 da Sociedade de Medicina do Rio de Janeiro, fundada em 1829 e finalmente transformada em Academia Nacional de Medicina em 1889 (5). Aos 29 anos, em 1866, já era catedrático de Clínica Médica, sucedendo ao seu grande mestre e grande amigo Manoel Valadão de Pimentel, Barão de Petrópolis, que falecera, defendendo a tese intitulada "Das sangrias em geral e em particular na pneumonia e na apoplexia", na qual se opunha aos exageros do método e suas indicações. Torres Homem não só se dedicava à clínica, também coordenava as necropsias dos seus pacientes falecidos na Santa Casa, para onde tinha ido como médico adjunto em 1860.

Crônicas dos Boletins

Torres Homem fez parte do grupo que fundou, em 1862, a Gazeta Médica do Rio de Janeiro, revista onde publicou intensamente. Do mesmo modo, colaborou na fundação do Brasil Médico, periódico cujo primeiro número surgiu em janeiro de 1887, resistiu ao tempo e chegou a ser o órgão oficial do Serviço de Reumatologia da Policlínica Geral do Rio de Janeiro, acabando por ser desativado por razões econômicas.

Torres Homem foi pioneiro em diversas áreas da Medicina: infectologia, neurologia (publicou um livro intitulado "Lições sobre as doenças do sistema nervoso") e cardiologia, dado a seu interesse pelas doenças do coração, como pode ser constatado nos livros que publicou, nos quais há diversos capítulos dedicados às cardiopatias. No que diz respeito à infectologia, o nosso grande mestre cometeu um pecado: não aceitava a ideia, do mesmo modo que Michel Peter, grande questionador de Pasteur, que seres microscópicos "pudessem avassalar toda patologia celular". Na reedição (1886) de seu livro sobre as "Febres do Rio de Janeiro", com revisão aumentada e melhorada, continuava sua reserva em aceitar que organismos infinitamente pequenos influíssem nas pirexias palustres e nas febres tifoide e amarela" (1).

Entre 1867 e 1887, Torres Homem publicou suas "Lições de Clínica Médica", em três volumes. Nessa importante obra, encontram-se capítulos que demonstram seu interesse por temas reumatológicos e justificam o título de Patrono da Reumatologia Brasileira que recebeu tanto da Academia Brasileira de Reumatologia como da Sociedade Brasileira de Reumatologia. O primeiro volume não contem assuntos relacionados à especialidade, o segundo sim. O terceiro foi concluído por Francisco de Castro, discípulo e assistente de Torres Homem e por ele encarregado da tarefa, que realizou com muita dedicação e propriedade, utilizando-se de quatorze lições completas encontradas em manuscritos e mais três organizadas com materiais esparsos e apontamentos deixados pelo mestre (6,7).

Em suas "Lições de Clínica Médica", volume 2 (foto), publicadas em 1884 (8) Torres Homem incluiu dois capítulos dedicados aos reumatismos: Rheumatismo articular (Lição XXXVII) e Rheumatismo visceral (Lição XXX-

VIII), dos quais retiramos alguns trechos bastante significativos e que bem demonstram a propriedade com que tratava o tema:

> "O reumatismo crônico não é uma variedade do reumatismo agudo, raras vezes mesmo lhe sucede: é uma espécie nosológica distinta de que não temos tido um só exemplo na enfermaria de clínica há dez anos." (Lição XXXVII).

> "Há uma forma de reumatismo essencialmente crônica desde as suas primeiras manifestações, que só excepcionalmente se apresenta revestida de sintomas locais e gerais agudos: é o reumatismo nodoso, que tem notável predileção para as superfícies articulares das falanges das mãos, do mesmo modo por que a gota se localiza especialmente nos artelhos, que produz deformidades nos dedos, que aumenta o volume das extremidades dos pequenos ossos que às vezes torna o doente aleijado impossibilitando-o para certos movimentos dos membros superiores." (Lição XXXVII).

> "É preciso não confundir o verdadeiro reumatismo com as determinações articulares das moléstias infecciosas." (Lição XXXVII).

> "Depois que o professor Germain Sée, em 1876, fez uma comunicação por escrito à Academia de Medicina de Paris sobre as vantagens do ácido salicílico e do salicilato de soda no reumatismo, na gota e nas afecções de fundo reumático, estes dois medicamentos tornaram-se conhecidos no mundo inteiro e foram convertidos em panaceia para todas as moléstias em cujo complexo sintomático predominasse a dor. O eminente clínico francês, deixando-se arrastar pelo entusiasmo que lhe despertavam as propriedades terapêuticas dos novos remédios foi além dos limites que lhe impunham a sua posição no magistério e a reputação científica de que goza: para ele uma grande parte das afecções, especialmente agudas, do quadro nosológico, cedia prontamente ao salicilato de soda." (Lição XXXVII).

> "Tenho sempre recorrido ao sulfato de quinina com vantagem no reumatismo febril..." (Lição XXXVII).

> "Antes de conhecer a ação do salicilato de soda, o sal de quinina era o medicamento da minha predileção: dava-o mesmo durante o maior auge da febre... O precioso remédio não só obra como antipirético, fazendo baixar a temperatura de um grau ou mais, como também atenua a intensidade das dores articulares." (Lição XXXVII).

A lição XXXVIII (Rheumatismo visceral) dedica-se exclusivamente ao comprometimento visceral do reumatismo agudo (febre reumática), com descrição pormenorizada das diferentes lesões que podem ocorrer nos órgãos atingidos por esse reumatismo. Mas Torres Homem mostrou seu interesse pelo comprometimento musculoesquelético também em outras patologias. Assim, na lição XXXIX sobre alcoolismo crônico:

> "Os nervos, os músculos, os ossos e as superfícies articulares sofrem alterações, mais ou menos profundas, em consequência do abuso do álcool".

Do mesmo modo na lição XLV (Diabetes saccharina):

> "Como sintomas secundários ou acessórios observam-se também, quando a moléstia está adiantada, dores reumatoides e nevrálgicas em diversas regiões do corpo..."

Mais ainda, na lição XXIII (Lesões orgânicas do coração) escreveu:

> "A gota, conquanto tenha muitas afinidades com o reumatismo, conquanto produza como este, lesões viscerais, não tem predileção para as serosas cardíacas: os exemplos de pericardite e endocardite gotosas são pouco numerosos". "Dos casos conhecidos de moléstias oro-valvulares do coração evidentemente devidas à gota, o maior número tem por sede o orifício aórtico..."

Torres Homem possuía grande cultura. Dominava o francês, o inglês e o alemão. Conta-se que Sigismond Jaccoud (1830-1913), ao visitar o Rio de Janeiro em 1873, ficou muito impressionado com aula que proferiu em francês sobre Hidropsias.

Foi reconhecido internacionalmente, sendo membro da Real Academia de Ciências de Lisboa e da Sociedade de Higiene de Paris.

O imperador Pedro II outorgou-lhe o título de Barão.

REFERÊNCIAS

1. GONÇALVES G.W.S.: Reumatologia Brasileira (Precursores e Pioneiros), Casa de José de Alencar, Programa Editorial, Fortaleza, 1996, p 215-227.

2. LACAZ C Silva.: Vultos da Medicina Brasileira, São Paulo, 1963.

3. Dorland´s Illustrated Medical Dictionary, 28th edition, WB Saunders, Philadelphia, 1994.

4. BERGER P.: Dicionário histórico das ruas do Rio de Janeiro. I e II Regiões administrativas (Centro), Gráfica Olímpica Editora Ltda., Rio de Janeiro, 1974, p 118.

5. História da Academia Nacional de Medicina. Dados obtidos na Biblioteca da Academia Nacional de Medicina.

6. SEDA H.: Breve História da Reumatologia Brasileira, In Sociedade Brasileira de Reumatologia - 50 anos, H Seda ed, BG Cultural, São Paulo,1999, p 7-18.

7. SEDA H.: Breve História da Reumatologia Brasileira. Jornal do CIAR, 12:98-105, 2002.

8. TORRES HOMEM J.V.: Lições de Clínica Médica, Lopes do Couto & C, vol 2, Rio de Janeiro, 1884.

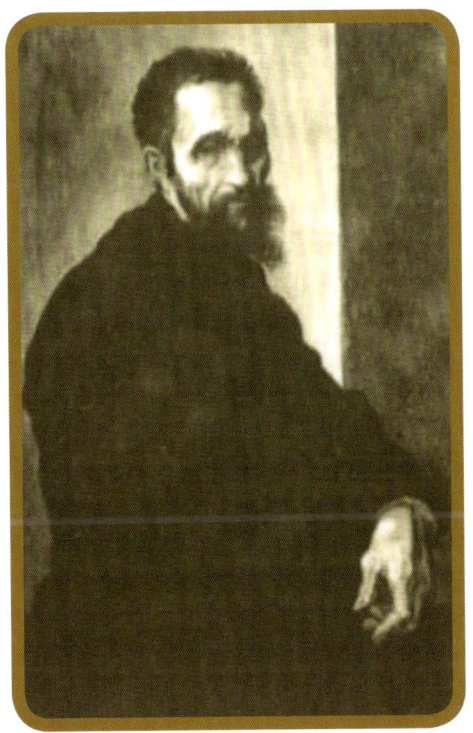

Um artrósico famoso: Michelangelo Buonarroti

Algumas personalidades importantes com diferentes tipos de atividade sofreram de osteoartrite (OA): Lorde Byron (poeta inglês), Jean Calvino (protagonista da reforma protestante), Catarina de Médici (rainha da França), Benvenuto Cellini (escultor italiano), James Joyce (escritor irlandês), Franz Liszt (compositor húngaro), Luís XIV (o Rei Sol da França) (1). Entre os pintores, entretanto, não há referências à OA e sim a outras patologias reumáticas. Predominam casos de artrite reumatoide: Peter Paul Rubens (1577-1640), apesar de haver quem neste caso sugira gota; Auguste Renoir (1842-1919); Raoul Dufy (1877-1952). Paul Klee (1879-1942) padeceu de esclerodermia e Henri de Toulouse-Lautrec (1864-1901) de picnodisostosis (2).

O retrato de Michelangelo Buonarroti aqui apresentado mostra nitidamente sinais de OA na primeira metacarpo falangeana e na trapézio-metacarpiana da mão esquerda (Figura). Esta pintura – que se encontra na Galeria Uffizi, de Florença - tem sido dita, com frequência, ser um autorretrato (3), erro que se vem perpetuando. Na realidade quem a executou foi Jacopino del Conte, que nasceu em Florença em 1510 e faleceu em Roma em 1598. Pintou o retrato de Michelangelo por volta de1535. Recebeu alguma influência do mestre Buonarroti. Produziu poucas obras de valor; não foi um pintor consagrado.

Michelangelo (ou Miguel Ângelo) di Lodovico Buonarroti Simoni (era este o seu nome completo), nasceu na cidade italiana de Caprese, perto de Arezzo, em 1475, falecendo em Roma em 1564, aos 89 anos. Foi escultor, pintor, arquiteto e até poeta: um gênio inigualável. As pinturas da Capela Sistina, no Vaticano, a escultura de Davi, na Academia de Florença, e as várias "pietá", sobressaindo a da Igreja de São Pedro, em Roma, bastam para atestar sua genialidade, mas produziu ainda muitas outras obras de valor incomparável (4).

No retrato em que Michelangelo aparece com OA de mão, sua aparência é de um homem com idade próxima dos 50 anos. É possível que suas lesões tenham relação com os traumatismos de suas atividades de escultor (2). A rizartrose que, muitas vezes, dificulta a utilização desembaraçada das mãos, não parece ter sido um impedimento importante para suas atividades de escultor ou pintor.

REFERÊNCIAS

1. STERPELONE L.: Artrosi famose, Gammaider SRL, Roma, 2006.

2. CASTILLO-OJUGAS A., CASTILLO AGUILAR S.: La reumatologia em el arte, Editorial Medica Internacional SA, Madrid, 1987.

3. BEZERRA A.J.C.: As belas artes da Medicina, Conselho Regional de Medicina do DF, Brasília, 2003.

4. Dicionário Enciclopédico Ilustrado Larousse, 2006.

Waldemar Berardinelli, o primeiro presidente da Sociedade Brasileira de Reumatologia

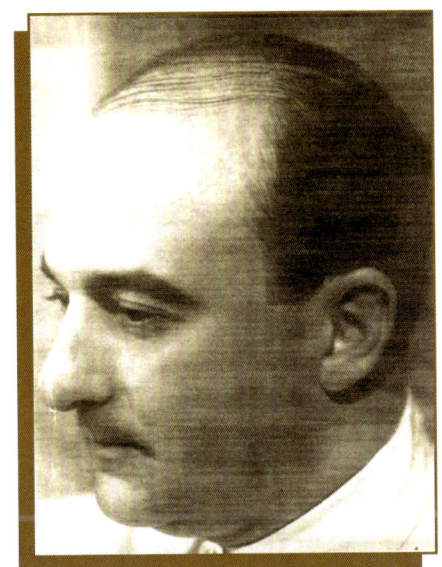

O Professor Waldemar Berardinelli era uma figura ímpar (Fig.1). Reunia "inteligência, graça, bondade, simplicidade, saber e sabedoria" (1). Para exemplificar seu espírito jovial e sempre disposto a uma graça, seu sobrinho – Professor Affonso Berardinelli Tarantino -- que afirmou que "Berardinelli nunca escreveu nada inútil ou desprovido de graça", relatou a resposta que deu a uma pergunta:

– "Professor, onde o Sr. nasceu?

– Sete cidades disputam a glória de ter sido meu berço, mas parece que nasci mesmo em Jacareí!"(1).

Realmente nasceu em Jacareí, Vale do Paraíba, São Paulo, no dia 27 de junho de 1903, tendo falecido, súbita e inesperadamente, em 26 de janeiro de 1956 no Rio de Janeiro (2). Algumas outras frases citadas por Tarantino reforçam sua aguda inteligência e a facilidade com que criava ditos curiosos. Comentando as queixas de um doente: "Quer dizer que durante o dia o Sr. passa bem e à noite seu bem-estar se agrava". "A maior utilidade da auscultação é ouvir as anamneses". "O gérmen sozinho não faz a doença; o terreno sozinho pode fazê-la. O etiologismo interno é mais amplo do

Waldemar Berardinelli

PERIARTERITE NODOSA

Tese de Concurso

alba
RIO DE JANEIRO
1941

Tese sobre "Periarterite nodosa".

que o etiologismo externo". "Uma punção é uma operação. Uma biópsia inútil para o doente é um crime: ferimentos leves. Para a ciência, espera-se a autópsia. Morrer da doença está bem; morrer do tratamento, passa: a intenção era boa; mas morrer do diagnóstico, é demais: homicídio culposo". "A diferença entre o fisiologista e o clínico está em que o primeiro mata todos os cães; o segundo nem tanto os doentes". "É um bom médico! Tem ótimo ouvido – é o elogio do vulgo. Mas só o vulgo, leigo e ingênuo assim diz. Porque nós outros sabemos bem que se deve antes dizer: É um bom médico, tem ótima vista" [1]. Berardinelli tinha paixão pela língua latina e designava o jantar americano de statarium prandium e referia-se ao seu colaborador preferido – Mario Giorgio Marrano – como mus nosocomialis (rato de hospital) [1]. Há uma frase muito repetida criada por ele: "médicos nunca se formam", frequentemente citada sem conhecimento de onde se originou.

Tarantino também disse em seu discurso na comemoração do 35º aniversário da fundação do Instituto de Endocrinologia Waldemar Berardinelli da Santa Casa da Misericórdia do Rio de Janeiro, no dia 9 de maio de 1985: "Às vezes ouvia-se: esse Berardinelli é difícil. Difícil sim era entender a cabeça que lhe coube, permitindo que já aos 12 anos tivesse um conto premiado no Ginásio São Joaquim de Lorena. Imagine-se o tema! "O doente do leito 13" [1].

Waldemar Berardinelli teve sua formação básica no Grupo Escolar Carlos Porto, em Jacareí, de 1911 a 1914; em Lorena, cursou o secundário, no Ginásio São Joaquim dos Padres Salesianos, de 1914 a 1918; em 1919 ingressou na Faculdade de Medicina do Rio de Janeiro, formando-se em 1924 [3].

Assumiu a cátedra de Clínica Médica da Faculdade Nacional de Medicina da Universidade do Brasil em 1941. Uma curiosidade em sua posse, foi ele não esconder a vaidade ao dizer: "As duas coisas que me agradam aos ouvidos são música clássica e... elogios". Ele achava que "Elogio, quanto mais exagerado melhor, por isso ideal é o autoelogio" [1]. O seu lado vaidoso o fazia retratar-se sempre de perfil, o melhor ângulo. Mas também

NOVEMBRO-DEZEMBRO - VOL. II - Ns. 16-17 - SEMINARIO CLÍNICO

CATEDRA DE CLÍNICA MÉDICA
SERVIÇO DO PROF. W. BERARDINELLI

NOVOS CASOS DE SINDROME DE GOUGEROT - SJÖGREN
Prof. BERARDINELLI e Dr. MARIO GIORGIO MARRANO

Em 1943 comuniquei à Academia Nacional de Medicina do Rio de Janeiro o primeiro caso de «síndrome de Sjögren» diagnosticado no Brasil; posteriormente observei mais dois casos. Tomando conhecimento, através sobretudo da «Presse Médicale» do interesse que tal estado morbido vem despertando ultimamente em França, julguei útil apresentar um resumo de minhas três observações (das quais duas inéditas) acompanhadas de breves considerações.

Trabalho sobre "Síndrome de Sjögren".

Medicina-Cirurgia-Farmácia: nº 214-215, 1954

SÍNDROME DE REITER
W. BERARDINELLI
Prof. da Fac. Nac. de Medicina.

Trabalho sobre "Síndrome de Reiter".

era exemplo de humildade, pois gostava de ser chamado de parente e conterrâneo de São Francisco de Assis (4). Entrou para a Academia Nacional de Medicina no dia 18 de novembro de 1943. Antes de lá ingressar, já havia recebido da Instituição três prêmios: Alvarenga, Azevedo Sodré e Doutorandos 1900, todos em 1931.

O primeiro curso que Berardinelli organizou foi o de Dietética, assunto até então muito descurado, seguindo-se outros micro cursos, como ele os denominava, sobre Alergia, Ginecologia Endócrina, o problema médico do foco dentário e muitos mais (4). Publicou bastante e sempre com qualidade, sendo que, entre 1929 e 1956, 41 artigos seus saíram em revistas estrangeiras (1). Sua obra é variada e abrangente. Escreveu sobre nefrite lipóidica, aspectos endocrinológicos das tesaurismoses, síndrome de Albright, hermafroditismo verdadeiro, desordens mentais de origem paratireoidea, doença da arranhadura de gato (doença de Debré ou eluronicose) etc. (4). Dava especial atenção à endocrinologia, tanto que fundou, em 1950, o Instituto de Endocrinologia da Santa Casa de Misericórdia, anexo à sua clínica (1).

É considerado o primeiro endocrinologista do Brasil. Descreveu pela primeira vez dezesseis doenças. A obra que o consagrou internacionalmente foi uma nova entidade endócrino-metabólica, que individualizou tendo como base uma associação inédita de sintomas, sinais e alterações metabólicas, para a qual foi proposta, por autorizados especialistas de nosso continente, a denominação de "síndrome de Berardinelli" (4). Essa síndrome, em resumo, é uma dislipemia associada à pseudo-hipertrofia muscular.

É interessante que existe uma "Associação de Pais e Portadores da Síndrome de Berardinelli do Rio Grande do Norte" (ASPOSBERN), com página na internet, com a finalidade de apoiar os que sofrem da doença. Seus trabalhos de clínica médica foram condensados em quatro tomos seriados (Clínica Médica 1ª, 2ª, 3ª e 4ª séries, em 1933, 1934, 1935 e 1937), além dos que publicou em volumes separados. Dedicou-se também à literatura, escrevendo "Medicina e Médicos em Machado de Assis", "Medicina e Médicos em alguns clássicos franceses", "Silentiarus" e "Breviloqüência" (4).

Berardinelli, certa vez, foi criticado por interessar-se por casos raros, mas respondeu: "Mas os casos raros existem".

Outra faceta importante do grande mestre foi seu interesse em criar revistas médicas, como "Arquivos Brasileiros de Endocrinologia e Metabologia", em 1951, que se tornou publicação oficial da Sociedade Brasileira de Endocrinologia, "O Hospital" e "Seminário Clínico", que divulgavam a produção de seu serviço (2).

Um fato muito curioso contado por Tarantino: "Berardinelli nunca fez uma ficha ou preparou um ponto escrito para concurso, ao contrário de tanta gente que estuda copiando para melhor se livrar da tarefa e com isso conseguir esquecer daquilo que deveria lembrar-se. Nos últimos anos, não fazia fichas de seus doentes; considerava indelicadeza escrever enquanto o doente falava. Abusava da memória" (1).

Mas qual o motivo de Berardinelli ter sido o primeiro presidente da Sociedade Brasileira de Reumatologia? Em primeiro lugar, pelo que representava como expoente da medicina brasileira. A reumatologia não era bem considerada à época e, para que pudesse dar uma demonstração de prestígio, necessitava de expressões médicas bem aceitas e reconhecidas nacionalmente. Por outro lado, um nome neutro impediria alguma possível disputa que poderia desgastar a nascente especialidade. Mas não só por isso. O Professor Waldemar Berardinelli assumiu uma cátedra que veio de Torres Homem, o "Patrono da Reumatologia Brasileira". O discípulo e assistente de Torres Homem, Professor Francisco de Castro, o "Divino Mestre", como seus alunos o chamavam, foi seu sucessor em 1981; o Professor Aloysio de Castro, filho deste, assumiu a cátedra de Clínica Médica de 1915 a 1940, vindo a seguir o Professor Berardinelli que ganhou a cadeira com a tese "Periarterite nodosa" (Fig. 2), tema muito do agrado da reumatologia (5,6). Nessa tese (7) estão incluídos dois doentes de sua observação pessoal, sendo um deles o primeiro caso relatado no Brasil, em um homem de 57 anos com claras manifestações articulares. Esse caso foi o primeiro apresentado numa sessão, de junho de 1932, da Sociedade de Medicina e Cirurgia e publicado na Presse Médicale de 18 de fevereiro de 1933. Em

1940 observou um segundo caso que permaneceu inédito até ser incluído em sua tese de concurso. Mais ainda, Berardinelli escreveu sobre assuntos predominantemente reumatológicos. Em 1943, relatou o primeiro caso de Síndrome Sjögren no Brasil (Fig. 3), em uma mulher de 56 anos com artrite reumatoide, em comunicação feita à Academia Nacional de Medicina.

Em 1948, publicou mais duas observações: sobre uma mulher de 75 anos com artrite reumatoide, e sobre outra de 48 anos com dores articulares, sem deformidades e sem alterações radiológicas nas juntas. Berardinelli inicialmente designava a síndrome como Síndrome de Sjögren. Posteriormente, influenciado por trabalhos franceses, passou a rotulá-la de Síndrome de Gougerot-Sjögren, admitindo, como Gougerot, a avitaminose como uma de suas possíveis causas. Ele alertou que a síndrome deveria ser mais frequente, como posteriormente ficou provado, só não sendo mais diagnosticada por ser pouco conhecida (8). Publicou também os primeiros casos de Síndrome de Reiter em nosso país (Fig. 4). Nesse trabalho está escrito: "Não temos conhecimento de nenhum caso de síndrome de Reiter no Brasil. Estimaríamos qualquer comunicação a respeito". O primeiro paciente foi um homem de 52 anos, branco, veneziano; a segunda observação é sobre uma mulher com cerca de 30 anos, tipo louro veneziano. Mais uma vez, Berardinelli refere-se a uma possível participação da avitaminose A: "Os dois doentes em causa tinham evidentes manifestações cutâneas e oculares de avitaminose A" (9).

Um outro assunto muito grato aos reumatologistas também foi motivo de ampla investigação pelo Professor Waldemar Berardinelli: a biotipologia. Publicou uma obra intitulada "Biotypologia (Constituição. Temperamento. Caráter)", da qual possuímos a 3ª edição (10) (Fig. 5). Na ocasião era chefe de Clínica do Prof. Rocha Vaz, sendo ambos precursores do estudo da biotipologia clínica no Brasil. Por essa época (1936), Berardinelli era docente de Clínica Médica, professor de Endocrinologia e Patologia Constitucional da Faculdade de Ciências Médicas, conferencista de Biotipologia na Escola Militar de Educação Física, antropologista do Instituto de Identificação, membro honorário e titular das Sociedades de Biotipologia de Buenos

Aires e Paris e já havia sido laureado com o Prêmio Lombroso (Turim, 1933). Berardinelli escreveu: "...adaptação à atitude bípede parece não estar ainda absolutamente completa; a imperfeição se revela melhor em certos indivíduos, nos quais a incompleta adaptação é fonte de sofrimentos". Eis aí uma perfeita explicação para as dores de origem postural, não raras nos ambulatórios de reumatologia. "Biotypologia" teve repercussão internacional, sendo muito citado e traduzido, inclusive para o japonês.

Escreveu ainda sobre ombro doloroso, dores escápulo-umerais (tomo III de sua Clínica Médica, 1935) e ciática (*sciatica*) (3).

Como disse o Professor Aloysio de Castro: "Uma por uma, gloriosamente, Berardinelli virou depressa as páginas de seu destino, da sua bela vida, vivida com nobre esforço, como um ato de amor e de fé. Não descuide a nova geração do exemplo que ele deixou e saiba recordá-lo com indefectível fidelidade" (4). E o Professor Silva Lacaz: "Berardinelli foi, indiscutivelmente, um grande mestre, de excelentes virtudes, dono de inteligência ágil e animada, espírito trepidante, cheio de curiosidade e de contagiante dinamismo" (4).

Várias especialidades, além da endocrinologia, podem reivindicar para si o Professor Waldemar Berardinelli, tal a abrangência de seu conhecimento médico. Escreveu sobre metabolismo e endocrinologia, aparelho digestivo, coração, vasos, sangue e órgãos hematopoiéticos, aparelho urinário, sistema nervoso, sistema neurovegetativo, doenças infecciosas e vários outros temas, sempre com a mesma precisão e originalidade (11). A Sociedade Brasileira de Reumatologia soube honrar-se trazendo-o para o seu seio e escolhendo-o para ser seu primeiro presidente.

W. BERARDINELLI

Chefe de Clinica e Docente de Clinica Medica no serviço do Prof. Rocha Vaz. Professor de Endocrinologia e Pathologia Constitucional na Faculdade de Sciencias Medicas. Conferencista de Biotypologia na Escola Militar de Educação Physica. Anthropologista do Instituto de Identificação. Laureado com o premio Lombroso (Turin, 1933). Laureado da Academia Nacional de Medicina. 1.º vice-presidente da Sociedade de Medicina e Cirurgia. Membro honorario e titular das Sociedades de Biotypologia de Buenos Aires e de Paris.

CONSTITUIÇÃO
TEMPERAMENTO
CARACTER

3. edição

muito modificada e augmentada
COM NOVAS E IMPORTANTES APPLICAÇÕES Á CLINICA,
Á CIRURGIA, ÁS DIVERSAS ESPECIALIDADES MEDICAS,
Á PEDAGOGIA, Á EDUCAÇÃO PHYSICA,
Á CRIMINOLOGIA, ETC., ETC.

SERVIÇO DO PROF. ROCHA VAZ

LIVRARIA FRANCISCO ALVES
PAULO DE AZEVEDO & Cia.
166, RUA DO OUVIDOR — RIO DE JANEIRO

Rua Libero Badaró, 49-A
SÃO PAULO

Avenida da Bahia, 1.052
BELLO HORIZONTE

1936

Livro "Biotypologia".

Hilton Seda

REFERÊNCIAS

1. TARANTINO A.B.: Waldemar Berardinelli, in Leveloqüência, Guanabara, Rio de Janeiro, 1998, p. 81-85.

2. ARRUDA S.: Waldemar Berardinelli, Arq Bras Endocrinol Metab 45 (supl): S-782-S-785,2001.

3. GONÇALVES G.W.S.: Reumatologia Brasileira – Precursores e Pioneiros, Casa de José de Alencar, Fortaleza, 1996, p. 242-245.

4. SILVA LACAZ C.: Vultos da Medicina Brasileira, São Paulo, 1963.

5. SEDA H.: Torres Homem, Patrono da Reumatologia Brasileira, in História da Reumatologia, M Viana de Queiroz e H Seda, Lisboa, 2006, p. 474-481.

6. SEDA H.: História da Reumatologia Brasileira, in Sociedade Brasileira de Reumatologia-50 anos, BG Cultural, São Paulo, 1999, p. 7-18.

7. BERARDINELLI W.: Periarterite nodosa, Alba, Rio de Janeiro,1941.

8. BERARDINELLI W., MARRANO M.G.: Novos casos de Síndrome de Gougerot-Sjögren, Seminário Clínico 2: 221-226,1948.

9. BERARDINELLI W.: Síndrome de Reiter, Medicina-Cirurgia-Farmácia 214-215:61-63,1954.

10. BERARDINELLI W.: Biotypologia – Constituição, temperamento ,caracter, Livraria Francisco Alves, 3ª ed., Rio de Janeiro,1936.

11. BERARDINELLI W.: Títulos e trabalhos, Rio de Janeiro, 1938.

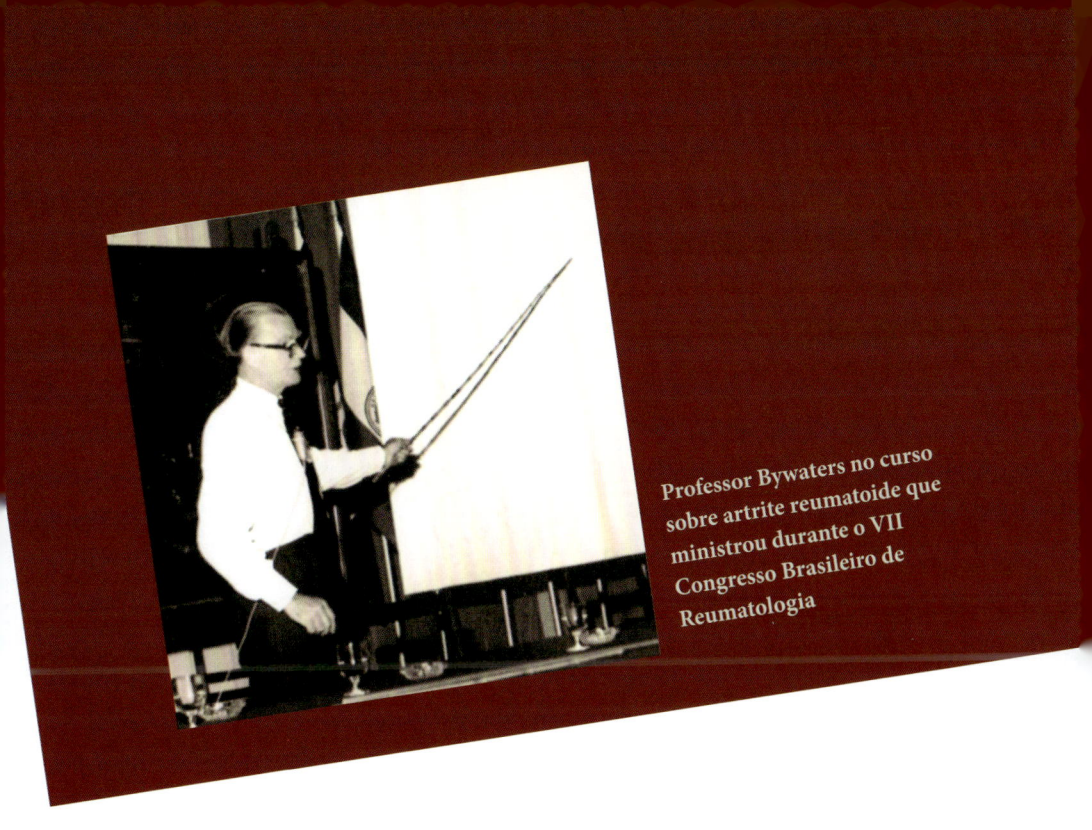

Professor Bywaters no curso sobre artrite reumatoide que ministrou durante o VII Congresso Brasileiro de Reumatologia

Eric Bywaters

Dificilmente se pode descrever uma figura tão completa como Eric George Lapthorne Bywaters: clínico arguto, reumatologista excepcional, pintor, historiador, colecionador de livros raros, amador de jardinagem. Bywaters foi responsável pela formação de 349 reumatologistas, não apenas do Reino Unido e de suas antigas colônias, como também de inúmeros outros países (1), incluindo o Brasil. Teve relações muito boas com os reumatologistas brasileiros. Participou do VII Congresso Brasileiro de Reumatologia, realizado no Rio de Janeiro de 14 a 19 de julho de 1968, lecionando um curso sobre artrite reumatoide com abordagem dos seguintes temas: Patogenia e aspectos clínicos, Aspectos especiais da artrite reumatoide na criança (Doença de Still), Diagnóstico diferencial, Tratamento (2) (Figuras 1, 2,3).

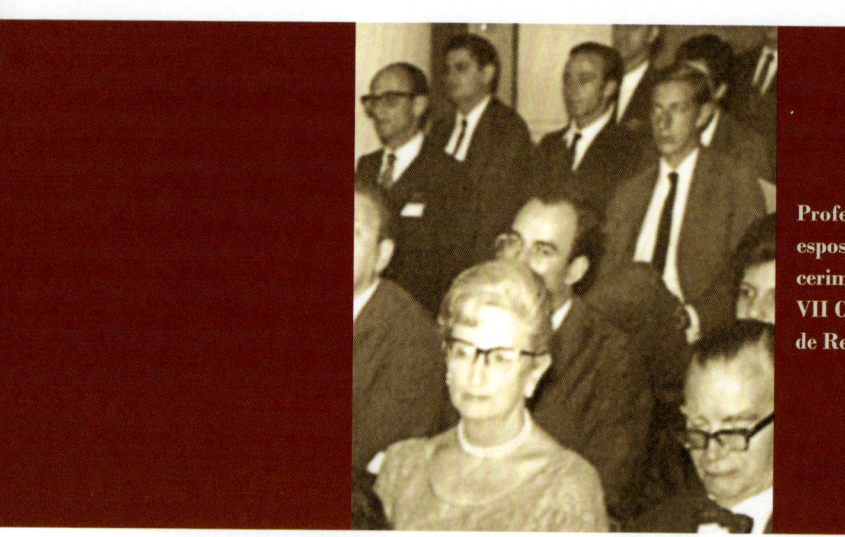

Professor Bywaters e sua esposa no auditório da cerimônia de abertura do VII Congresso Brasileiro de Reumatologia

Aos onze anos de idade, Bywaters recebeu uma bolsa de estudos para a Sutton Valence School, em Kent (sudeste da Inglaterra), onde seu professor de biologia o fez interessar-se em colecionar e fazer desenhos detalhados de rotíferos (1). Rotíferos são um filo de asquelmintos extremamente diminutos; animais vermiformes marinhos e de água doce (3). Como se vê, desde cedo mostrou suas inclinações para desenho e pintura. Esse contato com a biologia viria a servir de estímulo para que ingressasse na carreira médica.

Bywaters consagrou-se como reumatologista, mas também contribuiu em outras áreas médicas. Durante a II Grande Guerra Mundial, os bombardeios em Londres foram responsáveis pelo aparecimento de um quadro clínico conhecido como "crush syndrome": os indivíduos atingidos pelos escombros desenvolviam insuficiência renal fatal. Estudando esses casos, descobriu que a causa da síndrome era a liberação na corrente sanguínea de uma proteína oriunda dos músculos lesados (mioglobina) que bloqueava o rim, mostrando ainda que líquidos alcalinos, por via oral ou venosa, eram capazes, se administrados precocemente, de manter os pacientes vivos até que os rins se normalizassem (4). Esta síndrome às vezes

Professor Bywaters com o Presidente do VII Congresso Brasileiro de Reumatologia, Professor Hilton Seda

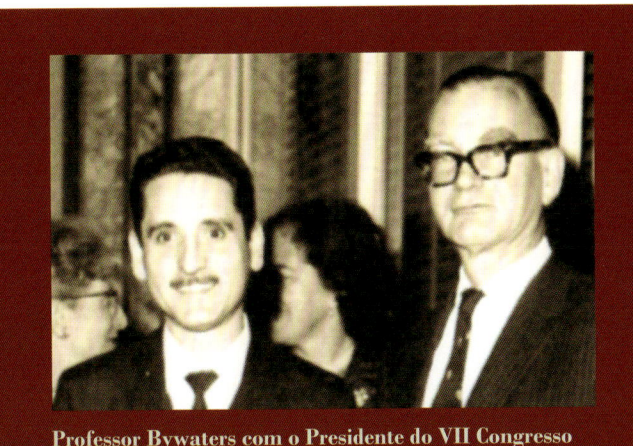

é citada como Síndrome de Bywaters. Há outra que também leva o seu nome: Síndrome de Ansell-Bywaters-Elderking, em que há uma artropatia familial, lesões cutâneas e retardo mental (5). Foi pioneiro no Reino Unido no uso do rim artificial em pacientes com comprometimento renal grave e também o primeiro a descrever a "Cheshire cat syndrome", uma forma de neurosarcoidose (6).

Eric Bywaters nasceu em Londres no dia 1 de junho de 1910, falecendo em 2 de abril de 2003 em Beaconsfield. Após deixar suas atividades clínicas, voltou a dedicar-se à anatomia patológica, sua antiga sedução, tanto que no ano 2000, quando estava com 90 anos de idade, publicou, em colaboração com RJ François, DL Gardner e EJ Degrave, o trabalho intitulado "Histopathologic evidence that sacroiliitis in ankylosing spondylitis is not merely enthesitis. Systemic study of specimens from patients and control subjects" (7) (Figura 4). Casou-se com Betty Thomas em 1935, de quem recebeu apoio permanente. Sua esposa – que faleceu em 1998 - o acompanhou em sua viagem ao Rio de Janeiro, tendo feito algumas amizades no Brasil, graças à sua afabilidade. Tiveram três filhas (Caroline, Elizabeth e Jane), cinco netos e dois bisnetos (1).

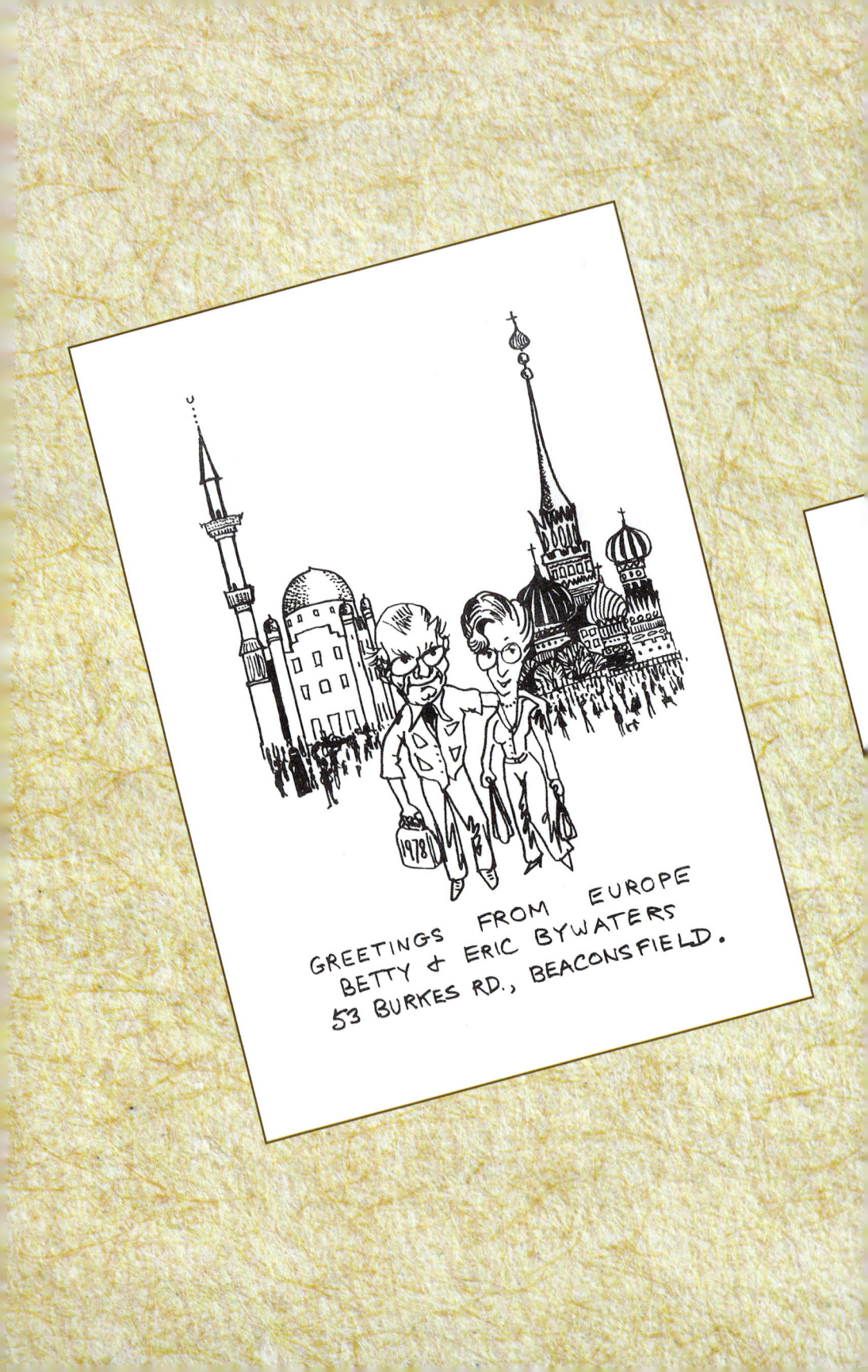

GREETINGS FROM EUROPE
BETTY & ERIC BYWATERS
53 BURKES RD., BEACONSFIELD.

HISTOPATHOLOGIC EVIDENCE THAT SACROILIITIS IN ANKYLOSING SPONDYLITIS IS NOT MERELY ENTHESITIS

Systematic Study of Specimens from Patients and Control Subjects

ROBERT J. FRANÇOIS, DUGALD L. GARDNER, ETIENNE J. DEGRAVE, and ERIC G. L. BYWATERS

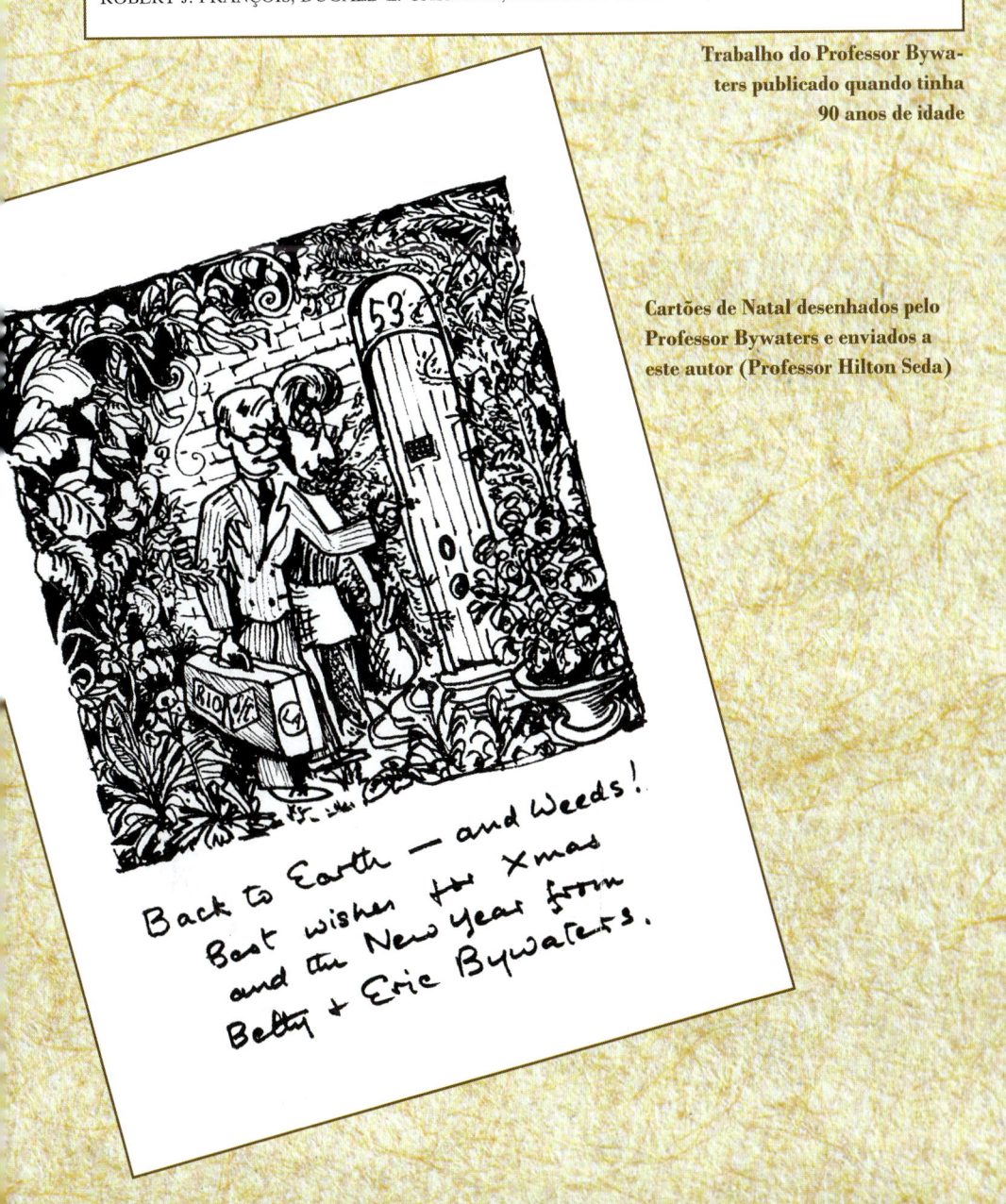

Trabalho do Professor Bywaters publicado quando tinha 90 anos de idade

Cartões de Natal desenhados pelo Professor Bywaters e enviados a este autor (Professor Hilton Seda)

Back to Earth — and Weeds! Best wishes for Xmas and the New Year from Betty & Eric Bywaters.

Bywaters graduou-se na Middlesex Hospital Medical School em 1933, obtendo medalha de ouro e honra em Patologia, tendo sido indicado patologista assistente do Dr., posteriormente "Sir" Lionel Whitby. Em 1937, quando trabalhava com pesquisa em cartilagem com Sir Charles Dodds no Courtauld Institute, recebeu o convite do grande reumatologista americano Walter Bauer para trabalhar no Massachusetts General Hospital, onde estudou pacientes com lúpus eritematoso, sendo que sua esposa Betty se encarregava dos seguimentos (1).

Voltou para Londres em 1939, quando a II Grande Guerra Mundial se anunciava. Não foi aceito no serviço militar por ter um problema renal. Nesse mesmo ano, assumiu a Clínica de Reumatologia na British Postgraduate Medical School no Hammersmith Hospital, iniciando estudo de 200 pacientes com artrite reumatoide que foram seguidos por longos anos. Em 1947 um novo cargo, o de diretor da "Special Unit for Juvenile Rheumatism" no "Canadian Red Cross Memorial Hospital", em Taplow, hospital que servira às forças canadenses durante a II Guerra Mundial. Após o término da guerra, foi doado ao governo do Reino Unido tendo como finalidade a pesquisa e tratamento da febre reumática em crianças. No pós-guerra, a possibilidade de investigação das doenças reumáticas cresceu muito em virtude da criação do National Health Service de acesso gratuito. Os fundos para pesquisa também aumentaram através do "Empire Rheumatism Council", do "Medical Research Council" e da "Nuffield Foundation". Em 1960, tendo em vista a escassez de casos de febre reumática em decorrência da profilaxia da doença, o Hospital de Taplow passou a cuidar da forma juvenil da artrite reumatoide, antes designada doença de Still (1).

Bywaters criou em Taplow um programa abrangente para estudo e tratamento dos reumatismos infantis, desde a patologia até a clínica. Apoiado por variados especialistas, sobressaindo-se a Dra. Bárbara Ansell, ele mudou totalmente as regras de atuação. Não deixava que as crianças permanecessem no leito sem assistência. Ao contrário, valia-se de medicamentos para combater a dor, de medidas fisioterápicas, de cirurgia, enfim de todos os meios de que pudesse dispor para a recuperação desses pacientes. A equipe era completa, com oftalmologistas fazendo exames de rotina visando tratar as inflamações oculares com o objetivo de evitar complicações que levariam à cegueira; dentistas para prevenir a rigidez das articulações têmporo-mandibulares; ortopedistas propiciando medidas para evitar as posições viciosas ou corrigi-las através de cirurgia adequada, tendo sido criadas próteses desenhadas pela primeira vez para crianças; e anestesistas desenvolvendo técnicas para anestesiar os artríticos com rigidez da coluna cervical.

Bywaters criou as condições para o reconhecimento da reumatologia pediátrica. Mas não apenas isso, ele também foi responsável pelo desenvolvimento geral da reumatologia e sua inclusão como especialidade reconhecida no âmbito da medicina. Deu ainda boa contribuição no estudo das doenças ósseas, mostrando como poderiam afetar as articulações. Publicou cerca de 200 trabalhos, muitos dos quais pioneiros, como por exemplo a descrição da Doença de Still em adultos (8).

Mas Bywaters não foi só médico, foi muito mais. Foi historiador e colecionador de livros e material ligado à história da reumatologia, em grande parte doados às bibliotecas do "Wellcome Institute" e do "Royal College of Physicians" (1). Foi, durante vinte anos, Bibliotecário Honorário do "Royal College of Physicians".

Desde cedo se interessou pela pintura. Iniciou com aquarelas, mais tarde passou a pintar a óleo. Tornou-se um bom retratista – fez um autorretrato em 1957 - e, principalmente, um caricaturista perspicaz (9). Tinha o hábito de enviar cartões de Natal, com caricaturas suas e da família, dos quais tive o prazer de receber alguns (Figura 5).

Um aspecto ainda mais curioso de Bywaters era seu interesse pela jardinagem. Foi membro da "Royal Horticultural Society". Tinha grande orgulho de sua rara dália "union jack" (pétalas vermelhas e brancas harmonizadas alternadamente), adquirida como muda da Dra. Eleanor Singer em Suffolk, para cuja casa sua esposa foi transferida com a família por causa da guerra, lá permanecendo até o fim do conflito (1). Em seu jardim de Beaconsfield há um "Platanus orientalis" que se desenvolveu a partir de uma semente da árvore original sob a qual se diz ter Hipócrates falado (1).

Bywaters foi uma figura ímpar, um dos maiores reumatologistas de seu tempo.

REFERÊNCIAS

1. DIXON A.: Eric Bywaters, 1910-2003. Rheumatology 42:1025-1027,2003.

2. SEDA H.: Anais do VII Congresso Brasileiro de Reumatologia, Rio de Janeiro, 1968.

3. Houaiss, Dicionário, Objetiva, Rio de Janeiro, 2001.

4. BYWATERS E.G., DELORY G.E., RIMINGTON C., SMILES J.: Myohaemoglobin in the urine of air raid casualties with crushing injury. Biochem J 35:1164-1168,1941.

5. www.whonamedit.com.

6. BYWATERS E.G.L.: The Cheshire cat syndrome. Postgraduate Med J 44:19-12,1968.

7. FRANCOIS R.J., GARDNER D.L., DEGRAVE E.J., BYWATERS E.G.L.: Histopathologic evidence that sacroiliitis in ankylosing spondylitis is not merely enthesitis. Systematic study of specimens from patients and control subjects. Arthr Rheum 43:2011-2024, 2000.

8. BYWATERS E.G.L.: Still`s disease in the adult. Ann Rheum Dis 30:121-133, 1971.

9. SMYTHE H.A.: Professor Eric Bywaters, 1910-2003. Memories of Taplow. J Rheumatol 31:601-604, 2004.

Crônicas dos Boletins

Sir Arthur Conan Doyle
(desenho do autor)

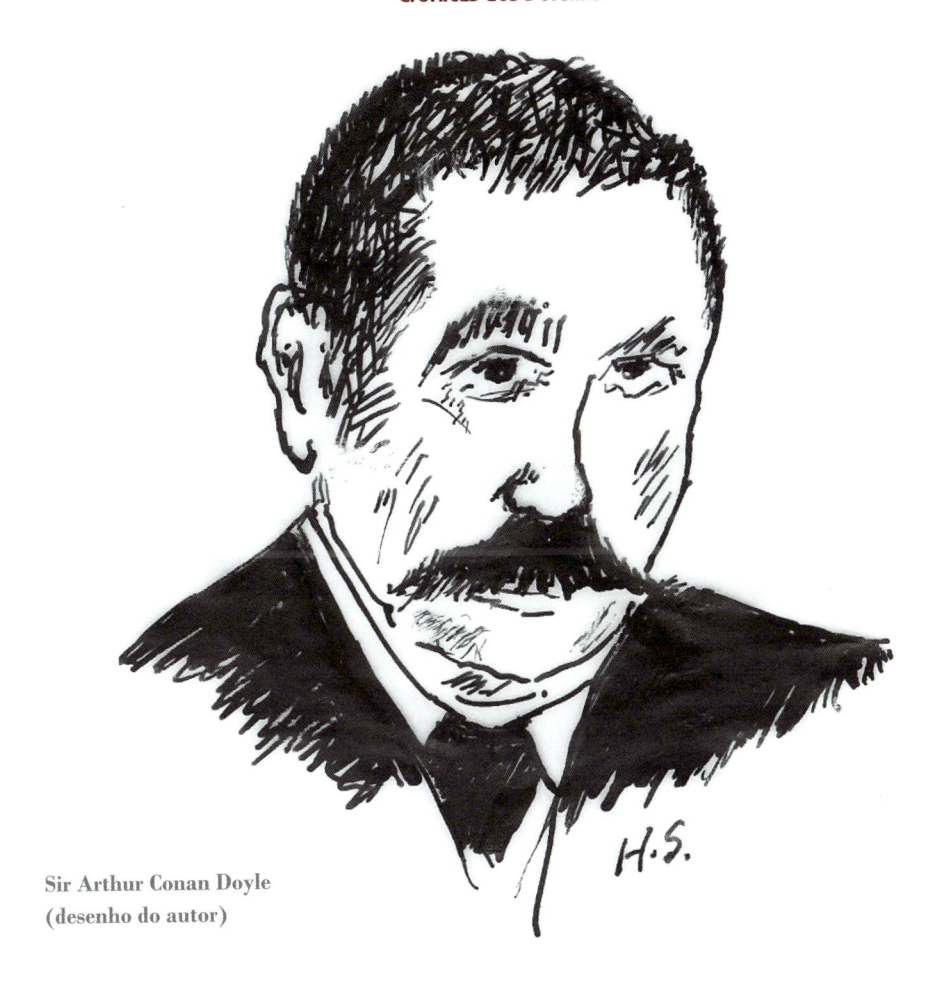

Arthur Conan Doyle,
Sherlock Holmes e reumatismo

Em correspondência dirigida à revista inglesa Annals of the Rheumatic Diseases, o Dr. E. Dudley Hart, de Londres, referiu-se a Arthur Conan Doyle (fig. 1) como reumatologista (1). E o fez para assinalar que o criador de Sherlock Holmes – que ultimamente vinha sendo lembrado como médico e não somente como escritor – havia escrito para o editor do Lancet, em 1884, para relatar casos de gota que havia observado em sua prática clínica, aos quais se referia como gota não artrítica

> **THE REMOTE EFFECTS OF GOUT.**
> *To the Editor of* THE LANCET.
>
> SIR,—I read with much interest the description of the relation of certain diseases of the eye to gout, as reported last week in THE LANCET. Mr. Hutchinson has remarked in his lecture on the obscure non-arthritic effects which gout

Carta de Conan Doyle enviada ao editor do Lancet em 1884

(fig. 2) (2). Em sua carta, informava que atendeu, em sua clínica de Southsea, paciente do sexo masculino que apresentava quadro compatível com eczema e psoríases. Prescreveu arsênico e depois iodeto de potássio, sem grandes benefícios. Logo depois, viu a filha desse paciente que se queixava de intensa dor nos olhos, com congestão temporária e cegueira parcial. Colheu na anamnese que seu avô paterno padecia de gota e que os olhos dele descamavam. O Dr. Conan Doyle concluiu que tanto o pai como a filha poderiam ter gota e receitou para os dois colchico e alcalinos, ambos tendo melhorado rapidamente. A conclusão do Dr. Conan Doyle baseou-se no fato de que, à época, os oftalmologistas procuravam relacionar certos sintomas oculares com a gota.

Arthur Conan Doyle, que veio a receber o título de nobreza em 1902 e tornou-se Sir Arthur Conan Doyle, nasceu na Escócia, em Edimburgo, no dia 22 de maio de 1859, e faleceu, aos 72 anos, em Crowborough (Sussex) em 7 de julho de 1930 em sua residência; tivera um ataque cardíaco em 1929. Vinha de uma família de artistas de Edimburgo. Seu pai era o pintor

Charles Altmont Doyle e sua mãe Mary, de origem irlandesa. Alguns de seus sete irmãos sobressaíram-se como escritores, administradores, desenhistas. A família tinha dificuldades econômicas e Arthur, quando estudante de medicina, arranjou empregos para ajudá-la. Fez seus estudos preparatórios em colégios jesuítas em Lancashire e Stonyhurst, mas acabou por renegar a religião católica, sob influência de Charles Darwin (Origem das espécies, 1859) e Thomas Huxley (Descendência do homem, 1871), tornando-se agnóstico e, na velhice, espírita. Estudou medicina na Universidade de Edimburgo de 1876 a 1881. Casou-se com Louise Hawkins ("Touie"), irmã de um de seus pacientes. O casal teve dois filhos (Mary Louise e Kingsley) e manteve-se unido até a morte de Louise, por uma tuberculose que durara treze anos, em julho de 1906. Após o falecimento de Louise, teve um período de depressão, mas em 1907 casou-se com Jean Leckie. Sua vida médica foi curta. Em 1882 instalou, juntamente com seu colega de turma George T. Budd, consultório privado em Plymouth, mas a parceria não deu certo. Foi então para Southsea, próximo a Portsmouth, onde moravam sua mãe e sua irmã, mas poucos clientes apareciam. Fazendo uma viagem a Berlim, conheceu um famoso dermatologista inglês (Malcolm Morris) que sugeriu que se dedicasse à oftalmologia. Aceitou a ideia e fez um curso em Viena. A seguir, montou em Devonshire Place, Londres, consultório para atender na especialidade, também sem resultado satisfatório. Foi assim que terminou sua carreira médica, em 1890, aos 31 anos de idade, após somente oito anos de exercício clínico. Ao deixar a medicina, já estava consagrado como escritor (3,4).

Sherlock Holmes, personagem que o imortalizou, cujo nome é derivado de um jogador de *criquet*, seu conhecido (3), apareceu pela primeira vez no livro Estudo em Vermelho (1887). A criação do famoso detetive deveu-se a várias influências. A primeira foi a de seu professor Joseph Bell, cuja capacidade de observação e dedução assombrava todos os que o cercavam. Em 1892, em carta dirigida ao Dr. Bell, Conan Doyle escreveu: "É sem dúvida ao senhor que devo Sherlock Holmes..." (4). Mas Edgar Allan Poe (Boston 1809, Baltimore 1849), famoso escritor americano imortalizado, entre outras obras, pelo celebrado poema "O Corvo" (5), também o influenciou, através de seu famoso detetive M. Dupin. Outro foi Émile Garboriau (Sanjon 1832, Paris 1837), precursor do romance policial na França (5). Em sua autobiografia, "Memórias e aventuras", de 1924, Conan Doyle confirmou suas preferências: "Garboriau atraiu-me sobretudo pela urdidura caprichosa de suas tramas, e o magistral detetive de Poe , M. Dupin, havia sido um de meus heróis desde a infância" (4). Mas a opinião de Sherlock Holmes não parece coincidir com a de Conan Doyle. Em "Estudo em vermelho", após um comentário de Watson, "Sherlock Holmes levantou-se e acendeu o seu cachimbo. – Sem dúvida, julga fazer-me um cumprimento comparando-me a Dupin, observou ele. – Pois, em minha opinião, Dupin era um tipo medíocre." A outra pergunta de Watson ("Já leu as obras de Garboriau?" "– Lecoq corresponde à sua concepção de um detetive ideal?"), "Sherlock Holmes fungou ironicamente: – Lecoq era um grande trapalhão, disse ele com veemência. – Só uma coisa o recomendava: a sua energia. A leitura de *Monsieur Lecoq* me causou náuseas."

Uma das coisas mais extraordinárias em relação a Sherlock Holmes e o Dr. John H. Watson – o contador de praticamente todas as histórias de Sherlock Holmes, exceto duas que ele próprio descreveu – é a existência de um número extraordinário de "Sociedades Sherlockianas" em funcionamento em todo o mundo, ao lado de uma atitude que pretende fazer crer que eles existiram na vida real. Leslie S. Klinger escreveu em prefácio para a obra de Conan Doyle: "Eu perpetuo a agradável ficção de que Holmes e Watson realmente existiram e que (exceto quando registrado) foi o Dr. John H. Watson quem escreveu as histórias de Sherlock Holmes, embora tenha permitido gentilmente que elas fossem publicadas sob a assinatura de seu colega e agente literário Sir Arthur Conan Doyle" (4). Essa crença chega ao ponto de permitir a criação biografias de Sherlock Holmes e do Dr. Watson. Aliás, a vida do Dr. Watson está parcialmente contada no primeiro capítulo de "Estudo em Vermelho".

A estreia de Conan Doyle na literatura foi anônima, com a publicação em 1879, no *Chamber's Journal*, do conto "O mistério do vale Sassassa", que descrevia a caça a um tesouro na África do Sul. A publicação de sua segunda história (*An American tale*), em 1880, provocou entusiasmo no editor que o aconselhou a abandonar a medicina para tornar-se exclusivamente escritor (4), mas ele não aceitou a ideia.

A coletânea de Sherlock Holmes inclui: "As aventuras de Sherlock Holmes", "As memórias de Sherlock Holmes", "A volta de Sherlock Holmes", "O último adeus de Sherlock Holmes", "O livro de casos de Sherlock Holmes", e outros quatro romances: "Estudo em vermelho", "O signo dos quatro", "O cão dos Baskerville" e o "Vale do medo".

Um fato curioso e extraordinário se deu após a publicação de As memórias de Sherlock Holmes quando, no último conto – "O problema final" – Sherlock Holmes é dado como morto. O protesto foi geral, vindo de várias partes do mundo, e Sherlock Holmes teve de ser "ressuscitado", reaparecendo, então, em "A volta de Sherlock Holmes".

O Dr. John H. Watson era médico, formado pela Universidade de Londres em 1878 (4). Há quem afirme que Holmes também era médico (3), mas, em "Estudo em vermelho", há um diálogo entre o Dr. Watson e o Dr. Stamford, que fora seu assistente, em que o Dr. Watson lhe pergunta se Holmes era estudante de medicina e recebe uma resposta negativa: " – Não. E não tenho a menor ideia sobre a carreira que ele pretende seguir. Acho que entende muito de anatomia e é um químico de primeira ordem. Mas, ao que me consta, nunca fez curso sistemático de medicina." Além disso, assinale-se que o Dr. Watson refere-se a Holmes sempre como Mr. Holmes, jamais como Dr. Holmes, o que seria de esperar se ele fosse médico, uma vez que o médico Watson sempre aparece como Dr. Watson.

Nos contos em que Sherlock Holmes é o detetive, há umas poucas passagens em que há referências a reumatismo. Em "As memórias de Sherlock Holmes", no conto Silver Blaze, lê-se: "Um cavalo submetido a esse procedimento passa a mancar ligeiramente, o que se tenderia a atribuir a um esforço excessivo nos exercícios ou a um pouco de reumatismo, nunca a uma traição." Em "O Atleta Desaparecido" (A volta de Sherlock Holmes): "Sim, era seu herdeiro, e o velho está com quase oitenta anos – e muito atacado pela gota. Dizem que poderia passar giz em seu taco de bilhar com os nós nos dedos". Esta frase dá no que pensar. Seria mesmo gota ou Nódulos de Heberden e Bouchard? Entre "As histórias de Sherlock Holmes", encontra-se a de "O vampiro de Sussex", na qual está descrito que "O menino saiu, tropegando de uma maneira curiosa que revelou aos meus olhos médicos (do Dr. Watson) que ele sofria da espinha." É impossível interpretar qual seria a doença da criança. Ainda nessa mesma série, há o conto "O homem que andava de quatro", em que há referência a lumbago. Havia um homem que "andava sobre as mãos e os pés, com o rosto pendendo entre os braços". Holmes pergunta: "Bem Watson, que pensa disso?" A resposta foi: "Possivelmente lumbago. Soube de um ataque severo que fez um homem andar exatamente dessa maneira e nada seria mais enervante". Mas não era lumbago, era o efeito de uma droga. Em "A juba de leão", que está no mesmo livro, há referência a febre reumática: "Fitzroy McPherson era o professor de ciências, um belo e íntegro sujeito cuja vida fora estragada por uma insuficiência cardíaca, consequência de febre reumática".

Muito mais interessante que as passagens descritas, é saber que Sherlock Holmes, ele mesmo, era reumático. Em diálogo com o Dr. Watson disse, no conto "O desaparecimento de Lady Frances Carfax", em "O último adeus de Sherlock Holmes": "O banho! Por que o relaxante e dispendioso banho turco, em vez do revigorante artigo nacional? - Porque nos últimos dias tenho me sentido reumático e velho". Um banho turco é o que chamamos um alternativo em medicina – um novo ponto de partida, um depurativo do sistema". No prefácio de "O último adeus de Sherlock Holmes", assinado pelo Dr. John H. Watson, está a confirmação: "Os amigos de Mr. Sherlock Holmes gostarão de saber que ele continua vivo e bem, embora um pouco prejudicado por ataques ocasionados de reumatismo". Na Edição Definitiva, Comentada e Ilustrada se Sherlock Holmes, editada por Leslie S. Klinger (4), há uma nota que informa que "O reumatismo de Holmes é estudado em detalhes no penetrante livro de Rosemary Michaud, *All in Yours Hands, Mr. Holmes*. A partir dos indícios encontrados no Cânone, Michaud conclui que a artrite de Holmes era nas mãos e que ela se agravou depois do Grande Hiato. Isso explica porque Holmes praticamente abandonou o violino e talvez até explique sua incapacidade de evitar o ataque a

Watson em "Os três Garrideb" (4). Pela idade (ele se dizia velho) é possível conjeturar que tivesse nódulos de Heberden e, talvez, de Bouchard, dificultando suas atividades manuais, principalmente o deslizamento do arco sobre o violino.

Apesar de Conan Doyle ser mais conhecido por sua obra detetivesca, é preciso recordar, como diz Leslie S. Klinger, que: "Em suma, Conan Doyle teve sucesso como dramaturgo e poeta, jornalista político, correspondente de guerra, historiador, detetive, cientista, visionário e profeta – foi um gigante da era vitoriana" (4).

REFERÊNCIAS

1. HART E.D.: Conan Doyle as rheumatologist, Ann Rheum Dis 1982; 41: 437-8.

2. DOYLE A.C.: The remote effects of gout, Lancet 1884, 29: 978-9

3. GRATH G.: Arthur Conan Doyle. Synposium Ciba p. 163-165.

4. DOYLE A.C.: Sherlock Holmes. Edição definitiva, comentada e ilustrada por Leslie S. Klinger, Jorge Zahar Editor, Rio de Janeiro, 2005.

5. Dicionário Enciclopédico Ilustrado Larousse, Editora Abril, 2006

Hilton Seda

O Airton e as rosas

ROSA-COR, ROSA-ROSA

A Airton Muniz de Carvalho

Nem todas as rosas são rosa,
Nem todas as rosas são pink
A canção evoca paradise where rose is blue
Em Barbacena, há rosas vermelhas,
Rosas amarelas e até azuis.
Que importa o tom das rosas?
Uma rosa é uma flor,
Não é uma cor.

Crônicas dos Boletins

Sempre que me lembro do Airton – e não são poucas as vezes – me lembro de rosas. E me lembro de rosas porque ele, ou melhor, sua família, tendo sua amável esposa Carlota à frente, as cultivava na cidade de Barbacena, para onde foram morar em 1964. E com muito carinho! As rosas eram de várias cores, inclusive azuis. E quem é esse Airton a que me refiro? Airton Muniz de Carvalho, um reumatologista mineiro que não pode ser esquecido pela importância de sua participação na reumatologia brasileira. Minhas recordações estão sempre grandemente vivas. A seu convite fui muitas vezes a Barbacena fazer palestras, dar aulas em seu curso da faculdade, participar de mesas redondas. Eu e minha esposa éramos sempre carinhosamente acolhidos no que havia de melhor na cidade. O hotel era geralmente o hotel-escola. O único problema era a época em que íamos. Sempre fazia muito frio. Além do frio, a neblina e o nevoeiro que, muitas vezes, não nos deixavam ver adiante nada mais que uns poucos metros. O Airton providenciava tudo para nos aquecer: cobertores, agasalhos, aparelhos térmicos. Mas o que realmente nos aquecia era o calor humano do Airton e de sua família.

O Airton não pode ser esquecido. Foi figura importante não só da reumatologia mineira como brasileira. Nasceu no dia 20 de agosto de 1927 em Uberaba, mas mudou-se ainda criança para Belo Horizonte, onde permaneceu até o início da idade adulta. Estudou no Colégio Arnaldo, de grande reputação. Seu ingresso na Faculdade de Medicina da Universidade de Minas Gerais se deu em 1949, concluindo o curso em 1955. Chegou à reumatologia após ter pensado, inicialmente, em dedicar-se à ginecologia e obstetrícia e de ter feito residência em ortopedia no Hospital Felício Rocha de Belo Horizonte. Só mais adiante iria se dedicar à reumatologia e à fisiatria. Foi fellow do New York Medical College. Retornou ao Brasil em 1959, indo para a cidade de Poços de Caldas, onde criou um Centro de Reabilitação. Lá permaneceu até 1963, ano em que retornou para Belo Horizonte e fundou, em associação com Geraldo Guimarães da Gama e Aníbal Bonifácio Costa, o Instituto Mineiro de Reabilitação e Reumatologia.

Em 1964, como já foi dito, instalou-se definitivamente em Barbacena, onde permaneceu até falecer em 17 de fevereiro de 2003, em consequência de problemas circulatórios. Havia sofrido um acidente vascular cerebral em 1995 que o deixou com uma hemiplegia esquerda, mas que não impediu que continuasse acompanhando os progressos da reumatologia com grande interesse. Eu me recordo, com emoção, de uma reunião da Sociedade Mineira de Reumatologia em abril de 2000 onde fui fazer uma palestra. O Airton estava presente e recebeu uma merecida homenagem que a todos comoveu. Entre seus grandes feitos, está o de ter participado da fundação da Faculdade de Medicina de Barbacena em 1971. Nela assumiu a cadeira de reumatologia, sendo um professor dedicado que despertou em muitos alunos o interesse pela especialidade. Além de inúmeros trabalhos publicados, entre seus títulos constam os de membro titular da Sociedade Brasileira de Reumatologia, da Sociedade Brasileira de Medicina Física e de Reabilitação, da Sociedade Brasileira de Ortopedia e da Academia Brasileira de Reumatologia (patrono e primeiro ocupante da cadeira número 38). Foi também membro efetivo do Conselho Superior da Associação Médica de Minas Gerais.

Airton casou-se com Carlota Tereza e deixou uma bela descendência: seis filhos e quinze netos. Sua filha Ana Cristina Muniz de Carvalho Guimarães mantém a tradição do pai, pois é sócia efetiva, com título da especialista, da Sociedade Brasileira de Reumatologia.

Certa vez fiz uma poesia dedicada ao Airton, pensando nas rosas de Barbacena. Como é meu hábito, não a divulguei, mas recentemente deu-me uma grande saudade do inesquecível amigo e resolvi publicá-la, em homenagem à sua memória.

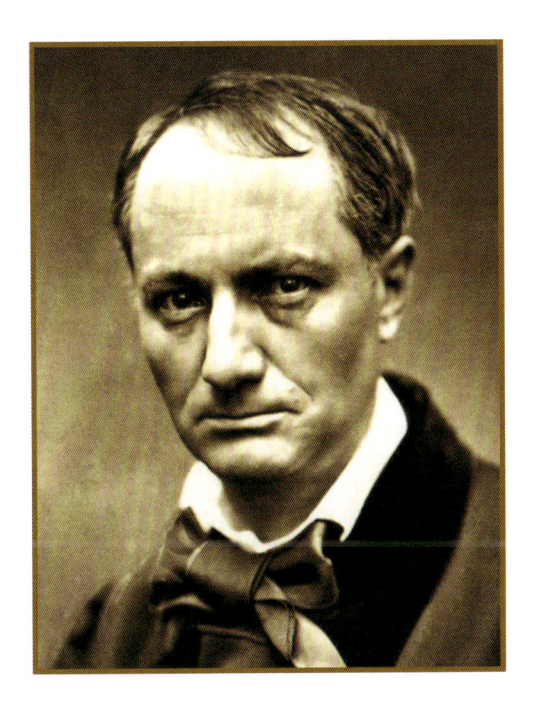

Charles Baudelaire

A geração que contou com os quatro mestres que se chamavam os Tetrarcas - Thóphile Gautier (1811-1872), Charles Marie Leconte de Lisle (1818-1894), Thédore de Banville (1823-1891) e Baudelaire -, teve em Baudelaire "seu altíssimo poeta, aquele que viveu, sentiu e exprimiu vigorosamente, tragicamente, seu tempo" (1,2).

Charles-Pierre Baudelaire nasceu em Paris no dia 9 de abril de 1821. Seu pai chamava-se François Baudelaire e tinha 62 anos de idade por ocasião do casamento, sua mãe, Caroline Archimbaut-Dufaÿs, somente 28. Em fevereiro de 1827, portanto quando o menino estava com seis para sete anos, François morreu. Caroline não esperou muito para as segundas núpcias; casou-se com o coronel Jacques Aupick, um brilhante oficial, em 1928. Como acontece habitualmente com os militares, o coronel foi transferido, em 1832, com a família, para Lyon. No ano seguinte, Baudelaire é matriculado, como aluno interno, no Collège Royal de Lyon. Em 1836, nova mudança, dessa vez para Paris, em virtude de Aupick ter sido nomeado para o Estado Maior do Exército. Charles estava com quinze anos e ingressou no Colégio Louis le Grand, onde teve bom desempenho, tanto que se classificou em segundo lugar no exame final do ano e obteve, também, o segundo prêmio em concurso de versos latinos. Em 1838, o casal viajou com o filho para os Pirineus, momento em que Baudelaire escreveu o poema Incompatibilité (Incompatibilidade), revelador de suas discordâncias com seus pais.

O temperamento de Baudelaire fez com que fosse expulso, em 1839, do colégio Louis le Grand, em virtude de se ter negado a mostrar um bilhete que lhe foi entregue por um colega. Apesar desse incidente, conseguiu, nesse mesmo ano, tornar-se bacharel, quando seu padrasto foi também promovido a General de Brigada. O comportamento de Baudelaire era muito independente. Frequentemente provocava o padrasto, defendendo posições que para ele eram um verdadeiro insulto. Certa vez, em um jantar de gala, o general chamou, ostensivamente, a atenção do filho na frente de todos os presentes, em virtude de um comentário que ele havia feito e que considerou impróprio. O jovem sentiu-se humilhado e, pálido de raiva, disse: "Senhor, Vossa Senhoria feriu-me profundamente. Isso tem de ser reparado e vou ter a honra de estrangulá-lo". Baudelaire foi esbofeteado, como resposta e teve um verdadeiro ataque de histeria, em meio a um tumulto generalizado.

Em 1840, Baudelaire foi viver na pensão Lévéque et Bailly. Foi nessa pensão que fez amizade com os poetas Gustave Vavasseur (1819-1896) e Ernest Prarond (1821-1909). Em 1841, o general e a família obrigam Charles, por causa de suas atitudes e para livrá-lo "da perdição das ruas de Paris", a fazer uma viagem para Calcutá, partindo de Bordeaux no navio Paquebot--des-mers-du-sud. O General Aupick recebeu, entretanto, uma carta do comandante do navio dizendo que o jovem recusou-se a prosseguir viagem, permanecendo na Ilha Maurícia. Embarcou depois em Réunion (Reunião), uma ilha do Oceano Índico, localizada ao leste de Madagascar, no navio Alcide para regressar à sua pátria, via Cidade do Cabo. Em fevereiro de 1842, Baudelaire desembarcou em Bordeaux, já na maioridade. À sua disposição estava uma herança de, aproximadamente, 75 mil francos, deixada por seu pai, herança que ele começou a esbanjar rapidamente. Passou a morar na Ilha de Saint-Louis, em Paris. É dessa época sua amizade com o fotógrafo parisiense Félix Tournachon, conhecido como Nadar (1820-1910), que se tornou famoso por fotografar personalidades da política e da cultura, além de ter sido o autor das primeiras fotos aéreas. Em 1843, mudou-se para o Hotel Pimodan, tendo oportunidade de reencontrar o poeta francês, ligado ao romantismo, Théophile Gautier (1811-1872). Foi nesse local que Baudelaire participou do famoso Club des Haschischins, que o inspirou a escrever a primeira parte da obra Paraísos Artificiais, cujas reuniões serviam para cultivar os prazeres proporcionados pelo haxixe. O General Jacques Aupick e sua esposa Caroline, vendo o comportamento de seu filho - que gastara em dois anos quase a metade da herança que recebera - resolveram interditá-lo judicialmente, impedindo-o de movimentar seu patrimônio. Foi nomeado o notário Narcisse Ancelle como administrador de seus bens, com o qual Baudelaire teve frequentes atritos, chegando mesmo a informá-lo, em 1845, do seu desejo de suicidar-se. Chegou a ferir-se com uma faca, sem maiores consequências. Foi nesse ano que rompeu definitivamente com o padrasto. O General Aupick foi designado, em 1846, para exercer importante cargo do governo em Constantinopla; em 1851, nomeado embaixador em Madri e, em 1853, senador, vindo a falecer no dia 28 de abril de 1857. Depois da morte do general, D. Caroline retirou-se para Honfleur, praia perto de Deauville, que fora comprada pelo marido, onde permanecia por longos períodos. Baudelaire passou algumas épocas com a mãe nessa casa (2-9).

Em 1861, Baudelaire candidatou-se à Academia de Letras, mas foi aconselhado por Charles Augustin Sainte-Beuve (1804-1869), poeta e escritor francês ligado ao romantismo, a declinar desse desejo por causa da oposição que lhe faziam, o que foi atendido. Em 1864, agastado com os intelectuais franceses e assediado pelos conservadores, resolveu viajar para a Bélgica, onde supunha que seria melhor compreendido. Fez cinco conferências em Bruxelas versando sobre a vida e obra de Théophile Gautier (1811-1872), poeta francês romântico, Eugène Delacroix (1798-1863), pintor francês líder da escola romântica, e outras importantes figuras, mas a repercussão foi muito discreta, causando-lhe grande decepção. Entre 1864 e 1865, escreveu contundentes panfletos e poemas (Amoenitates belgicae, Pobre Bélgica) sobre o país, como uma forma de reação (3,9).

A vida amorosa de Baudelaire foi tumultuada. Começou quando conheceu, em 1842 - após voltar de sua viagem cujo destino seria Calcutá - a mulata Jeanne Duval que atuava no teatro de Porte St. Antoine. Mas, desde o início, as relações entre ambos não pareciam sólidas, pois em carta de 1848 à sua mãe, disse que amava Jeanne "apenas por dever, mais nada". Em 1850, Baudelaire foi apresentado por Théophile Gautier a Apollonie Sabatier (1822-1889), cortesã francesa e musa de artistas e boêmios de Paris, por quem veio a nutrir grande paixão. Suas relações com Jeanne ficaram cada vez mais tensas, tanto que, em 1852, queria separar-se dela, mas não o fez. A partir de 1852, começou a enviar cartas, sempre anônimas, a Sabatier, incluindo junto à primeira o poema "À que é muito alegre", dizendo-lhe que "Os sentimentos profundos têm um pudor que não deve ser violado".

No ano seguinte, carta acompanhada das poesias "Reversibilidade" e "Confissão". Em 1854, novas missivas seguiram com os poemas "O archote vivo", "A aurora espiritual" e o soneto XLII. Nesse momento, Baudelaire vive um sentimento de dúvida entre a antiga amizade com Jeanne e sua adoração por Sabatier. Nem por isso deixou de ter uma paixão nova, agora pela atriz Marie Daubrun, nascida em 1827, paixão que durou de 1855 a 1860, até que ela adoeceu e morreu. Baudelaire continua mantendo ligação instável com Jeanne e, em carta à sua mãe em 1856, afirma ter acabado definitivamente sua relação com essa moça. Por causa da polêmica causada pelo lançamento de "As Flores do Mal", Baudelaire desfez, em carta de 1857, o anonimato que mantinha com Sabatier para pedir-lhe que o ajudasse junto ao tribunal. Nesse ano, Sabatier demonstra corresponder à paixão de Baudelaire, mas ele não deu prosseguimento à relação. O episódio, no entanto, não rompeu a amizade entre ambos. Sabatier morreu em Neully em 1890. Em 1858, Baudelaire voltou a unir-se a Jeanne, mas no ano seguinte ela teve uma paralisia cerebral, internando-se na Casa de Saúde

Dubois, sendo vista, alguns anos depois, pelo fotógrafo Nadar arrastando-se, penosamente, pelas ruas de Paris (3,9).

Baudelaire teve uma influência preponderante na história da literatura francesa. Criou a poesia moderna (1-4). "Mágico das palavras, purificou a inspiração lírica, deu-lhe profundidade, enriqueceu-a e abriu novos horizontes ao pensamento" (4). Iniciou cedo sua produção literária. Aos dezessete anos compôs Incompatibilité (Incompatibilidade), um bom exemplo de como, em seus primeiros poemas, construía sonhos. Em 1843, estreou em uma coletânea literária denominada Vers (Verso). No ano seguinte colabora, anonimamente ou usando pseudônimo, em diversos periódicos de Paris. Em 1845, sob o pseudônimo de Baudelaire-Dufaÿs, publica Salon. Nesse mesmo ano, a revista L'Artiste apresenta seu soneto À une dame créole (A uma senhora crioula) inspirado em Mme. De Bragard que conheceu quando de sua estada na Ilha Maurícia. Em 1846, saem, ainda sob o mesmo pseudônimo, em diferentes publicações parisienses, alguns de seus ensaios sobre acontecimentos artísticos e poemas. Em 1848, passa a dirigir o jornal Le Salut Public que teve vida curta, não passou de dois números. Ainda nesse ano, torna-se secretário de redação do jornal republicano moderado La Tribune Nationale e inicia a tradução de obras de Edgar Allan Poe.

Baudelaire seguiu publicando continuamente: o poema em prosa Du Vin et du Haschich (1851), embrião do futuro Paraísos Artificiais (8), na revista Messager de l'Assemblée, onde saíram, também, onze poemas (Les Limbes); Edgar Allan Poe: sua vida e sua obra (Revue de Paris, 1852); a tradução de "O Corvo de Poe" (L'Artiste, 1853); dezoito poemas que aparecem pela primeira vez sob o título de "As Flores do Mal" (Revue des Deux Mondes, 1855); tradução das Histórias Extraordinárias de Edgar Allan Poe (1856); tradução de "Novas Histórias Extraordinárias" de Poe (1857); lançamento do livro "Les Fleurs du Mal" (As Flores do Mal) (1857) que, como veremos, trouxe grandes problemas para o Autor; primeira parte dos "Paraísos Artificiais", le Haschisch, na Revue Contemporaine (1858); Un mangeur d'opium, segunda parte de Paraísos Artificiais (Revue Contemporaine,

1860); segunda edição de Les Fleurs du Mal (1861); onze poemas em prosa (La Revue Fantaisiste, 1861); vinte poemas em prosa (La Presse, 1862); seis poemas sob o título de Spleen de Paris (Le Figaro, 1864); quinze poemas intitulados "Novas Flores do Mal" (Parnasse Contemporain, 1866); em 1867, ano de sua morte, a Revue Nationale estampa seus últimos poemas em prosa. A sua obra contém também críticas e ensaios literários (3).

Entre os poemas mais consagrados de Baudelaire estão alguns que figuram em antologias dedicadas à poesia francesa: Correspondances (Correspondências), Les chats (Os gatos), La cloche félée (O sino rachado), Les aveugles (Os cegos), Harmonie du soir (Harmonia do entardecer), Recueillement (Recolhimento), Spleen (spleen), Les petites vieilles (As velhinhas) (10).

A publicação de Les Fleurs du Mal (As Flores do Mal) em 25 de junho de 1857, sendo o editor Poulet-Malassis, é um momento fundamental na vida de Baudelaire. Apesar de ser uma obra prima, esse livro criou sérios problemas para o genial poeta. Logo no mês seguinte ao seu lançamento, o jornalista e crítico literário Gustave Bourdin fez contundente análise da obra, classificando-a como imoral. Foi instalado, possivelmente como consequência desse artigo, um processo contra o poeta e o poema. Baudelaire escreveu ao editor comunicando a apreensão dos livros que estavam sendo vendidos em Paris e pedindo que ele salvasse os que ainda não tinham sido distribuídos, escondendo-os. O promotor do caso, Ernest Pinard, era o mesmo que atuara no processo contra Gustave Flaubert (1821-1880) relacionado ao livro Madame Bovary. Baudelaire e seu editor foram condenados por atentado contra a moral e bons costumes. Pela sentença, o texto foi mutilado em vários versos e seis poemas foram suprimidos. Essa sentença só foi reformada em 1949. Alguns importantes escritores, como Victor Hugo (1802-1885), solidarizaram-se com Baudelaire (3,9).

As Flores do Mal foram dedicadas "ao Poeta Impecável" Théophile Gautier (11). O título inicialmente escolhido por Baudelaire para a obra foi Limbos "que teria marcado bem melhor o caráter católico do poema", mas parece que ele foi influenciado por livreiros para mudá-lo por um que fosse mais "público" (1). O poema divide-se em seis partes, começando com "Ao leitor", seguem-se Spleen e ideal, Quadros parisienses, O vinho, Flores do mal, Revolta, A morte. Em edição póstuma, foram acrescentados 24 poemas. No dizer de Baudelaire: "Neste livro atroz, pus todo o meu pensamento, todo o meu coração, toda minha religião (travestida), todo o meu ódio" (11).

A doença de Charles Baudelaire deve ser analisada sob vários aspectos. Na juventude foi contaminado pela sífilis, o que o teria levado ao consumo de éter e ópio (5), posteriormente desenvolveu quadro de neuro-sífilis. Em carta à sua mãe escreveu: "Não é necessário ser pudico com você. Você sabe que quando eu era jovem sofri de uma doença perniciosa, de que pensei estar curado posteriormente. Em Dijon, depois de 1848, irrompeu novamente. Foi controlada, mas agora está voltando... Talvez, na profundidade da tristeza em que estou mergulhado o meu próprio terror exacerbe a doença. Mas eu preciso de uma dieta rigorosa, e naturalmente não é vivendo da maneira como vivo que posso adotar tal regime" (4).

Por volta de 1860, apresentou discretas perturbações cerebrais e teve pensamentos de suicídio que dizia ser "o ato que considero como o mais razoável da vida". Em 1862, descreveu um problema que o atormentou: "Hoje, dia 23 de janeiro de 1862, sofri um singular aviso, senti roçar por mim o vento da asa da imbecilidade". Em 1865, há sinais de agravamento de sua doença, sofrendo de nevralgias, perturbações digestivas e "mal estar cerebral" (9). Em 1866, revela, em cartas à sua mãe, que está com sérias perturbações da saúde. Nesse mesmo ano, no mês de março, sofreu um mal súbito, quando estava na Bélgica, na Igreja de St. Loup, na cidade de Namur, sendo auxiliado por Poulet-Malassis e Félician Roja que o acompanhavam. Surgiram, então, os primeiros sinais clássicos de acidente vascular cerebral. Em 30 de março, já em Bruxelas, fica hemiplégico, não podendo mais falar ou escrever. Em 2 de julho, acompanhado pela mãe e pelo pintor inglês Arthur Stevens, é levado de volta por trem para Paris, afásico, porém lúcido. Foi internado na Casa de Saúde do Doutor Duval, onde recebeu a visita de grandes figuras da poesia francesa. Lá permaneceu até falecer, no dia 31 de agosto de 1867, aos 46 anos, nos braços de sua mãe, possivelmente tendo recebido os últimos sacramentos. Foi sepultado no dia 2 de setembro no Cemitério de Montparnasse, ao lado do padrasto. Dona Caroline Aupick morreu em 1871, sendo enterrada no mesmo cemitério (3,9).

A neurose de que sofria Baudelaire não se apresentava nele com seus sinais clássicos, mas se manifestava através de atitudes antissociais e compulsivas e necessidade de castigo. Essas reações têm como finalidade a autopunição e podem depender da existência de uma doença que o paciente considere vergonhosa aos próprios olhos e aos do público. No caso de Baudelaire, a sífilis pode ter sido a razão de seu comportamento. É sua a declaração de que "Moral e fisicamente sempre tive a sensação de enfrentar um abismo imenso... alimentava a minha histeria com profundo deleite e máximo terror" (4). Sua neurose evoluiu de forma variável: na juventude era o extremo tédio e a falta de um amigo íntimo; as dificuldades de convivência com seu padrasto foram substituídas, quando deixou o lar, por dificuldades com sua amante Jeanne Duval, com o notário Narcisse Ancelle e seus credores (4).

Baudelaire tinha um problema de inibição sexual que culminou com impotência quando estava com 35 anos de idade. Seu relacionamento com Apollonie Sabatier – que ele considerava sua rainha e venerava de longe – terminou quando, depois que ele quebrou o anonimato das cartas que lhe enviava, ela se ofereceu para uma relação mais íntima e recebeu como resposta: "Há alguns dias, eras uma divindade, o que é tão cômodo, tão belo, tão inviolável. Agora, eis-te uma mulher". Deste episódio restou somente uma amizade (3,4,9).

A neurose de Baudelaire também teria como componente o complexo de Édipo ("sensação intensa de dependência afetiva para com a própria mãe, rejeitando, também de modo intenso, o pai, sem o saber"). Ele reprimiu seu grande amor pela mãe substituindo-o por manifestações afetivas equivalentes. Reagiu sempre a esse comportamento com sentimento de culpa e necessidade de castigar-se. Em um de seus sonetos mais festejados (La Géante, A Giganta), que consta de "As Flores do Mal", está demonstrado, segundo alguns, nitidamente esse complexo: "Percorrer devagar os seus flancos vermelhos;/ A vertente subir dos seus enormes joelhos,/ E às vezes, ao verão, na hora em que o sol exangue/ Faz que ela se espreguice através da campina,/ Adormecer à sombra do seu seio, langue,/ Como lugarejo ameno ao sopé de uma colina" (4,11,12).

Masoquismo, inibição sexual e complexo de Édipo estavam presentes em Baudelaire, ao lado da sífilis que contraiu quando jovem e que o deve ter levado a morte. É difícil definir com segurança o que representou a sífilis e o que representou a neurose em seu quadro patológico (4).

REFERÊNCIAS

1. THIBAUDET A.: História da Literatura Francesa, Livraria Martins Editora, São Paulo, 1951.

2. Dicionário Enciclopédico Ilustrado Larousse, Editora Abril S/A, São Paulo, 2006.

3. Sumário Biográfico in Baudelaire C: Paraísos Artificiais, O haxixe, o ópio e o vinho, L&PM Pocket, Porto Alegre, 2009.

4. Edições Roche, Clássicos da História e Medicina, Mauá, Rio de Janeiro.

5. GASPAR L.: Charles Baudelaire, biografia. www.truca.pt/ouro (19.07.2009).

6. Wikipédia, a Enciclopédia livre.

7. www.colegiosaofrancisco.com.br/alfa/charles-baudelaire.php

8. BAUDELAIRE C.: Paraísos artificiais, L&PM Pocket, Porto Alegre, 2009.

9. Cronologia Biográfica in Baudelaire C: As Flores do Mal, Editora Martin Claret, São Paulo, 2007.

10. VEIGA C.: Antologia da Poesia Francesa (do século IX ao século XX), Editora Record, Rio de Janeiro, 1991.

11. BAUDELAIRE C.: As Flores do Mal, Editora Martin Claret, São Paulo, 2007.

12. COSTERA O.: Termos e Expressões da Prática Médica, Farmoquímica S/A, Rio de Janeiro, 2001.

Hilton Seda

Bicentenário no nascimento de
Edgar Allan Poe

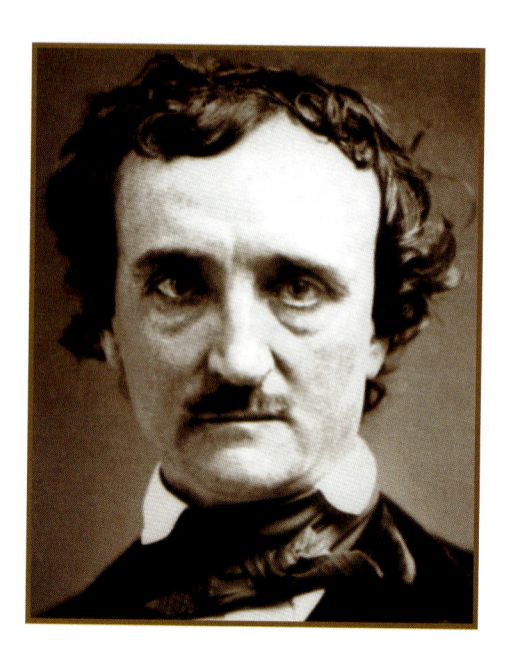

Em 2009, comemorou-se o bicentenário do nascimento de Edgar Allan Poe, o segundo filho de David Poe Jr., um ator de terceira categoria e, além do mais, alcoólatra, descendente de ramo escocês-irlandês. Seu avô paterno, David Poe, participou do grande movimento que culminou na independência da América do Norte. Sua mãe, uma inglesa bonita chamada Elizabeth Arnold Hopkins Poe, foi uma atriz talentosa, mas também alcoólatra. Edgar, nascido no dia 19 de janeiro de 1809 em Boston, Massachusetts (EUA), ficou órfão muito cedo, quando tinha dois anos. Primeiro morreu seu pai, que já havia abandonado a família em decorrência de seu vício; pouco depois a mãe, tuberculosa, em 1811. A tuberculose também levou o irmão mais velho, aos 25 anos. A irmã Rosalie desenvolveu-se fisicamente, mas era mentalmente limitada; faleceu em instituição para excepcionais. A morte de sua mãe, aos 24 anos, marcou-o profundamente, fato evidente em suas obras. Depois da morte de Elizabeth, Edgar foi acolhido por Francis e John Allan, mas não chegou a ser adotado, apesar de ter recebido o sobrenome do casal. John Allan era um comerciante de tabaco estabelecido prosperamente em Richmond. Francis Allan faleceu em 1829. Em 1830, John casou-se novamente. Nesse mesmo ano, cortou relações com Poe, ao encontrar uma carta em que ele dizia que "o Sr. Allan não se encontra muito frequentemente sóbrio". Este incidente fez com que, ao morrer, em março de 1834, John Allan excluísse Poe totalmente de seu testamento (1-4).

Edgar Allan Poe estudou, entre 1815 e 1820, em academias de Londres, para onde o casal que o acolheu havia viajado. Os Allan retornaram aos Estados Unidos em 1820 e Poe foi matriculado em academias de Richmond, onde se destacou em línguas. Do mesmo modo, sobressaiu-se em Línguas Neolatinas em 1926, quando cursava a Universidade Charlottesville, na Virgínia. Bebia muito, reconfortando-se com a sensação que o álcool lhe proporcionava, mas não o tolerava bem.. Em virtude de ter perdido dois mil dólares em jogo, o Sr. Allan, além de se recusar a pagar essa dívida, o retirou da Universidade. Poe voltou para Richmond para trabalhar nos negócios de Allan, mas o convívio não deu certo, o que o levou a fugir para Boston. Em 1827, usando o pseudônimo de Edgar A. Perry, entrou para o Exército dos Estados Unidos, indo servir no Fort Independence, mas em novembro desse mesmo ano foi transferido para uma unidade no sul do país. Em abril de 1829, deu baixa no exército. Em 1830, ingressou na Academia Militar de West Point e ficou conhecido pelos versos cômicos que fazia tendo os oficiais como mote. Em 1831, usando de artifícios de comportamento, passou pela corte marcial, foi considerado culpado e demitido. Naquele ano, foi morar com sua tia paterna Maria Clemm e sua prima Virgínia, em Baltimore. Em 1835, propôs casamento a Virgínia. Há rumores de que se teria casado secretamente com ela em setembro. O fato é que em outubro Poe leva ambas para Richmond. Casou-se oficialmente com Virgínia Clemm, que ainda não completara quatorze anos, em maio de 1836.

Em dezembro de 1835, Poe havia conseguido o lugar de editor do Messenger, um jornal próspero, que lhe foi oferecido por White, seu proprietário, mas em 1837 se indispôs com ele, por achar seu salário inadequado, e pediu demissão, viajando para Nova York. Durante dois anos trabalhou em Nova York e Filadélfia, como colaborador independente. Em 1839, em Filadélfia, volta a ter um emprego: torna-se editor-associado da revista Burton's Gentleman's, de propriedade de William Burton. Nessa posição contribui com um artigo assinado mensalmente e se encarrega da maior parte das revisões de livros. No ano seguinte, entretanto, foi demitido, depois de discutir com Burton. Naquele momento pensa, pela primeira vez, em ter sua própria publicação literária, porém não conseguiu os recursos necessários para concretizar seu intento. Em 1842, ainda na Filadélfia, Virgínia sofreu uma hemorragia, anunciando uma doença que lhe seria fatal cerca de cinco anos depois. Nesse mesmo ano teve um encontro com Charles Dickens e demitiu-se da revista Graham's, onde era editor-associado desde 1841, por divergências sobre privilégios editoriais.

Em 1843, Poe tornou-se colaborador do The Pioneer, nova publicação de propriedade de James Russell Lowell que teve vida curta, não durou mais que três números. Poe, mais uma vez, tenta criar uma revista própria, que se chamaria The Stylus e seria novo fracasso. Diante da situação optou, em 1843 e 1844, por fazer conferências abordando o tema Poetas e Poesia na América, em Filadélfia e Nova York, e ainda em 1844 volta a ocupar posição de redator no New York Evening Mirror e transfere sua família para a cidade. Logo ao chegar, promove uma trapaça jornalística que teve grande sucesso no New York Sun, uma fantasiosa viagem de balão sobre o Atlântico.

Em 1845, mantém suas atividades de conferencista e colabora no Broadway Journal, do qual se tornou, por curto período, editor e proprietário, em virtude de desentendimento entre seus editores. Essa publicação é interrompida em 1846 por dois motivos: prejuízos e doença de Poe. Um fato trágico em 1847, a morte de Virgínia, em abril, por tuberculose, leva Poe à depressão e à fuga na embriaguez. No ano seguinte à morte de Virgínia, Poe fez, em fevereiro, uma conferência na New York Society Library denominada The Universe, em que discorreu sobre o princípio da morte e da aniquilação como parte dos desígnios do Universo, que viria a ser publicada em livro, em julho, sob o título de Eureka.

O ano de 1848 foi marcado por tentativas de conquistas amorosas: com Marie Louise Shew, Annie Richmond e a poetisa Sarah Helen Whitman, chegando a noivar com esta última, mas ela própria desfez o contrato porque ele não conseguiu deixar de beber. Poe entrou novamente em profunda depressão e teria usado generosas doses de láudano. Nova conferência (The Poetic Principle) em Providence no fim desse ano. Em 1849, foi passar dois meses em Richmond. Lá propôs casamento a uma namorada de infância, Sarah Elmira Royster Shelton, que enviuvara. Deslocou-se, a seguir, para Baltimore, novamente entregando-se ao uso excessivo de álcool, sofrendo suas consequências fatais. Em 1847, Poe fez um poema (MLS) dedicado a Marie Louise Shew, que cuidou de Virgínia nas últimas fases de sua doença e, em 1848, escreveu To Helen, dedicado a Helen Whitman (1-3).

Edgar Allan Poe dizia que obras com significado óbvio deixam de ser arte e que as de qualidade deveriam ser breves e concentradas em um efeito específico. Em The Philosophy of Composition ele descreve o método de escrita do seu famoso The Raven (O Corvo). Ele é considerado um dos precursores da ficção científica e fantástica modernas. Algumas de suas produções são aceitas como precursoras do gênero policial (4). Arthur Conan Doyle (Edimburgo, 1859; Crowborough, 1930), criador do famoso Sherlock Holmes, além da influência de seu professor de medicina Joseph Bell, cuja capacidade de observação e dedução assombrava todos que o cercavam, recebeu também a de Edgar Allan Poe através do detetive M. Dupin, criado por ele, e que foi um dos heróis de Conan Doyle desde a infância, como declarou em sua autobiografia "Memórias e aventuras", de 1924 (5). Em The Murders in the Rue Morgue and Other Stories (Assassinatos na Rua Morgue e Outras Histórias), de 1841, escrito para a Graham's, há um momento em que Dupin diz para seu amigo que com ele caminhava: "- Ele é um camarada muito baixinho, é verdade: serviria bem melhor para o Théâtre dés Variétés." A resposta espantada foi: "- Dupin, isto vai além de minha compreensão. Não hesito em dizer que estou assombrado e dificilmente posso acreditar na evidência de meus sentidos. Como foi possível que você soubesse que eu estava pensando em...?" (6). Sherlock Holmes, em uma de suas histórias, também penetra no pensamento de seu inseparável amigo Dr. Watson. São igualmente consideradas obras policiais pioneiras The Purloined Letter (A Carta Roubada) e The Mistery of Marie Roget (O Mistério de Marie Roget).

As primeiras produções de Poe datam de 1820-1825, mas estão todas perdidas, exceto O, Tempora! O, Mores! (Que tempos! Que Costumes!). Eram sátiras em versos. Em 1827 é impresso seu primeiro livro, um pequeno volume de menos de 12 poemas (Tamerlaine and Other Poems), "escrito por um bostoniano", no qual estão *Dreams* (Sonhos), *Visit of the Dead* (A Visita dos Mortos), *Evening Stars* (Estrela Vespertina) e Imitation (Imitação). Em 1831, *Poems* sai em segunda edição em Nova York já com seu nome como autor e contendo também outras peças: To Helen, Israfel, The Doomed City (Cidade Condenada), Irene, A Paean e The Valley Nis (O Vale da Inquietação).

Poe publicou muito nas revistas e jornais onde foi editor e colaborador: contos, poemas e revisões de livros. Histórias sérias e cômicas, várias delas posteriormente reunidas em livros. Só escreveu um romance (novela): O Relato de Arthur Gordon Pym, publicado em 1838 em Nova York; depois de ter saído em série no Messenger, em 1837. Essa obra inspiraria Herman Melville (Nova York, 1819-1891) em seu clássico Moby Dick (3,7). Poe também submeteu algumas de suas obras a concursos. Em 1831, vários contos ao jornal Philadelphia Saturday; em 1833, contos ao Baltimore Saturday Visiter, jamais publicados; em 1833 ganhou um primeiro prêmio de 50 dólares com MS. Found in a Box (Manuscrito Encontrado em uma Garrafa) e segundo lugar com o poema The Coliseum, ambos impressos pelo Visiter em outubro do mesmo ano. Em junho de 1843, ganhou prêmio de cem dólares com The Gold Bug (O Escaravelho Dourado) em disputa patrocinada pelo Dollar Newspaper de Filadélfia. A primeira publicação de Poe em revista de grande circulação ocorreu em 1834: The Visionary, que saiu na Godey's Lady's Book (3,4). O mais famoso poema de Poe, The Raven (O Corvo), apareceu pela primeira vez em janeiro de 1845, no Evening Mirror de Nova York. Em dezembro desse mesmo ano, saiu The Raven and Other Poems, publicado por Wiley e Putnam (3).

Poe participou de algumas polêmicas. Em 1845, em série de cinco artigos sob o título Little Longfellow War (Pequena Guerra de Longfellow), acusa o grande poeta Henry Wadsworth Longfellow (Postlad, 1807; Cambridge, 1882) de plágio (3,7). Em 1846 iniciou, em maio, na Godey's uma série satírica sobre escritores de New York bastante conhecidos, entre eles Thomas Dunn English que fez uma réplica encolerizada no Evening Mirror. Poe fez uma tréplica e processou o Mirror que lhe havia feito vários ataques, ganhando a causa (3).

É de se notar que no ano de sua morte Poe ainda escreve no Flag of Our Union de Boston.

A análise do quadro mórbido de Edgar Allan Poe não é simples, pois se entrelaçam vários fatores atuantes. Como muito bem diz Rentchnick (2): "Incontestavelmente, Poe foi um alcoólatra, um psicopata, um paranoide, um sádico e um maníaco-depressivo; além disso, estava atormentado por sua impotência sexual, em virtude de uma fixação neurótica pela imagem de sua mãe, morta muito jovem."

As primeiras tentativas de estudar a doença ou as doenças de Poe concentraram-se na dependência do álcool. A teoria do alcoolismo hereditário era muito valorizada, tendo em vista que tanto seu pai como sua mãe tinham sido alcoólatras. O alcoolismo crônico teria, pouco a pouco, desencadeado estigmas psíquicos, tais como alucinações, obsessão da morte e do lúgubre e tentativa de suicídio. É verdade que Poe já aos 17 anos bebia consideravelmente, apesar de não suportar bem o álcool. Não era propriamente a bebida que o atraia e sim o bem estar que ela lhe proporcionava. Mas algumas de suas bebedeiras memoráveis o levaram a perder algumas das boas posições que ocupava em revistas e jornais onde trabalhava como editor. O fato concreto, entretanto, é que durante muitos anos, tentando vencer suas crises de depressão, refugiou-se na bebida e no ópio. O consumo que fazia do ópio deve ter sido, porém, discreto, pois jamais se viciou nessa prática. O alcoolismo não explica, de maneira convincente, todo o drama da vida de Poe. É incontestável que esse vício tem uma explicação no estado de angústia que o consumia e resultava de outras causas (1,2).

Há um estudo clássico da psicanalista Marie Bonaparte (Edgar Poe, Editions Denoël et Steele, Paris, 1933) citado em todos os trabalhos que cuidam da patogenia de Poe. Essa autora, para explicar o complexo quadro mórbido de Poe, rememora todos os fatos trágicos que ocorreram em sua vida: o abandono do pai, a morte precoce de sua mãe física, sua adoção por uma família burguesa rica quando tinha dois anos e meio de idade, o amor pela sua segunda mãe que igualmente perdeu, o rancor de seu pai adotivo, a ruptura com este último que o levou à miséria. Ele também se casou com sua jovem prima Virgínia, de 13 anos, com saúde débil, que igualmente faleceu de tuberculose. Marie Bonaparte diz mais: "Ele foi, desde seus três anos de idade, condenado pelo destino a viver em um luto eterno" (2). Não é de admirar que tais antecedentes tenham marcado profundamente a vida do grande poeta que tinha história familiar de instabilidade mental. Rentchnick (2) assinala que Eros (sinônimo de libido, satisfação do princípio do prazer) e Tanatos (o instinto de morte, destruição, desprazer) são os dois polos constantes da obra de Edgar Allan Poe, por influência do falecimento de sua mãe e de sua esposa muito jovem (9,10).

Poe referiu-se, certa vez, em carta a seu pai adotivo, que não conseguia compreender os repetidos ataques de desespero que lhe ocorriam espontaneamente, sem aparente ligação a qualquer causa externa. Essa descrição é típica das variações de humor de natureza endógena primária (1).

As demonstrações de perturbação psíquica de Poe começaram na infância, na escola, e se prolongaram por toda a sua vida, pelo período em que esteve no exército e durante sua atuação nos periódicos em que trabalhava. Existem indícios de que suas relações com sua esposa, uma menina, eram meramente platônicas e resultavam, provavelmente, de um complexo de Édipo, ainda mais que sua atividade sexual posterior sempre se deu com mulheres muito mais velhas que ele (1). Édipo era filho de Laio, rei de Tebas, e de Jocasta (9). O complexo de Édipo, segundo a psicanálise, constitui-se de sensação intensa de dependência afetiva para com a própria mãe, rejeitando, também de modo intenso, o pai, sem o saber (10). O termo vem do fato de Édipo, tornado rei de Tebas, ter-se casado sem saber com sua própria mãe, resultando em uma relação incestuosa da qual nasceram quatro filhos (9). Poe teria certa aversão por relações sexuais normais, o que seria a razão de sua impotência sexual. Marie Bonaparte, analisando a trama e as personagens do conto "Assassinatos na Rua Morgue", conclui que o orangotango representa o símbolo do macho brutal, o crime, a agressão sexual contra a mãe, e o marinheiro, que foi testemunha do assassínio, o próprio jovem Poe (1). Tudo indica que Poe tenha sofrido de uma síndrome bipolar (maníaco-depressiva), como o atestam suas crises de depressão e a natureza fantástica e altamente imaginativa de suas histórias, com o alcoolismo se constituindo somente como meio, como tentativa de vencer seu estado depressivo (1,11).

Em 1849, no fim de setembro, Poe foi para Baltimore onde ingressou em um grupo político e participou de uma eleição local. Parece ter se entregado a uma bebedeira contínua em uma das tabernas mais conhecidas da cidade. Segundo relatório publicado 25 anos depois no New York Herald do médico Dr. J.J. Moran, que o atendeu no Hospital da Universidade de Washington em Baltimore, Poe foi encontrado no dia 7 de outubro, em um banco, em estado de completo torpor e foi transportado por uma viatura para o hospital. Afirmou que nem suas vestimentas nem seu hálito exalavam odor de álcool. Não estava em delírio nem em agitação. Seu estado era comatoso. Depois de tratado, quando acordou respondeu bastante bem às perguntas feitas pelo médico e disse: "... eu deveria desaparecer em um abismo repelido por Deus e pelos homens como escória da Sociedade". Após esse estado de agitação, seus olhos se reviraram e sua cabeça pendeu para frente, escreveu o Dr. Moran. Permaneceu nesse estado de torpor cerca de uma hora, com o pulso fraco, rígido, irregular e acelerado. Morreu na manhã de domingo, dia 7 de outubro, constando que como resultado de uma "congestão cerebral". A verdadeira causa de sua morte não é conhecida, permanece um mistério. Há muitas especulações, mas seu prontuário médico está perdido, bem como seu atestado de óbito (1-4). Não é descabido pensar que Poe tenha sofrido de cirrose hepática, cuja causa mais comum é o alcoolismo (11), mas não há informações que possam confirmar a hipótese.

O túmulo original de Poe está na Westminster Church em Baltimore. Nele está escrito Original Burial Place of Edgar Allan Poe, tendo um corvo como ornamento. Em 2009, ano do segundo centenário de seu nascimento, foi discutida a possibilidade de transferência de seus restos mortais, com algumas cidades disputando tal privilégio.

REFERÊNCIAS

1. Edições Roche: Clássicos da História e Medicina, Edgar Allan Poe (7), Editora Mauá, Rio de Janeiro.

2. RENTCHNICK P.: Pathographies (73), Edgar Poe, Médecine et Hygiène 42:1606-1616, 1984.

3. Cronologia in Poe E A: Assassinatos na Rua Morgue, L&M Pocket, Porto Alegre, 2009.

4. Wikipédia, a Enciclopédia livre.

5. SEDA H.: Arthur Conan Doyle, Sherlock Holmes e Reumatismo, Bol Soc Reumatol Rio de Janeiro, 36 (127): 4-6, 2008.

6. POE E.A.: Assassinatos na Rua Morgue, L&PM Pocket, Porto Alegre, 2009.

7. Dicionário Enciclopédico Larousse Ilustrado, Editora Abril, São Paulo, 2006.

8. O Corvo, tradução de Machado de Assis in Assis M: O Almada & Outros Poemas, Editora Globo S.A., São Paulo, 1997.

9. Dicionário de Mitologia Greco-Romana, Abril Cultural, São Paulo, 1973.

10. COSTEIRA O.: Termos e Expressões da Prática Médica, FQM, Divisão Médica, Rio de Janeiro, 2001.

11. LANE K.A.G.: The Merck Manual, Merck & Co., Inc., 1999.

O mundo e a doença de
Antonin Artaud

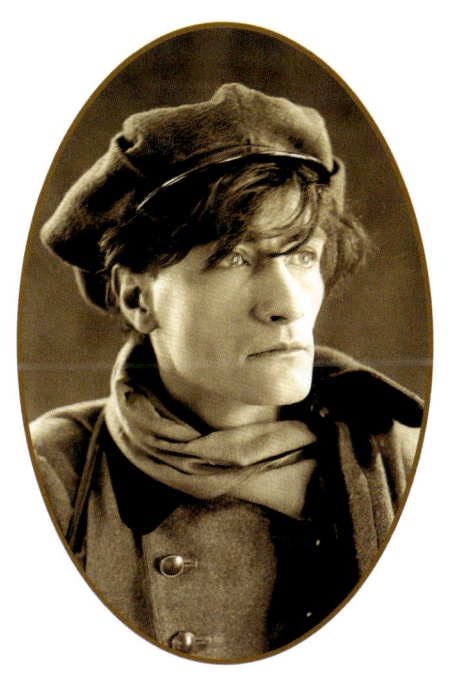

Nise da Silveira (Maceió, 1905; Rio de Janeiro, 1999), "uma psiquiatra rebelde" como Ferreira Gullar a chamou, que se insurgiu contra os métodos tradicionais de tratamento usados pela psiquiatria e criou um novo conceito terapêutico baseado na terapia ocupacional, tinha especial admiração por Antonin Artaud, chegando a pensar em substituir a palavra esquizofrenia pela expressão "os inumeráveis estados do ser", baseada na frase que Artaud escreveu em Cahiers d'Art: "O ser tem estados inumeráveis e cada vez mais perigosos" (1,2).

Antoine Marie Joseph Artaud (usava o nome de Antonin) nasceu em Marselha, no dia 4 de setembro de 1896, e também foi um rebelde, não só rebelde como agressivo, tanto que em sua "Carta aos médicos-chefes dos manicômios" foi incisivo ao dizer: "A credulidade dos povos civilizados, dos sábios, dos governos, adorna a psiquiatria de não sei que luzes sobrenaturais." (...) "Não nos surpreendemos com vosso despreparo diante de uma tarefa para a qual só existem uns poucos predestinados. No entanto nos rebelamos contra o direito concedido a homens – limitados ou não - de sacramentar com o encarceramento perpétuo suas investigações no domínio do espírito. E que encarceramento!" (...) "O hospício de alienados, sob o manto da ciência e da justiça, é comparável à caserna, à prisão, à masmorra" (1,2).

Artaud era filho de um empresário de transportes marítimos, muito autoritário. Seu pai e sua mãe descendiam de gregos. Essa origem é notada em sua obra. Nos anos de 1916 e 1917, cumpriu suas obrigações com o serviço militar. Em 1920 estava em Paris. Lá trabalhou na revista Demain. No período 1922-1924, atuou como ator no "Atelier", com Dullin, e na "Comédie des Champs-Elysées" com Pitoëf. Em 1923, publicou seu primeiro livro de poemas (Tric-trac du ciel), com tiragem reduzida e confecção artesanal, porém mais tarde o renegou. Aderiu, em 1924, ao grupo surrealista, com participação ativa e assídua, mas dele se afastou em 1926, juntamente com Robert Desnos (Paris, 1900; Theresienstadt, 1945), Philippe Soupault (Chaville, 1897; Paris, 1990), Roger Vitrac (Pinsac, Lot, 1899; Paris, 1952) e outros, quando o movimento resolveu aderir ao marxismo e ao Partido Comunista. A ruptura foi traumática, com troca de insultos e acusações. Apesar do rompimento traumático, a partir de 1936 André Breton (Tinchebray, Orne, 1896; Paris, 1966), principal fundador e teórico do Surrealismo, e Artaud passaram a se corresponder até a morte deste.

O Surrealismo foi um movimento literário e artístico que nasceu na França logo após a Primeira Guerra Mundial e que, em nome da liberdade, se revoltava contra as convenções sociais. No mesmo ano em que abandonou os surrealistas, Artaud havia fundado o Teatro Alfred Jarry, com Roger Vitrac e Robert Aron. Passou então a dedicar-se a esse teatro, que mostrou suas primeiras produções em 1927, com espetáculos polêmicos e inovadores, mas que deixou de existir em 1929. Em 1936, viajou para o México, após passar por Cuba, voltando à França em novembro. Quando no México, viveu entre os índios Taraumara, com os quais consumia peiote

(Lophophora williamsii), um cacto originário daquele país e do Texas do qual se extrai a mescalina (mescal), uma substância alucinógena.

Em 1924 Artaud iniciou sua participação no cinema, trabalhando com diretores de expressão. Fez alguns papéis de destaque: o monge apaixonado por Joana d'Arc, de Carl Dreyer (1928); Danton, no Napoleão de Abel Grance (1934); Salvonarola em Lucrecia Borgia, igualmente de Abel Grance (1934). Escreveu também roteiros para filmes, como a Concha e o Clérigo, que estreou em 1928 sob a direção de Germaine Dullac. É importante salientar que se utilizava do cinema como um ganha-pão, como um meio de conseguir recursos para sobreviver, não com finalidade basicamente artística. No final do ano de 1937, Artaud viajou para a Irlanda, levando consigo o "bastão-mágico", uma bengala entalhada de São Patrício. Esse bastão foi perdido em Dublin, em uma confusão em que se envolveu e que até hoje não foi esclarecida. Por causa desse acontecimento, foi deportado. Chegando à França foi preso e metido em uma camisa-de-força (1,3-5).

Artaud escreveu muito. A edição Gallimard de suas obras forma um grande conjunto, mas mesmo assim não deve estar completa, uma vez que ainda são descobertos trabalhos inéditos de sua autoria. Sua produção é multifária: poesia, poemas em prosa, cartas, ensaios, narrativas, traduções e adaptações, peças de teatro, uma ópera etc., inclusive desenhos. Preferia o gênero epistolar, pois só conseguia escrever apaixonadamente dirigindo-se a um interlocutor. "(...) Artaud passou a ser reconhecido depois de sua morte como um dos mais marcantes e inovadores criadores do nosso século (XX). Tudo o que, aos olhos dos seus contemporâneos pareceu mero delírio e sintoma de loucura, agora é referência obrigatória para as mais avançadas correntes de pensamento crítico e criação artística nas suas várias manifestações: teatro, arte de vanguarda e criações experimentais, manifestações coletivas e espontâneas, poesia, linguística e semiologia, psicanálise e antipsiquiatria, cultura e contracultura". Em sua obra estão patentes sua revolta contra o autoritarismo paterno e a fascinação pelo incesto que também tem a ver com o ambiente familiar. Do mesmo modo, a trágica e prematura morte de sua irmã Germaine que ele afirmava em cartas ter sido assassinada. O incesto é tema de sua peça "Les Cenci", adaptação de uma história sobre Beatrice Cenci, que mata o próprio pai que a violara. O incesto também faz parte de outras de suas produções. (3).

As obras de Antonin Artaud merecem ser salientadas por sua importância e pela influência que exerceram no pensamento acadêmico. Depois de Tric Trac du Ciel, de 1923, que veio a ser, posteriormente, rejeitada por ele, apareceram: L'Ombilic des limbes (1925), Le Pèse-nerfs (1925), L'Art et la mort (1929), Le Moine, de Lewis (1931), Héliogabale ou l'anarchiste couronné (1934), Les Nouvelles révélations de l'être (1937), Le Théâtre et son double (1938), D'un voyage au pays des Tarahumaras (1937,1945), Van Gogh le suicidé de la société (1947), Artaud le Momo (1947), Ci-Gît précédé de la culture indienne (1947), Pour en finir avec le jugement de Dieu (1948). A editora Gallimard publicou as obras completas em 1964 e 2004 (6). Algumas dessas obras merecem referência especial. D'un voyage au pays des Tarahumaras (Viagem ao país dos Taraumaras) faz a narrativa da viagem que fez ao México, especificamente sua permanência entre os Taraumaras. Começou a preparar sua narrativa em 1936, mas até 1948 o texto foi refeito várias vezes, com novas considerações e acréscimos. Contém "A Montanha dos Signos" (parte escrita no México), "A Dança do Peiote" (feita logo que chegou a Paris) e "Tutuguri", produzida em 1943, quando estava em Rodez, e reescrita em 1946, sendo incluída em "Para acabar com o julgamento de Deus". Ressalte-se que a narrativa registra não apenas a observação de uma cultura, mas a tentativa de vivê-la. A finalidade da viagem ao México, como disse Artaud, era afastar-se da cultura europeia: "Eu vim para o México fugido da civilização europeia, produto de sete ou oito séculos de cultura burguesa, movido pelo ódio contra essa civilização e essa cultura da Europa. Esperava encontrar aqui uma forma vital de cultura e só encontrei o cadáver da cultura da Europa, do qual a própria Europa já começava se desembaraçar".

Van Gogh le suicidé de la société (Van Gogh o suicidado pela sociedade) resultou de uma visita que Artaud fez, em fevereiro de 1947, a uma exposição que estava no Museu l'Orangerie com grande número de obras do genial pintor holandês. O texto começou a ser escrito imediatamente após a visita e foi feito em tempo recorde, para uns em somente dois dias, mas na realidade provavelmente em uma semana. A publicação se deu em 1947 e recebeu o prêmio Saint-Beuve, à época o mais importante concedido na França para ensaios. Um dos trechos da obra é marcante ao dizer que "Pode-se falar da boa saúde mental de Van Gogh, que em toda sua vida apenas assou uma das mãos e, fora disso, limitou-se a cortar a orelha esquerda numa ocasião, num mundo no qual diariamente comem vagina assada com molho verde ou sexo de recém-nascido flagelado e triturado, assim que sai do sexo materno."

Pour en finir avec le jugement de Dieu (Para acabar com o julgamento de Deus) originalmente tinha a finalidade de ser suporte para uma transmissão radiofônica, lida a quatro vozes, com interferências de gritos, uivos, sonoridade de tambores, gongos e xilofone. O próprio autor participou da gravação. Marco Antônio Jerônimo opta que "Talvez seja, de tudo que Artaud produziu, a realização mais próxima da sua concepção de Teatro da Crueldade". A transmissão, que deveria ser feita no dia 2 de fevereiro de 1948, foi proibida por Wladimir Porché, diretor da Radiodifusão Francesa. Essa atitude teve grande repercussão e gerou pedidos de demissão e enorme polêmica na imprensa, entre conservadores e setores de ideias mais avançadas.

Héliogabale ou l'anarchiste couronné (Heliogábalo ou o anarquista coroado) é obra de 1932/33, publicada em 1934. Foi produzida ao mesmo tempo em que Artaud se dedicava ao trabalho sobre o Teatro da Crueldade. Para escrever Heliogábalo, ele fez uma minuciosa pesquisa da história da antiguidade. O livro narra o breve reinado (?204-222) de Marcus Aurelius Antoninus, conhecido como Heliogábalo, imperador-adolescente romano, grão-sacerdote do Baal (termo semítico que significa "Senhor", aplicado a um grande número de divindades) em Émeso (Síria), proclamado por si próprio o deus supremo do Império, que foi assassinado pelos pretorianos. Para Artaud, que se identificava com o personagem chegando a achar que era ele próprio, a vida de Heliogábalo é poética e comparável ao teatro.

Le Théâtre e son double (O Teatro e seu duplo) é um dos principais e mais influentes textos sobre a arte do teatro escritos no século XX e tem sido referência de diretores de importância, entre eles, Jerzy Grotowsky (Rzeszów, 1933; Pontedera, Itália, 1999), diretor de teatro polonês, naturalizado francês, e Eugênio Barba (Galípoli, 1936), diretor de teatro italiano. Este livro, concluído em 1935 e publicado em 1938, expõe "o grito, a respiração e o corpo do homem como lugar primordial do ato teatral, denuncia o teatro digestivo e rejeita a supremacia da palavra", proclamando que não deveria haver nenhuma distância entre ator e plateia, deveria haver sim uma comunhão, todos fariam parte do contexto simultaneamente, todos seriam atores. Este é o Teatro da Crueldade de Artaud, cujo manifesto foi lançado em 1932, no qual defendia a ruptura com os padrões tradicionais do teatro em nome do "drama metafísico" (1,3,5).

Sabe-se que Antonin Artaud teve algumas paixões. Uma delas aconteceu quando preparava "Heliogábalo". O nome da amada era Anais-Nin, uma escritora (Neully, França, 1903; Los Angeles, EUA, 1977), amante de Henry Miller, cujo pai era um compositor cubano e que foi batizada como Angela Anais Juana Antolina Rosa Edelmira Nin y Culmell. Trocaram intensa correspondência. Outra paixão importante aconteceu quando chegou a Paris em 1920 e foi apresentado a personalidades importantes da vida cultural francesa, por seu tio, produtor teatral, e seu psiquiatra, Dr. Toulouse. Dedicou essa paixão a Gênica Athanasiou (Bucareste, Romênia, 1897; Lagny, França, 1966), nascida Loana Athanasiu, atriz com quem contracenou quando interpretou o papel de Tirésias na peça Antígone, de Jean Cocteau, uma montagem importante, pois contava com cenários de Pablo Picasso (Málaga, 1881; Mougins, 1973) e figurinos de Coco Chanel (Saumur, 1883; Paris, 1971). Essa foi uma prolongada relação amorosa (1,3,5).

Desde criança, Antonin Artaud teve problemas de saúde. Quando estava com cinco anos, consta que teve meningite. Possivelmente aos 15, certamente aos 24, começou a tomar láudano, uma tintura de ópio, para aliviar terríveis dores de cabeça, e jamais conseguiu se livrar da droga. Na adolescência sofreu de convulsões, de natureza não esclarecida. Durante sua vida sofreu fases de depressão. Foi internado em sanatório pela primeira vez aos 19 anos. Seu verdadeiro calvário de internações em hospícios iniciou-se, entretanto, quando chegou a Paris depois do incidente que teve em Dublin, em 1937. Passou por Sainte-Anne, Quatre-Mares, Ville-Évrard, Chézal-Bénoit e Rodez. Foram nove anos nesses manicômios, inclusive em época em que a França, em guerra, estava ocupada. Durante algum tempo, esteve praticamente desaparecido, sem se saber realmente o que lhe aconteceu. É tido como certo que, em Ville-Évrard, em um sanatório para pacientes com distúrbios mentais irrecuperáveis, passou fome e sua vida esteve em perigo. Quando saiu de Ville-Évrard, Artaud estava macilento e envelhecido.

Ele dizia que suas internações representavam uma conjuração, pois se o deixassem solto mudaria o mundo. Afirmava, também, que o louco é o homem que a sociedade não quer ouvir e que é impedido de enunciar certas verdades intoleráveis. O poeta Robert Desnos conseguiu, em 1943, sua transferência para um hospital psiquiátrico em Rodez, onde passou três anos. Nesse manicômio, criou um relacionamento com o Dr. Gaston Ferdière, psiquiatra responsável pelo local, mantendo com ele intensa correspondência posteriormente publicada. O Dr. Ferdière reconheceu o valor de seu paciente, o estimulou a escrever e a desenhar, mas considerou sua poesia e seu comportamento muito delirantes, razão por que lhe prescrevia sessões de eletrochoque, o tratamento mais em vigor na época, que lhe prejudicavam a memória e o raciocínio. Escrever cartas pode ter sido um recurso que Antonin usou para não perder sua lucidez. Assinava-as com o sobrenome materno, Nalpas. As cartas sempre foram, aliás, sua forma de expressão preferida, tanto que se encontram abundantemente em suas publicações.

Depois da guerra, em 1946, houve uma mobilização de importantes intelectuais (André Breton, Picasso, Albert Camus, Jean-Paul-Sartre, Simone de Beauvoir, Jean-Louis Barrault, François Mauriac e Paul Éluard) para garantir a subsistência de Artaud e transferi-lo de Rodez para uma clínica de Ivry, localizada nos arredores de Paris, na condição de paciente voluntário e não como internado compulsório. No dia 4 de março de 1948 ele foi encontrado morto em seu quarto, no chão, aos pés da cama, segurando um sapato. Foi sugerido suicídio. A causa de sua morte tem sido discutida. Foi diagnosticado câncer do reto. Para este diagnóstico há bons indícios, tornando-o bem plausível, sendo aceito, em geral, pelos seus biógrafos que informam que a neoplasia maligna já havia sido diagnosticada antes. Em suas cartas, Artaud faz alusão a sintomas intestinais e sua saúde vinha declinando acentuadamente, como o provam suas últimas fotografias. O Dr. Gaston Ferdière achou que ele morreu intoxicado, envenenado, pelo uso excessivo de heroína e morfina. É mais aceitável, entretanto, que o grande consumo de drogas tenha sido, mais que um vício, uma necessidade para aliviar suas dores e sofrimento. Artaud foi enterrado no Cemitério de Marselha, na França (3,4,5).

REFERÊNCIAS

1. Dicionário Enciclopédico Ilustrado Larousse, Editora Abril S/A, São Paulo, 2006.

2. MELLO L.C.: Encontros/Nise da Silveira, Beco do Azougue, Editorial Ltda., Rio de Janeiro, 2009.

3. JERÔNIMO M.A.: http://www.sabotagem.cjb.net/Nota Biográfica

4. Nabuco A: http://www.quattro.com.br/passage/artaud.htm

5. Wikipédia, a enciclopédia livre.

Crise de gota em momento particularmente inoportuno em dois grandes compositores: Johann Adolf Hasse e Heitor Villa-Lobos

Dois importantes compositores de música erudita, vítimas de gota, um alemão (Johann Adolf Hasse), outro brasileiro (Heitor Villa-Lobos), sofreram ataques agudos da doença em momento bastante inconveniente.

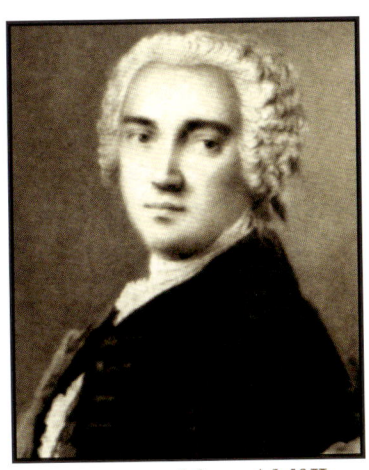

Johann Adolf Hasse

Heitor Villa-Lobos

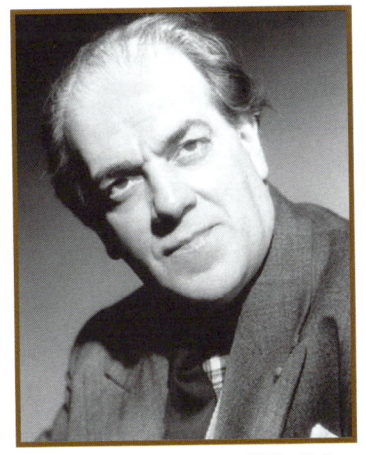

Johann Adolf Hasse descendia de uma família de músicos. Nasceu em Bergedorf, pequena cidade próxima a Hamburgo na região da Baixa Saxônia, no dia 25 de março de 1699. Foi um dos mestres da ópera séria. Estudou com os italianos Nicola Porpora (1686-1768), professor e compositor de canto, e Alessandro Scarlatti (1660-1725), considerado por muitos como um dos fundadores da escola napolitana de ópera. Scarlatti muito o estimava e o tratava como se fora um filho. Com essa formação, era de se esperar que iniciasse sua carreira na ópera. E assim foi. Começou como tenor nas óperas de Hamburgo e Brunswick, em 1722. Fruto do convívio no meio teatral, casou-se com a soprano italiana Faustina Bordoni (1700-1781) em 1730, com quem teve três filhos. Hasse, apesar de se dedicar especialmente à criação de óperas, também compôs em outros gêneros, como oratórios, música eclesiástica e de câmera. Muitas de suas obras, entretanto, se perderam, quando a cidade de Dresden foi bombardeada em 1760 pelas forças de Frederico II (1712-1786), rei da Prússia, sendo destruídos edifícios públicos e a casa do compositor, onde estavam guardados os manuscritos de suas obras à espera de uma inédita publicação completa. Apesar de tudo, como havia cópias de seus trabalhos mais importantes, ainda restaram 63 óperas, 12 oratórios, cerca de 20 missas e réquiens, 90 cantatas e centenas de outros trabalhos. A maioria das óperas de Hasse foi escrita a partir de textos de Pietro Metastacio (1698-1782), poeta italiano cujos libretos foram musicados por inúmeros compositores importantes, mas que o preferia entre todos os que trabalhavam sobre suas obras (1-5).

Johann Adolf Hasse foi apreciado e valorizado por figuras exponenciais da música, como Johann Sebastian Bach (1685-1750) e Wolfgang Amadeus Mozart (1756-1791). Este, ao visitá-lo quando estava em Milão em 1771, ficou impressionado com sua musicalidade (1-5).

"Antioco", a primeira ópera de Hasse, foi apresentada em 1721. Em 1726, foi a vez de "Sesostrate", a inicial de uma série de sete que fez para a ópera real, representada no Teatro San Bartolomeo. Em 1729, ocupava o posto de "maestro sopranumerario della Real Capela di Napoli". Seu oratório "Daniello" foi levado pela primeira vez em Viena, em 1731, para Carlos VI

(1685-1740), imperador germânico, rei da Hungria e da Sicília, da dinastia dos Habsburgos. A partir de 1744, suas óperas passaram a ser feitas sobre libretos de Metastasio: "Antígono", "Ipermestra" e outras (1-5).

Hasse viveu em Viena de 1764 a 1773, ano em que resolveu aposentar-se e morar em Veneza, cidade onde compôs cantatas, música religiosa e passou a ensinar. Sua última composição foi uma Missa em sol menor, em 1783, dois anos depois de sua esposa ter falecido (1-5).

Heitor Villa-Lobos foi o "consolidador de toda a experiência histórica deixada por seus antecessores". (...) "Rebelde às regras convencionais da composição musical, sua música expressa toda a força desordenada da natureza brasileira" (6). Com ele nasceu nossa "primeira geração nacionalista'" (7).

Nasceu na Rua Ipiranga, em Laranjeiras, no Rio de Janeiro, no dia 5 de março de 1887 (2,7-9). Seus pais haviam casado-se em 1884 e tiveram oito filhos. Sua mãe, Noêmia Umbelina Santos Monteiro, era filha do compositor popular Antônio José dos Santos Monteiro, autor da "Quadrilha das Moças", que se tornou famosa e era dançada no Paço e nos Saraus da Marquesa de Santos. Ela faleceu em 1946. Seu pai, Raul Villa-Lobos, era funcionário da Biblioteca Nacional e devotado a estudos históricos e didáticos; criou cerca de trinta trabalhos de valor, entre eles alguns geográficos, como corografias, e compêndios de matemática. Organizou, também, a Biblioteca do Senado Federal. Acima de tudo, tinha grande paixão pela música, tendo fundado o primeiro clube sinfônico, a Sociedade de Concertos Sinfônicos do Rio de Janeiro. Em sua casa, fazia-se boa música. Com o pai, desde os seis anos de idade Heitor aprendeu a tocar violoncelo, em uma viola especialmente adaptada para essa finalidade. Estudou depois violão, saxofone e clarinete. Raul Villa-Lobos morreu aos 37 anos, em 1899, quando o filho estava com 12 anos (2,7,9).

Villa-Lobos sempre teve especial interesse pela música popular; sentia particular atração pela intensa musicalidade dos "chorões", músicos populares da classe média do Rio de Janeiro do final do século XIX e início do XX, frequentemente contratados para tocar em festas. Executavam suas músicas de uma maneira chorada, daí o nome "choro" dado a esses conjuntos e o de "chorão" aos seus integrantes. Depois da morte do pai, aproximou-se dos "chorões" e passou a tocar violoncelo em teatros, cafés e bailes. Nessa época foi que aprofundou seus conhecimentos de violão. Ainda assim, estudou no Colégio de São Bento e matriculou-se em um curso de preparação para a Faculdade de Medicina, mas não ingressou na carreira. Aos 16 anos deixou sua casa, indo morar com a tia Fifina para ter maior liberdade de dedicação à música. Tocou no Teatro Recreio, em programas diversos: óperas, operetas, zarzuelas, uma forma dramático-musical espanhola. Do mesmo modo, atuou no Cinema Odéon e em bares, hotéis e cabarés. Nesse período, manteve contato com personalidades musicais importantes e interessou-se em ter uma noção clara de todos os instrumentos que integram a orquestra, o que lhe foi, posteriormente, de grande utilidade para compor (2,6,7).

Em 1905, contando 18 anos, Villa-Lobos deixou o Rio de Janeiro e viajou para o Norte do Brasil, com recursos que obteve vendendo alguns livros raros herdados de seu pai, para aprender coisas novas. Esteve no Espírito Santo, Bahia e Pernambuco, colhendo elementos do folclore do país que lhe serviram para produzir obra musical verdadeiramente brasileira. Em 1906, tendo um problema com a polícia no Rio de Janeiro, foi para Paranaguá, no Paraná, onde trabalhou durante seis meses em empresa marítima. O material colhido no sul agradou-lhe menos que o colhido no norte. Voltou ao Rio de Janeiro em 1907, quando se dedicou a estudar harmonia com Frederico Nascimento, como aluno particular. Teve também lições com Agnelo Gonçalves Viana França. Daí em diante, tornou-se autodidata. Em 1911 participou da companhia de operetas Luiz Moreira que seguiu até Manaus. Um fato inusitado: quando voltou ao Rio, teve a surpresa de saber que sua mãe, julgando-o morto, mandara rezar uma missa por sua alma (2,7,9).

Villa-Lobos casou-se, no dia 12 de novembro de 1913, com Lucília Guimarães, pianista, regente de coro e compositora, principalmente de peças corais. Viveram em rua próxima à Praça da Cruz Vermelha, com enormes dificuldades financeiras, pois havia grande resistência ao seu modo inovador de compor. Os recursos do casal vinham, basicamente, das aulas de piano que Lucila dava e do trabalho de Villa-Lobos tocando à tarde na Confeitaria Colombo e à noite no Restaurante Assírius. O casal viveu junto durante 22 anos. A separação se deu por ter Villa-Lobos se apaixonado por Arminda Neves de Almeida, conhecida como Arminda Villa-Lobos, violinista, com quem passou a viver a partir de 1936. Arminda teve papel fundamental na divulgação da obra do companheiro, criando, inclusive, o Museu Villa-Lobos que dirigiu até morrer (2,7).

Villa-Lobos escreveu sua primeira composição aos 13 anos, uma peça para violão intitulada "Panqueca" (11). Seus primeiros concertos, com obras próprias, foram dados no Rio de Janeiro a partir de 1915. O famoso pianista Arthur Rubinstein (1887-1982) e o escritor José Pereira Graça Aranha (1868-1931) tiveram grande influência na carreira de Villa-Lobos, pois foram dos que mais insistiram junto ao industrial Carlos Guinle para que o patrocinasse e lhe fornecesse os recursos necessários para ir à Europa divulgar suas obras (2,7). Recebeu, também, com essa mesma finalidade, uma subvenção do Congresso Brasileiro. Em 1923, Villa-Lobos seguiu para a Europa para exibir suas obras. Fez seu primeiro concerto em Paris, em maio de 1924. Foi uma apresentação histórica. Participaram Arthur Rubinstein e a soprano brasileira Vera Janacópulos (1892-1955). A reação do público não foi muito favorável a essa música inovadora, mas o pianista Jean Wiener (1896-1982), reconhecendo o valor das composições, contratou o compositor para novas apresentações. Por se terem esgotado a verba oficial e os subsídios dos amigos, Villa-Lobos teve de voltar para o Rio de Janeiro antes do término de 1924. No ano seguinte à sua volta ao país, passou a dar vários concertos no Brasil e no exterior (7,9,11). Voltou a Paris em 1927 tendo, desta feita, recebido o reconhecimento da imprensa francesa.

Villa-Lobos exerceu cargos importantes: "Superintendente de Educação Musical e Artística do Distrito Federal", "Diretor do Conservatório Nacional de Canto Orfeônico" (1942), em cuja função desenvolveu, durante anos, um trabalho educativo nas escolas públicas com especial destaque para o canto orfeônico. Em 1944, foi pela primeira vez aos Estados Unidos da América, onde regeu as melhores orquestras do país. Desse ano em diante regeu orquestras importantes da Europa, América do Sul e América Central (9).

As primeiras composições de Villa-Lobos mostram influência de Richard Wagner (1813-1883) e Giacomo Puccini (1858-1924). A partir de "Danças características africanas" (1914), passou a usar características próprias que se consolidaram nos bailados "Amazonas" e "Uirapuru" (1917). Por volta de 1925, suas obras já estavam totalmente nacionalizadas. Sua produção foi copiosa, contando mais de mil músicas que vão da harmonia singela à mais alta complexidade (9).

Conforme acentua Vasco Mariz "Se Carlos Gomes foi o maior compositor das Américas no século XIX, Heitor Villa-Lobos é considerado o gênio musical de sua época no Novo Mundo" (7).

Como foi inicialmente dito, esses dois grandes compositores sofreram ataques de gota em momentos absolutamente inoportunos, se é que existe algum momento oportuno para se sofrer ataque de gota.

Os primeiros sintomas da doença manifestaram-se em Hasse quando estava com 32 anos. A crise que lhe criou o primeiro grande problema veio em 1731, quando estava em Viena com a finalidade de apresentar seu oratório "Daniello". Esse ataque foi prolongado e o fez permanecer na cidade até julho, quando pretendia deixá-la em junho. Pior foi o que ocorreu em 1771. Estava trabalhando em sua última ópera – "Ruggiero, Ovvero L'Eroica Gratitudine" –, por encomenda da imperatriz Maria Thereza, e só pôde prosseguir em seu trabalho com a ajuda de sua filha Pepina, para quem ditava os textos (2,4,5). Para que isso acontecesse, é muito provável que tenha tido uma crise poliarticular com comprometimento das mãos.

Johann Adolf Hasse faleceu em 16 de dezembro de 1783, segundo dizem, de uma "inflamação do tórax", precedida de um grave ataque de gota (2,4,5).

O que aconteceu com Heitor Villa-Lobos foi cômico, hilário. No Museu Villa-Lobos não há maiores informações sobre suas doenças. Sabe-se, entretanto, que sofria de gota. Quando nosso compositor maior participou da "Semana de Arte Moderna", realizada em São Paulo em 1922, recebeu uma tremenda vaia desencadeada, acredita-se, pelo fato de ter-se apresentado no palco vestido de maneira grotesca: de casaca, com sapato em um dos pés e chinelo no outro, o que teria sido interpretado, pela plateia, como uma provocação. Na realidade, o que o fez assim se apresentar foi um ataque agudo da doença. Comentário de Villa-Lobos sobre o incidente: "O auditório é quase sempre formado de elites sociais que, na maioria das vezes, não gostam de música, e sim do gênero, do estilo do autor que está em moda" (10).

Heitor Villa-Lobos faleceu de câncer de bexiga no dia 17 de novembro de 1959 e seu mausoléu está no Cemitério de São João Batista, no Rio de Janeiro.

REFERÊNCIAS

1. Dicionário Enciclopédico Ilustrado Larousse, Editora Abrial, São Paulo, 2006.
2. Dicionário Grove de Música, Jorge Zahar Editor, Rio de Janeiro, 1994.
3. http//www.2.nau.edu/-tas3/hasse
4. http//www.classical.net/music/comp.Ist/acc/hasse.php
5. QUEIROZ M.V., SEDA H.: História da Gota e de gotosos famosos, Lidel, Lisboa, 2010.
6. ARAÚJO M.: Rapsódia Brasileira, Universidade Estadual do Ceará, Fortaleza, 1994.
7. MARIZ V.: A Música Clássica Brasileira, Andrea Jakobsson Estúdio Editorial Ltda., Rio de Janeiro, 2002.
8. ANDRADE M.: Pequena História da Música, Livraria Martins Editora.
9. VILLA-LOBOS H.: Museu Villa-Lobos, Dados Biográficos, Rio de Janeiro, 1971.
10. http//www.e-educador.com/índex.php/educultura/4096-heitor
11. PAHLEN K.: História Universal da Música, Edições Melhoramentos, São Paulo.

Hilton Seda

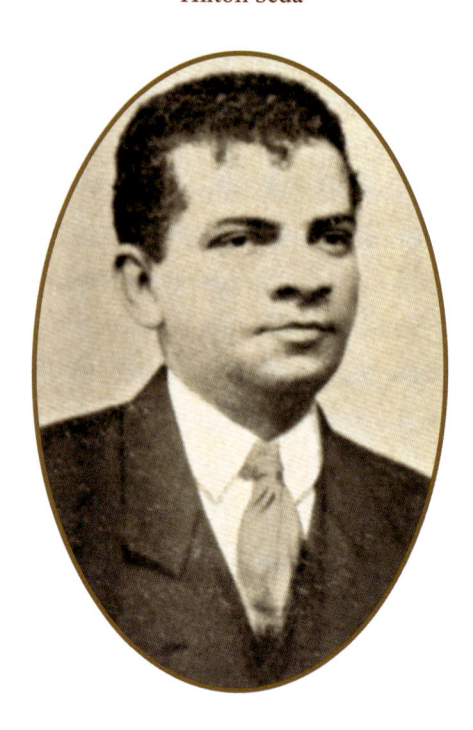

O reumatismo de
Lima Barreto

Se existe algum escritor que pode disputar com Machado de Assis a primazia de nossa literatura é, sem dúvida, Afonso Henriques de Lima Barreto.

Afonso Henriques era filho legítimo de João Henriques de Lima Barreto, um mulato bem escuro, e de Amália Augusta, professora pública, igualmente mulata, que se uniram em dezembro de 1878. Tiveram vários filhos. O nascimento do primeiro, em setembro de 1879, foi trágico. Amália quase morreu e a criança só durou uma semana. A seguir veio Afonso Henriques, depois Evangelina (1882), Carlindo (1884) e Eliezer (1886). O casal vivia com dificuldades. Amália Augusta, para ajudar nas despesas, abriu um pequeno colégio (Santa Rosa) para meninas, que funcionava na própria residência, com a finalidade de ensinar somente as primeiras letras. Quando nasceu o caçula, Amália já estava muito doente. Faleceu em dezembro de 1887 de tuberculose pulmonar "galopante". João Henriques era filho de uma antiga escrava, Carlota Maria dos Santos, e de um português, madeireiro, que não reconhecia a paternidade, mas nasceu liberto. Apesar de sua origem, tinha sonhos, queria estudar, entrar para a Escola de Medicina e formar-se, mas as dificuldades que teve de enfrentar fizeram-no desistir. Estudou, entretanto, francês. Aos 35 anos, João Henriques já era viúvo e tinha a responsabilidade de cuidar dos quatro filhos, todos pequenos. Afonso Henriques, o mais velho, estava com sete anos, Eliezer, o menor, só tinha dois. Trabalhava como tipógrafo no prestigiado Jornal do Comércio. Era excelente profissional, mas por não ser atendido em suas pretensões, deixou o emprego e foi trabalhar em "d'A Reforma", de onde saiu para exercer funções na Imprensa Nacional. Como resultado de seu bom desempenho no novo emprego, foi promovido, em agosto de 1889, de chefe de turma para mestre das oficinas de composição. Nessa mesma época, trabalhava na "Tribuna Liberal", de propriedade do Visconde de Ouro Preto. Quando era chefe de turma na Imprensa Nacional, traduziu do francês, em 1888, o "Manual do Aprendiz Compositor", de autoria de Jules Claye, obra de 139 páginas, fazendo modificações para adaptá-la ao seu ambiente de trabalho. Por razões políticas, depois de doze anos, foi demitido da Imprensa Nacional, em 11 de fevereiro de 1890. Nesse mesmo ano, no dia 5 de março, foi nomeado escriturário das Colônias de Alienados da Ilha do Governador. Em março de 1891, foi promovido a almoxarife dessas Colônias e, em dezembro de 1893, a seu administrador. Em 1902, entretanto, licenciou-se do trabalho por estar sofrendo de doença mental e, em 2 de março de 1903, foi aposentado por decreto. João Henriques faleceu em 1922, dois dias depois da morte do filho Afonso Henriques de Lima Barreto (1,2).

Afonso Henriques de Lima Barreto nasceu no Rio de Janeiro, no bairro de Laranjeiras, na Rua Ipiranga, número 19, na sexta-feira 13 do mês de maio de 1881, dia que muitos consideram agourento. Mais tarde escreveria: "Nasci sem dinheiro, mulato e livre". Foi batizado no dia 13 de outubro do mesmo ano na Igreja Nossa Senhora da Glória, santuário tradicional, tombado pelo Instituto do Patrimônio Histórico e Artístico Nacional (Iphan), construído no início do século XVIII e localizado no outeiro do mesmo nome, lugar primitivamente chamado Uruçumirim e Leripe. Seu padrinho foi Afonso Celso de Assis Figueiredo (1837-1912), o futuro visconde de Ouro Preto. Apesar de ter aderido ao maximalismo russo, jamais perdeu sua devoção por Nossa Senhora da Glória (1-4).

    A primeira infância de Afonso Henriques foi dominada pelo sentimento da falta de sua mãe. A angústia que o dominava o fez, certa vez, pensar em suicídio. Não se deu bem com uma senhora chamada Clemência, contratada por seu pai como ama. Aprendera com Amália Augusta as primeiras letras e, quando começou a frequentar a escola, ia para o colégio "calado, taciturno, quase carrancudo"; não gostava de brincar. Começou a frequentar, em março de 1888, a Escola Pública Municipal, dirigida pela professora Teresa Pimentel do Amaral, por quem tinha afeição. Devia ser um bom aluno, pois recebeu em 1890, como prêmio escolar, a obra "As Grandes Invenções", de Guillaume Louis Figuier (1819-1894), um médico, criador do teatro científico, uma série de peças que tinham como heróis os grandes inventores. Em março de 1891, ajudado por seu padrinho, matriculou-se como aluno interno no Liceu Popular Niteroiense, dirigido por William Cunditt (1841-1893), um inglês, reconhecido como hábil educador de crianças. Lima Barreto – que permaneceu no Liceu até 1894 completando o curso secundário e parte do suplementar - viria a lembrar-se, com saudade, da sua professora de inglês, Miss Annie Cunditt Guimarães, que com a morte do pai assumiu a direção da instituição. Nessa época, o pai de Lima Barreto morava, desde os primeiros meses de 1891, em um sítio na Ilha do Governador, para onde o futuro escritor sempre ia nos fins de semana. Certa vez, porém, estando com saudade, fugiu do Liceu e para lá foi, sendo severamente repreendido pelo pai, ocasião em que pensou novamente em suicidar-se. A pacata vida na ilha foi interrompida quando esta foi ocupada por um contingente de marinheiros que faziam parte da Revolta da Armada, levante iniciado em 1893 contra o governo de Floriano Peixoto, obrigando a família a ir morar no Engenho da Pedra, na Penha (1-4).

    Depois que terminou o Liceu, Lima Barreto desejou tornar-se engenheiro. Aos 14 anos, prestou exames iniciais para o Ginásio Nacional, novo nome dado pelos republicanos ao antigo Imperial Colégio D. Pedro II. Fez também um curso preparatório para a Escola Politécnica do Largo de São Francisco, no Colégio Paula Freitas, em regime de internato, durante todo o ano de 1896. A partir de 1897, passou a morar em pensões com outros estudantes e adquiriu o salutar hábito de frequentar a Biblioteca Nacional. Nesse ano, concluiu todos os exames preparatórios que faltavam no Ginásio Nacional e fez o vestibular para a Escola Politécnica, aprovado com simplesmente. Matriculou-se no curso geral de engenharia civil. Lá permaneceu por cinco anos. Em 1897, ano da grande pregação positivista, Lima Barreto aderiu ao movimento. Abandonou-o, entretanto, por terem os positivistas passado a apoiar Floriano Peixoto (1,2).

Lima Barreto não se mostrou um bom estudante na Escola Politécnica, não sendo aprovado nos exames para completar o primeiro ano. Durante o curso, foi reprovado cinco vezes em mecânica pelo Professor Licínio Atanásio Cardoso (1852-1926), um positivista intransigente; a última em 1903. Esse professor não era só temido pelos estudantes, era igualmente odiado. Assim, Afonso Henriques não conseguiu formar-se em mecânica. Sentia-se perseguido por ser negro e escreveu em seu "Diário Íntimo": "É triste não ser branco" (1,2,4).

Do mesmo modo que a morte de sua mãe, a doença do pai - loucura com delírio de perseguição - trouxe grandes problemas para Lima Barreto, inclusive prejudicando seu desempenho na Escola Politécnica. É possível que sua ligação com o álcool tenha nascido dessa situação (1).

Em 1903, Lima Barreto fez concurso para a única vaga de amanuense na Diretoria de Expediente da Secretaria de Guerra, sendo aprovado em segundo lugar. Apesar disso, acabou admitido em virtude da morte de um funcionário. Foi nomeado em 27 de outubro do mesmo ano. A família, nessa época, mudou-se para uma habitação no alto de um morro, na rua Boa Vista, número 76, em Todos os Santos. Por causa dos acessos de fúria de João Henriques, o local passou a ser conhecido como "a casa do louco". Em 1913, nova mudança para Rua Major Mascarenhas, 42, também em

Todos os Santos, onde permanecera até o fim da vida. Como forma de provocação, denominou sua residência de "Vila Quilombo" (1,2).

Paralelamente ao seu trabalho como amanuense, Lima Barreto complementava sua renda, em 1903, colaborando em O Diabo e Tagarela, publicações de vida curta. Foi também, por alguns meses, secretário da "Revista da Época". Durante a vida colaborou em várias publicações: A Lanterna, jornal de estudantes (1902), Correio da Manhã (1905), Floreal (1907), Gazeta da Tarde (1911), Jornal do Comércio (1911), Correio da Noite (1914), A Noite (1915), Careta (1915 e longos anos), ABC, um semanário político (1916), Lanterna (1918), Hoje (1919), Revista Souza Cruz (1921) e O Mundo Literário (1922). Além do mais, editou com Manoel Bastos Tigre (1882-1957) um periódico de curta duração denominado A Quinzena Alegre (1902) e foi redator da Fon-Fon (1907) (1,2,4).

Em setembro de 1910, Lima Barreto participou do "Primeiro Júri da Primavera de Sangue" que se reuniu para julgar os responsáveis pela chacina do Largo de São Francisco, na qual dois estudantes foram mortos durante um protesto organizado, em 1909, por estudantes da Faculdade de Medicina. O tenente Wanderley foi condenado (1,2).

Lima Barreto candidatou-se à Academia Brasileira de Letras mais de uma vez, sem sucesso, a última em 1921, na vaga de Emílio de Menezes. A Academia deu-lhe no máximo uma menção honrosa pela publicação de "Vida e Morte de M. J. Gonzaga de Sá". Em 1914, participou de um movimento para a fundação da "Sociedade dos Homens de Letras" (1,2).

Lima Barreto não se casou. Só havia namorado uma vez, aos 16 anos. Era tímido com as mulheres que tratava sempre por "minha senhora", jamais por tu ou você. Em reportagem de 1940, Raimundo Silva refere-se a um boato de um suposto caso de amor: "A moça era branca e de família – família rica residente em subúrbio distante – não permitiram que ela se casasse com um mulato" (1).

Lima Barreto sempre foi um inconformado. Aderiu aos anarquistas, que tiveram grande atividade durante a Primeira Grande Guerra, igualmente ao maximalismo russo radical (1).

Crônicas dos Boletins

Lima Barreto escreveu romances: Recordações do Escrivão Isaías Caminha (1909), Triste Fim De Policarpo Quaresma (1915), Numa e a Ninfa (1915), Vida e Morte de M. J. Gonzaga de Sá (1919) e Clara dos Anjos (1948); peças de humorismo: Aventuras do Dr. Bogóloff (1912); contos: Histórias e Sonhos (1920), Histórias e Sonhos em segunda edição com o acréscimo de Outras Histórias e Contos argelinos (1952); sátiras: Os Bruzundangas (1922); crônicas: Bagatelas (1923), Feiras e Mafuás (1953), Marginália (1953); memórias: Diário Íntimo (1953), Diário do Hospício (1953) e Cemitério dos Vivos (1953). Como se vê, vários de seus trabalhos só foram divulgados depois de sua morte.

Em 1956, apareceram suas obras completas, em 17 volumes, editadas pela Brasiliense; e segunda edição em 1961. Após esse período, só foram lançados volumes esparsos. O inédito Subterrâneo do Morro do Castelo, que saiu como reportagem no Correio da Manhã, entre abril e junho de 1905, foi editado em livro em 1997. Só em 2001 é que a Editora Nova Aguilar publicou "Prosa Seleta", em tomo único composto em papel especial. O primeiro romance de Lima Barreto, Recordações do Escrivão Isaías Caminha, não foi bem recebido pela crítica, mas Triste Fim de Policarpo Quaresma obteve muitos elogios de vários periódicos. O crítico literário Joaquim Osório Duque Estrada (1870 -1927), apesar de acentuar que havia erros de gramática na obra, afirmou que o trabalho tinha merecimento indiscutível. Lima Barreto foi um escritor antiacadêmico e até revolucionário que seguramente contribuiu para uma mudança no panorama da literatura brasileira. Os vanguardistas da Semana de Arte Moderna de 1922 o admiravam. Sua obra retrata muito de sua vida, é impregnada de confissões. (1,2,4,5,6).

O alcoolismo foi a grande tragédia da vida de Lima Barreto, levando-o à loucura, mas em sua história médica há várias outras doenças que constam de laudos médicos oficiais: impaludismo, quando menino, que se repetiu em 1910, aos 29 anos, segundo laudo da Secretaria de Guerra justificando licença para tratamento de saúde; "fraqueza geral" (1906); reumatismo poli articular e hipercinesia cardíaca (1911/1912); neurastenia (1914); blenorragia (1914); neurastenia associada a anemia pronunciada (1916); epilepsia tóxica (1918); fratura de clavícula (1918). Foi licenciado para tratamento de saúde diversas vezes (em 1906, 1910, 1912, 1914 e 1916) e internado, pela primeira vez, no Instituto de Psiquiatria da Universidade do Brasil, levado por policiais, no dia 18 de agosto de 1914 por alcoolismo. Lá permaneceu até 13 de outubro de 1914. A razão foi ter provocado desatinos na casa de um tio em Guaratiba, quebrando vidraças, virando cadeiras e mesas, com alucinações visuais e vendo fantasmas, conforme consta de seu prontuário, que também revela que estava com blenorragia, sendo a reação de Wasserman positiva no soro, e que tivera cancros venéreos no passado. Em julho de 1917 foi recolhido enfermo ao Hospital Central do Exército. Em 4 de novembro de 1918, foi internado, também no Hospital Central do Exército, por fratura da clavícula, em consequência de uma alucinação alcoólica. Permaneceu internado até 5 de janeiro de 1919, quando teve alta com a notificação de alcoolismo crônico. Em pleno Natal de 1919, aos 34 anos de idade, novamente conduzido pela polícia quando errava pelo subúrbio em delírio persecutório, foi internado no Hospício Nacional de Alienados, sendo transferido para a Seção Calmeil no dia 29, onde permaneceu até a alta, no dia 2 de fevereiro de 1920, com o diagnóstico de alcoolismo. O laudo foi assinado pelo Dr. José Carneiro Airosa, no qual também consta, nos antecedentes pessoais, que o paciente já sofrera de icterícia, sem entretanto especificar a época. Na Seção Calmeil ficou sob os cuidados do Dr. Humberto Gotuzzo [1,2].

Francisco de Assis Barbosa afirma: "Lima Barreto não bebia pelo simples prazer de beber. O álcool era, para ele, uma forma de evasão..." [1]. O próprio escritor fortalece essa afirmativa ao escrever, em seu livro O Cemitério dos Vivos, que "... sem dinheiro, mal vestido, sentindo a catástrofe próxima da minha vida, fui levado às bebidas fortes e, aparentemente baratas, as que embriagam mais depressa. Desci do whisky à genebra, ao gin e, daí, até a cachaça". Mais adiante: "Embriagava-me antes do almoço, depois do almoço, até ao jantar, e desde até a hora de dormir" [5]. Como diz Alfredo Bosi: "O que me impressiona é o efeito de serena lucidez que sai destas páginas escritas em um asilo de alienados" [5]. O próprio Lima Barreto confessa: "De mim para mim, tenho certeza que não sou louco, mas devido ao álcool, misturado com toda espécie de apreensões que as dificuldades de minha vida material há seis anos me assoberbam, de quando em quando dou sinais de loucura: delirio" (5).

Ranulfo Prata, médico e escritor, admirador de Lima Barreto que vivia em São Paulo, veio ao Rio de Janeiro e interessou-se em recuperar o romancista. Em abril de 1921, levou-o para Mirassol, no interior de São Paulo, com essa intenção. O escritor foi recebido com homenagens na pequena e agradável cidade. Quando lá estava, seguindo as instruções médicas, foi convidado a fazer uma conferência em Rio Preto, cidade grande e sede da comarca. Aceitou, escreveu a palestra que faria, mas ficou muito ansioso à espera do dia da apresentação. Na data aprazada, desapareceu. Foi encontrado, por Ranulfo Prata, bêbado, estirado em uma sarjeta. Tudo voltou à estaca zero!

Como se viu, entre as doenças que acometeram Lima Barreto consta o diagnóstico de reumatismo poli articular e hipercinese cardíaca, conforme parecer de 20 de novembro de 1911 que se encontra no Arquivo do Ministério da Guerra (1). Com esse diagnóstico, foi licenciado, para tratamento de saúde, até 30 de abril de 1912. Reumatismo poli articular poderia fazer pensar em febre ou doença reumática, mas esta hipótese é inaceitável. Nessa época, o escritor estava com 31 anos. A referência à hipercinese cardíaca não tem significado específico; não define lesão do coração. Hipercinese ou hipercinesia é nada mais que "função ou atividade muscular anormalmente aumentada que pode ser neurogênica, psicogênica ou uma combinação de ambas" (7). Por outro lado, não há informação que Lima Barreto tenha tido surto reumático na infância ou juventude. No prontuário de sua primeira internação, em 1914, portanto depois de feito o diagnóstico de reumatismo poli articular, consta que seu aparelho circulatório estava normal (1). Vale a pena analisar o que o próprio Lima Barreto escreveu sobre seu próprio reumatismo, ao explicar o motivo de estar encarcerado em casa quando escrevia seu último romance, Clara dos Anjos: "Além de outros motivos, devido a um infernal reumatismo que não me deixa há bem seis anos, e não me deixará nunca, por assim dizer não tenho arredado o pé de casa, desde que o povo do Brasil houve por bem reconhecer que estávamos independentes há um século." Isto foi escrito em 7 de outubro de 1922 na revista Careta, o que indica que já se encontrava retido na residência há pelo menos um mês.

Além do reumatismo, tivera um entorse do pé, como assinala Francisco de Assis Barbosa (1). Em janeiro do mesmo ano de 1922, ele também estivera impedido de sair "devido a um acidente ridículo que me impedia de calçar." Se o reumatismo já o importunava há cerca de seis anos, deve ter começado quando tinha 35 anos de idade. Juntam-se alcoolismo, trauma e comprometimento do pé em um homem na faixa dos trinta a quarenta anos. Não se tem descrição das características do comprometimento articular, mas é provável que tenha havido um quadro inflamatório. É curioso lembrar que o seu maior biógrafo, Francisco de Assis Barbosa, que não era médico, fez o seguinte comentário: "No ano seguinte, está (Lima Barreto) novamente doente, atacado desta vez de reumatismo poli articular e hipercinese cardíaca, moléstias comuns dos viciados no álcool" (1). Não se compreende bem o porquê dessa ilação, mas pode ter sentido se admitirmos que Lima Barreto sofria de gota, um diagnóstico que tem real probabilidade de ser correto. E por que não teria sido estabelecido esse diagnóstico na época? A doença era conhecida, tanto que está muito bem descrita em um livro que foi, durante anos, tradicional no Brasil, servindo aos leigos e até aos médicos, o Formulário e Guia Medica de Pedro Luiz Napoleão Chernoviz (8). A explicação está no fato de a gota ter sido considerada, durante muito tempo, doença rara no Brasil. Geraldo Castelar Pinheiro, em sua tese sobre a doença, afirmou: "No Brasil, a gota era tida como muito rara" (9). Essa visão mudou com o tempo, mas prevalecia ainda em 1946, tanto que J. B. Correa publicou, nesse ano, um trabalho com título muito sugestivo, "A gota não é assim tão rara entre nós", chamando a atenção para a necessidade de se modificar esse conceito que era aceito como regra pelos médicos brasileiros.

Por essa época, a descrição que dele faz Francisco de Assis Barbosa é desoladora: "Desaparecera por completo o viço da juventude. Era ele, agora, um mulato gordo e vermelho, tresandando a cachaça" (1). Aproximava-se o fim, apesar de Lima Barreto não dar a impressão de estar com doença grave. Estava preocupado com o pai. Evangelina colocou uma bandeja sobre o travesseiro que cobria as pernas do irmão. Uma hora depois ele estava morto, abraçando um volume da "Revue des Deux Mondes". Faleceu, às 17 h, na Rua Major Mascarenhas, 26. Era dia de Todos os Santos, 1 de novembro de 1922, e chovia muito. Foi sepultado no dia seguinte no Cemitério São João Batista, em túmulo humilde, acompanhado por muita gente pobre e poucos intelectuais. No seu atestado de óbito consta como causa da morte: gripe torácica e colapso cardíaco. Seu pai, que morreu dois dias depois, foi colocado junto ao filho (1).

REFERÊNCIAS

1. BARBOSA F.A.: A Vida de Lima Barreto, Livraria José Olympio Editora / INL-MEC, 6ª. Edição, Rio de Janeiro, 1981.

2. BARRETO L.: Prosa Seleta, Editora Nova Aguilar, terceira impressão, Rio de Janeiro, 2008.

3. SILVA TELLES A.C.: Guia dos bens tombados. Cidade do Rio de Janeiro, Editora Expressão e Cultura, Rio de Janeiro, 2001.

4. Dicionário Enciclopédico Ilustrado Larousse, Editora Abril, São Paulo, 2006.

5. BARRETO L.: Diário do Hospício e O Cemitério dos Vivos, Cosac Naify, São Paulo, 2010.

6. BARRETO L.: O Subterrâneo do Morro do Castelo, Dantes, Rio de Janeiro, 1997.

7. Dorland's Illustrated Medical Dictionary, W. B. Saunders Company, Philadelphia, 1994.

8. CHERNOVIZ P.L.N.: Formulario e Guia Medica, Livraria de A. Roger & F. Chernoviz, Paris, 1884.

9. CASTELAR PINHEIRO G: Gota, Tese de concurso para Livre Docência de Clínica Médica da Faculdade de Ciências Médicas, Rio de Janeiro, 1960.

10. CORREA J.B.: A gota não é assim tão rara entre nós. Fich. Médico-Terap. "Labofarma" 8 (35), IX-XII, 1946 (citado in 9).

Hilton Seda

As doenças nos romances de
Lima Barreto

Afonso Henriques de Lima Barreto, filho de João Henriques de Lima Barreto, tipógrafo, e da professora pública Amália Augusta, nasceu no Rio de Janeiro, na Rua Ipiranga, número 19, em Laranjeiras, no dia 13 de maio de 1881 e faleceu no dia 1 de novembro de 1922, na Rua Major Mascarenhas, 26, em Todos os Santos, na mesma cidade (1). Em opúsculo anterior, foi feito um resumo de sua vida e obra (2). Jackson de Figueiredo (1891-1928) o considerava superior a Machado de Assis, tendo escrito: "Lima Barreto supera o criador de Dom Casmurro, por ser mais humano e mais verdadeiro". Lima Barreto não apreciava o "Bruxo do Cosme Velho"; chegou mesmo a declarar: "Machado é um falso em tudo. Não tem naturalidade. Inventa tipos sem nenhuma vida" (1).

Conhecendo-se a biografia de Lima Barreto, ao lê-lo percebe-se logo a relação que existe entre sua obra e sua vida. Seus romances - Recordações do Escrivão Isaías Caminha, de 1909, Triste fim de Policarpo Quaresma, de 1915, e Vida e Morte de M. J. Gonzaga de Sá, de 1919 - são autobiográficos. Francisco de Assis Barbosa referindo-se a Recordações do Escrivão Isaías Caminha e Vida e Morte de M. J. Gonzaga de Sá escreveu: "Mas a verdade é que ambos revelam a personalidade de Lima Barreto, ou melhor, o seu caso quase por inteiro" (1). Nesses romances, há referências à medicina, médicos e doenças, muitas das quais relacionadas à sua vida e de sua família.

Em Isaías Caminha (4), há o seguinte diálogo entre Isaías e Ivã Gregorovitch Rostóloff, um jornalista:

– Já está formado?

– Vou matricular-me ainda, respondi sob o olhar de censura do Laje da Silva.

– Direito?

– Medicina

Lima Barreto jamais se interessou pela carreira de médico. Este trecho é uma reminiscência relacionada ao seu pai que "tinha sonhos, queria estudar, entrar para a Escola de Medicina, e formar-se" (2).

Há médicos nos romances de Lima Barreto. Nenhum, entretanto, desempenha grande papel na trama. O Doutor Armando Borges, personagem de Triste Fim de Policarpo Quaresma, talvez seja o mais significativo. Era casado com Olga, filha do italiano Coleoni, afilhada de Quaresma. Lima Barreto se serviu dele para lançar algumas farpas e descarregar suas ironias sobre os médicos.

"Médico e rico, pela fortuna da mulher, ele não andava satisfeito. A ambição do dinheiro e o desejo de nomeada esporeavam-no. Já era médico do Hospital Sírio, onde ia três vezes por semana e, em meia hora, via trinta e mais doentes. Chegava, o enfermeiro dava-lhe informações, o doutor ia, de cama em cama, perguntando: "Como vai?" "Vou melhor seu doutor", respondia o átrio com voz gutural. No dia seguinte indagava: "Já está melhor?" E assim passava a visita; chegando ao gabinete receitava: "Doente no. 1, repita a receita; doente 5... quem é?" "É aquele barbado"... "Ahn". E receitava..." O doutor Armando Borges, entretanto, pensava: "Mas médico de um hospital particular não dá fama a ninguém: o indispensável é ser do governo, senão ele não passava de um simples prático. Queria ter um cargo oficial, médico, diretor ou mesmo lente da faculdade. E isso não era difícil, desde que arranjasse boas recomendações, pois tinha certo nome, graças à sua atividade e fertilidade de recursos".

De quando em quando, publicava um folheto, *O Cobreiro, Etiologia, Profilaxia e Tratamento* ou *Contribuição para o Estudo da Sarna no Brasil*; e mandava o folheto, quarenta e sessenta páginas, aos jornais, que se ocupavam dele, duas a três vezes por ano; o "operoso doutor Armando Borges, o ilustre clínico, o proficiente médico dos nossos hospitais etc. etc." "Obtinha isso graças à precaução que tomara em estudante de se relacionar com os rapazes da imprensa." Não contente com isso escrevia artigos, estiradas compilações, em que não havia nada de próprio, mas ricos de citações em francês, inglês e alemão" (4).

O lugar de lente é que mais atraía o doutor Armando Borges; "o concurso, porém, metia-lhe medo". "Tinha elementos, estava bem relacionado e cotado na congregação, mas aquela história de arguição apavorava-o" (4).

Apesar do horror ao concurso, queria preparar-se: comprava livros em francês, inglês e italiano e estudava alemão, "mas faltava-lhe energia para o estudo prolongado". Na sala da frente de sua casa fez uma biblioteca com grandes tratados. "A noite ele abria a janela das venezianas, acendia todos os bicos de gás e se punha à mesa, todo de branco com um livro aberto sob os olhos. O sono não tardava a vir ao fim de quatro páginas..." (4).

A sua clínica, entretanto prosperava. A mulher incomodava-se com suas atitudes. "Não foi desprezo, nojo que ela teve do marido, foi um sentimento mais calmo, menos ativo; desinteressou-se dele, destacou-se de sua pessoa". "Ele sentiu que tinham cortado todos os laços de afeição, de simpatia que prendiam ambos, toda ligação moral, enfim". Olga aceitava tudo: "Era perdoável, mas charlatão? Isso era demais" (4).

"Naquela carreira atropelada para o nome fácil, ele não deu pelas modificações da mulher", pois ela dissimulava seus sentimentos (4).

Olga tinha simpatia pelos revoltosos que combatiam o Marechal Floriano Peixoto. O doutor Armando Borges preocupava-se com isso:

– Não me vá comprometer, hein Olga?

– Você sabe que eu não te comprometo (4).

Outro médico aparece em Recordações do Escrivão Isaías Caminha, um romance que tem a imprensa como tema. A sátira envolve o doutor Franco de Andrade:

"A redação trabalhava sofregamente, quando veio interrompê-la no afã o jovem doutor Franco de Andrade, grande prêmio da Faculdade da

Bahia, literato, alienista e clínico ao mesmo tempo. Viera na comitiva de um ministro baiano e já possuía quatro empregos. Além de lente substituto, era médico do Hospício, legista da Polícia e subdiretor da Saúde Pública."

Um crime que ocorrera na cidade ocupava a atenção de todos. Em Santa Cruz, "uma mulher e um homem, vestidos com luxo, foram encontrados mortos a facadas e decapitados". Por isso, alguém perguntou a sua valiosa opinião sobre o ocorrido e "O extraordinário sábio não se fez de rogado:

– Penso que o exame médico-legal não se deve limitar a uma simples autópsia... Convinha que se o fizesse mais amplo... a exemplo do que se procede na Índia, onde a confusão de raças é imensa e, portanto, a raça é um bom dado para identificar, seria bom que se fizessem mensurações antropológicas."

– Sem cabeça, é possível doutor? Perguntou Losque.

– Perfeitamente.

E o grande prêmio da Bahia, alternativamente Maeterlinck, Charcot e Legrand du Saule, tomou uns ares doutorais como convinha, e continuou:

– O professor Broca indicava trinta e quatro mensurações de primeira ordem; Topinard era de opinião que havia dezoito necessárias e quinze facultativas; mas Quetelet, na sua *Anthropemétrie*, exige quarenta e duas."

E prosseguiu nesse tom, diante da redação embasbacada:

– Dessas, muitas são tomadas nos membros e no tronco: o talhe, a bacia, o fêmur etc. Demais, ainda se têm outros dados auxiliares: a secção dos cabelos, o exame microscópico do pigmento... Um operador hábil pode com tais meios indicar perfeitamente a raça e a sub-raça do indivíduo...

Depois que o jornal publicou as declarações do sábio, o chefe de polícia escalou-o para fazer o estudo antropológico do cadáver. Decorridas vinte e quatro horas, o laudo estava pronto. Foram só elogios ao talento do doutor Franco.

A conclusão dizia que o cadáver era de um mulato, mas as testemunhas não se lembravam de ter visto nenhum homem com as características descritas pela redondeza naqueles dias.

Um acaso resolveu o assunto: "Um dono de hotel, tendo um dos seus quartos ocupado por um casal que não aparecia, desconfiou que tivesse sido ele o assassinado. Foi à polícia, as autoridades arrombaram as portas e as malas. Numa delas, encontraram uma carteira de identificação passada pela polícia de Buenos Aires. Um sargento teve a ideia de confrontar a ficha datiloscópica com a do cadáver do homem e descobriu-se que o morto era o cidadão italiano Pascoal Martinelli, estabelecido com fábrica de massas na capital portenha, que partira para a Europa com a mulher, tencionando demorar-se um dia no Rio de Janeiro. Um dia antes dessa elucidação, o doutor Franco de Andrade era nomeado diretor do Serviço Médico-Legal da Polícia da cidade do Rio de Janeiro" (4).

Há ainda referência muito sucinta a um médico em Triste Fim de Policarpo Quaresma. No início do livro, são descritos os hábitos sistemáticos de Policarpo Quaresma, mais conhecido por Major Quaresma. Há um parágrafo em que se lê:

"Não recebia ninguém, vivia num isolamento monacal, embora fosse cortês com os vizinhos que o julgavam esquisito e misantropo. Se não tinha amigos na redondeza, não tinha inimigos, e a única desafeição que merecera fora a do doutor Segadas, um clínico afamado que não podia admitir que Quaresma tivesse livros: "se não era formado, para que? Pedantismo!". O subsecretário não mostrava os livros a ninguém, mas acontecia que, quando se abriam as janelas da sala de sua livraria, da rua poder-se-iam ver as estantes pejadas de cima abaixo" (4).

No prontuário médico de Lima Barreto constam diversas doenças: impaludismo (na infância e em 1910, aos 29 anos), reumatismo poli articular e hipercinese cardíaca (1911/1912), neurastenia (1914), blenorragia (1914), neurastenia associada a anemia pronunciada (1916), epilepsia tóxica (1918), fratura de clavícula. O alcoolismo foi, entretanto, a grande tragédia de sua vida, levando-o à loucura. Sua mãe morreu de tuberculose pulmonar galopante, seu pai louco (2). Em seus romances, há personagens sofrendo de padecimentos semelhantes além de outros, sobressaindo o alcoolismo e a loucura.

A tuberculose pulmonar, que levou sua mãe ainda muito jovem, aparece em Numa e a Ninfa em um diálogo travado entre o Dr. Fuas, senador, e a viúva do Dr. Lopo Xavier que o procurou por causa de ter requerido uma pensão:

– (...) De que morreu o Lopo?

– Tuberculose

– Parecia tão forte. Não fui ao enterro porque não me foi de todo possível; mas creio que recebeu o meu telegrama.

– Recebi doutor; e agradeci.

Em Clara dos Anjos, nova referência à tuberculose e, também, à febre amarela:

"Margarida Weber Pestana, nascida em Riga, na Rússia, viera menina para o Brasil, com seu pai alemão. "Bem cedo mostrou ela inclinação por um tipógrafo que comia na "pensão" que havia montado, na rua da Alfândega, e dirigia ativamente. Casaram-se e ele morreu dois anos após o casamento, de tuberculose pulmonar, deixando-lhe o filho, o Ezequiel, que não a largava. Ano e meio depois morreu-lhe o pai de febre amarela."

Em Clara dos Anjos há mais uma inclusão de doença infecciosa, no caso sexualmente transmissível. Rosalina, conhecida como Mme. Bacamarte, casou-se com o seu sedutor, por interferência da polícia. Adquiriu o hábito da bebida com o marido. Ao ser despejada da casa onde morava, tentou suicídio, atirando-se debaixo do primeiro trem que passava. Sofreu escoriações e fratura de um braço e de uma perna, mas foi salva pelos médicos da Santa Casa. Depois disso, "Em começo, portou-se bem; mas bem depressa foi correndo de mão em mão, até que as moléstias venéreas a tomaram de todo, obrigando-a a visitas constantes à Santa Casa para levar injeções e sofrer operações" (4).

Doenças do aparelho circulatório aparecem sob várias formas. Em Clara dos Anjos há três personagens importantes: Joaquim dos Anjos, pai de Clara; Antônio da Silva Marramaque, padrinho de Clara, e Eduardo Lafões. Reuniam-se aos domingos para jogar solo e bebericar cachaça. Marramaque, "embora atualmente fosse um simples contínuo de ministério, em que não fazia o serviço respectivo, nem outro qualquer devido a seu estado de invalidez, de semialeijado e semiparalítico do lado esquerdo, tinha, entretanto, pertencido a uma modesta roda de boêmios literatos e poetas, na qual, a par da poesia e de coisas da literatura, se discutia muita política, hábito que lhe ficou. (...) Por aí é que teve a primeira congestão, isto é, nos fins do governo do marechal, em 94" (4).

Ainda em Clara dos Anjos, D. Engrácia, mãe de Clara, era "muito boa, honesta, ativa no desempenho dos trabalhos domésticos, entretanto era incapaz de tomar uma iniciativa em qualquer emergência". "Quando ainda tinham a velha preta Babá, que a criara na casa de seus protetores e antigos senhores de sua avó, talvez um deles, pai dela, ficou Engrácia quase doida, ao ser a velha Babá acometida de um ataque súbito. (...) A velha morreu daí a pouco, de embolia cerebral" (4).

A hidropisia, a inchação das pernas, são condições patológicas referidas também em Clara dos Anjos, na figura do "doutor Meneses", um dentista prático, "um velho hidrótico com a mania de saber todas as ciências". "Era justamente a ele, Leonardo Flores, que o doutor Meneses procurava, quando naquela manhã do dia santo e não feriado, entrou na venda de seu Nascimento mancando, devido à inchação das pernas..." (4).

Mais adiante, no mesmo romance, nova inclusão de doença do aparelho circulatório: "Leonardo, já dia adiantado, veio a despertar naquele capinzal, atordoado, zonzo; e, ao dar com Meneses ao lado, procurou acordá-lo. Foi em vão, o velho estava morto. Um colapso cardíaco o tinha levado" (4).

As doenças do aparelho locomotor estão igualmente presentes nos romances de Lima Barreto.

O "reumatismo" aparece em Numa e a Ninfa, em trecho interessantemente cômico.

Gregory Petróvitch Bogóloff, antigo anarquista, tinha interesse em ser nomeado para integrar o "Fomento", uma vez que tinha ideias especiais sobre pecuária, tais como criar porcos do tamanho de bois e bois que chegavam a elefantes, através de técnicas por ele projetadas e desenvolvidas. Procurou o senador Macieira que o recomendou a Costale, o Xandu, Ministro do Fomento Nacional. Bogóloff foi recebido por ele que ficou entusiasmado com suas ideias e o nomeou diretor da Pecuária Nacional. Terminada a entrevista, Xandu "ergueu-se e trouxe Bogóloff até a porta do gabinete, com o seu passo de reumático" (4). Impossível saber a que tipo de reumatismo Lima Barreto se referia.

Ao contrário do trecho anterior, o próximo permite alguma especulação em relação ao diagnóstico. No Triste Fim de Policarpo Quaresma, o general Albernaz e Policarpo Quaresma foram procurar uma velha preta que lhes pudesse ensinar umas cantigas. Quando eles chegaram, "não tardou vir a velha. Entrou em camisa de bicos de rendas, mostrando o peito descarnado, enfeitado com um colar de duas voltas. Capengava de um pé e parecia querer ajudar a marcha com a mão esquerda pousada na perna correspondente" (4). Uma senhora idosa andando com dificuldade, capengando, como está dito, com a mão na coxa para melhor se locomover, sugere a possibilidade de uma coxartrose ou gonartrose.

Em Vida e Morte de M. J. Gonzaga de Sá, ele diz: "Imaginas tu que Mme. Belasman, de Petrópolis, tem um grande joanete, um defeito hediondo, com o qual sobremaneira sofre (...). Mme. Belasman vive acabrunhada com a exuberância de seu joanete. Passou a meninice a sofrer por ele, a adolescência foi-lhe uma angústia; e tão insignificante aumento de seu pé, na sua consciência, reflete-se duradouramente, continuadamente, com as manifestações mais inacreditáveis e aterrorizantes..." (4).

Em Clara dos Anjos, na festa do aniversário de Clara, um dos convidados se destacava pela sua postura corporal: "O cavalheiro digno de nota era um preto baixo, um tanto corcunda, com o ombro direito levantado, uma enorme cabeça, uma testa proeminente e abaulada, a face estreitante até acabar num queixo formando, queixo e face, um V monstruoso na parte anterior da cabeça; e, na posterior, no occipital desmedido, acaba o seu perfil monstruoso. Chamava-se Praxedes Maria dos Santos; mas gostava de ser tratado por doutor Praxedes" (4). Era um cifoescoliótico, com cabeça acentuadamente deformada.

Nesse mesmo romance ainda há nova descrição de defeito postural, entre os fregueses do armazém do seu Nascimento: "O velho Valentim era um outro frequentador da venda, muito curioso e pitoresco. Português, com muito mais de sessenta anos, não deixava de trabalhar, chovesse ou fizesse sol. Era chacareiro e, devido talvez ao ofício que ele o devia exercer há bem perto de quarenta anos, tinha o corpo curvado de modo interessante. Não se sabia se era para traz ou para diante, fazia uma espécie de S em que faltassem as extremidades" (4). O aspecto em S lembra uma escoliose dorso-lombar. É curiosa a suposição de Lima Barreto de que a anormalidade pudesse depender de sua atividade como chacareiro, criando assim uma ligação entre atividade profissional e defeito postural que sabemos que pode existir.

O abuso do álcool, uma constante na vida de Lima Barreto, e a sua loucura e a de seu pai teriam, forçosamente, de estar presentes em personagens de seus romances. Vários deles, de maior ou menor importância na história, são alcoólatras.

Zezé Mateus, amigo do famigerado Cassi, figura central de Clara dos Anjos, um psicótico, conquistador de donzelas e senhoras casadas, "era um verdadeiro imbecil. Não ligava duas ideias, não guardava coisa alguma dos acontecimentos que assistia. A sua única mania era beber e dizer-se valente." Rosalina, a Mme. Bacamarte, também de Clara dos Anjos, e seu sedutor bebiam desbragadamente. Alípio, um dos fregueses que faziam "ponto" no armazém do seu Nascimento era "um tipo curioso de rapaz que, conquanto pobre e ter amor à cachaça, não deixava de ser delicado e conveniente de maneiras, gestos e palavras." Nesse famoso armazém "aparecia também em certas ocasiões, o Leonardo Flores, poeta, um verdadeiro poeta, que tivera o seu momento de celebridade no Brasil inteiro e cuja influência havia sido grande na geração de poetas que se lhe seguiram. Naquela época, porém, devido ao álcool e desgostos íntimos, nos quais predominava a loucura irremediável de um irmão, não era mais que uma triste ruina de homem, amnésico, semi-imbecilizado, a ponto de não poder seguir o fio de uma simples conversa." Há ainda nesse romance o dentista prático, "doutor" Meneses, usado por Cassi para seduzir Clara, "velho, alquebrado, necessitado, viciado na bebida..." (4).

Em Triste Fim de Policarpo Quaresma, foi Quaresma para o sítio Sossego: "Não havia três meses que viera habitar aquela casa, naquele ermo lugar, a duas horas do Rio, por estrada de ferro, após ter passado seis meses no hospício da praia das Saudades. Saíra curado? Quem sabe lá? Parecia; não delirava e os seus gestos e propósitos eram de homem comum, embora sob tal aparência se pudesse sempre crer que não se lhe despedira de todo, já não se dirá a loucura, mas o sonho que cevara durante tantos anos. Foram mais de seis meses de repouso e útil sequestração que mesmo de uso de uma terapêutica psiquiátrica". Vê-se aí o próprio Lima Barreto. O Meneses, personagem de Clara dos Anjos, já citado, "estava, porém, amalucado, monomaníaco. Fugia de todas as conversas e teimava em expor o seu sistema de carro motor, sem rodas, absolutamente sem rodas. Uma grande descoberta." Ainda em Clara dos Anjos: "A loucura de Flores era curiosa. Não só ela se manifestava com intermitências de grandes intervalos, como também as havia num curto espaço de um dia. O álcool tinha contribuído para ela; mas sem ele a sua alienação mental ter-se-ia manifestado, cedo ou tarde. Todos os que o conheceram moço, sabiam-no de sobra possuidor de diátese de loucura. Os seus *tics,* os seus caprichos, a sua exaltação e outros sintomas confusamente percebidos levaram os seus íntimos a temerem sempre pela sua integridade mental. A tudo isso ele juntava, ainda por cima, álcoois fortes que sempre tomou, whisky, genebra, gim, rum, parati – para se compreender a natureza da insânia de Flores" (4).

REFERÊNCIAS

1. BARBOSA F.A.: A vida de Lima Barreto, Livraria José Olímpio Editora, 6ª. Edição, Rio de Janeiro, 1981.

2. SEDA H.: O reumatismo de Lima Barreto, Boletim da Sociedade Brasileira de Reumatologia .

3. FIGUEIREDO J.: "Impressões literárias", Lusitana, Rio de Janeiro, 10.06.1916.

4. BARRETO L.: Prosa Seleta, Editora Nova Aguilar, terceira impressão, Rio de Janeiro, 2008.

Médicos e doenças nos contos, sátiras e crônicas de
Lima Barreto

Em trabalho anterior, mostramos as referências de Afonso Henriques de Lima Barreto (Rio de Janeiro, 1881-1922) a médicos e doenças em seus romances (1). Neste, o mesmo tema será explorado em relação aos seus contos, sátiras e crônicas.

Francisco de Assis Barbosa escreveu em "Explicação necessária", prefácio do livro *Bruzundangas*, que bruzundanga ou burundanga é um brasileirismo que significa palavreado confuso, algaravia, mixórdia, trapalhada, cozinhado mal feito, sujo ou repugnante. Acrescentou que Lima Barreto "traçou nessas crônicas (...) uma série de caricaturas sobre um país inexistente que muito se assemelha ao Brasil (...)" (2).

No capítulo inicial desse livro satírico, chamado de capítulo especial e intitulado Os Samoiedas, o autor fala da literatura da Bruzundanga. Os literatos daquela terra "todos eles quase não têm propriamente obras escritas; a bagagem deles consta de conferências, poesias recitadas nas salas, máximas pronunciadas na intimidade de amigos, discursos em batizados ou casamentos, em banquetes de figurões ou em cerimônias escolares, cifrando-se, as mais das vezes, a sua obra escrita em uma *plaquette* de fantasia de menino, coletâneas de ligeiros artigos de jornal ou num maçudo compêndio de aulas vendidos, na nossa moeda, à razão de quinze ou vinte mil reis o volume". Lança em seguida a conclusão ferina: "Estes tais são até os escritores mais estimados e representativos, sobretudo quando empregam palavras obsoletas e são médicos com larga freguesia".

Os "samoiedas" da Bruzundanga encontraram o mestre de sua escola literária "nos escritos de um tal Chamat ou Chalat, um aventureiro francês". "Esse Chamat ou Chalat, Flaubert quando esteve no Egito encontrou-o por lá, como médico do exército quedival; e ele se ocupava nos ócios de sua provável mendicância em rimar uma tragédia clássica, *Abdelcáder*, em cinco atos, onde havia um célebre verso de que o grande romancista nunca se esqueceu. É o seguinte: *"C´est de la par Allah! qu'Abd-Allah s'en Allah"*. "O esculápio do Cairo insistia muito nele e esforçava-se por demonstrar que, com semelhante "harmonia imitativa" como os antigos chamavam, obtinha traduzir em verso o sonido do galope de cavalo."

Ainda em *Bruzundangas*, em "A Nobreza da Bruzundanga", outra referência sarcástica a médicos: "Há médicos que são ao mesmo tempo clínicos do Hospital dos Indigentes, lentes da Faculdade de Medicina e inspetores dos telégrafos..."

A seguir, na mesma obra: "Certo dia li nos atos oficiais do Ministério dos Transportes e Comunicações daquele país, o seguinte: F. amanuense dos Correios da província dos Cocos, pedindo fazer constar de seus assentamentos o seu título de doutor em medicina – Deferido". "O pedido e o despacho dispensam qualquer comentário; e por eles, todos podem aquilatar até que ponto chegou, na Bruzundanga, a superstição doutoral. Um amanuense que se quer recomendar por ser médico, é fato que se vê no interessante país da Bruzundanga." E mais adiante: "Há pouco tempo, no Conselho Municipal daquele longínquo país, votou-se um orçamento, dobrando e triplicando todos os impostos, Sabem os que ele diminuiu? Os impostos sobre os médicos e advogados".

A referência a médicos continua em *Bruzundangas* na sátira intitulada Uma Consulta Médica. O Dr. Adhil-ben-Thaft era motivo diário de notícias nos jornais, pelas suas proezas dentro e fora da medicina. Dele se dizia: "Milagroso. Monta a cavalo, joga xadrez, escreve muito bem, é um excelente orador, grande poeta, músico, pintor, *goal-keeper* dos primeiros"... Era procurado pelas mulheres ricas, pobres, remediadas e pobres. Todos diziam, com emoção na voz, que estavam tratando com o Dr. Adhil. O sócio principal de um armazém de secos e molhados lá pelas bandas de um arrabalde afastado da cidade, chamado Cator Krat-ben, sofria de dores no estômago que não o deixavam saborear o seu bom cozido. Economizava em tudo pensando num futuro tranquilo, menos na alimentação. Já consultara, sem resultado, mezinheiros, curandeiros, espíritas e médicos locais sem resultado. Soube pelos jornais da existência do "maravilhoso clínico" e resolveu consulta-lo, apesar de ficar apreensivo com o preço que teria de pagar: cinquenta cruzeiros. Pensou: e se for necessário mais de uma consulta? Mas decidiu ir ao sábio. Adquiriu o cartão, com grande pesar pelo dinheiro que gastara, "com a dor do pai que leva um filho ao cemitério". Aguardou sua vez, desconfiado, pois as consultas eram muito rápidas. Inquirido pelo médico, explicou a causa de ali estar. "O Dr.Adhil-ben-Thaft fê-lo tirar o paletó, o colete, auscultou-o bem, examinou-o demoradamente, tanto em pé como deitado; sentou-se depois, enquanto o negociante recompunha a sua modesta *toilette*", e concluiu:

– O senhor não tem nada.

– Então, senhor doutor, eu pago cinquenta cruzeiros e não tenho nada! Essa é boa! Noutra não caio eu!

Em "Notas soltas", de *Bruzundangas*, uma farpa na Academia que jamais o recebeu:

– O doutor Sicrano já escreveu alguma coisa?

– Por que pergunta?

– Não dizem que ele vai ser eleito para a Academia de Letras?

– Não é preciso escrever coisa alguma, meu caro; entretanto, quando esteve na Europa, enviou lindas cartas aos amigos e...

– Quem as leu?

– Os amigos, certamente, e, demais, é um médico de grande clínica. Não é o bastante?

E não pararam por aí suas farpas dirigidas aos médicos. Em "Sobre os sábios" escreveu: "Os médicos da Bruzundanga imaginam-se sábios e literatos. Pode-se afirmar que não são nem uma coisa nem outra". E mais: "Não há médico afreguesado que não seja considerado um sábio pela gente de Bruzundanga, e para afirmar tal reputação, não fabrique uma outra complicada escrita em sânscrito. O médico sábio não pode escrever em outra língua que o sânscrito. Isto lhe dá foros de literato e aumenta-lhe a clínica. (...) Têm eles a precaução preliminar de inaugurarem a sua sabedoria com um casamento rico."

Para ridicularizar os especialistas, Lima Barreto incluiu em "Outras notícias", referindo-se à guerra com Ogres, uma missão médica na esquadra da Bruzundanga. Chegando a um porto em que havia uma peste pouco conhecida o chefe da comissão médica foi arguido sobre a doença. Estabeleceu-se, então, o seguinte diálogo:

– Não entendo disso... Não é comigo... Sou parteiro.

Outro doutor da missão dizia:

– Sou psiquiatra.

E não saiu daí.

– Não sei – acudiu um terceiro, ao se lhe pedir os seus serviços profissionais – não curo defluxos. Sou ortopedista.

Não houve meio de vencer-lhes a vaidade de suas especialidades, de anúncio de jornal.

Em outra obra satírica - *Coisas do reino de Jambom* (3) - o reino era assim chamado "porque afeta, mais ou menos, a forma de um presunto" -, o capítulo "Assunto sério" termina em uma crítica velada:

- Por força! Vou arranjar um atestado médico, para não comparecer ao júri.

Na mesma obra, em "Os tais higienistas" e em "Atuação de dona Berta", há ataques mordazes a Carlos Chagas, incluindo a frase: "O senhor Chagas é o mais alto representante da presunção médica."

Ainda em *Coisas do reino de Jambom*, na crônica "Médicos e gramáticos", lê-se: "Em nosso Brasil tem coisas interessantes e que põem os mais sagazes atarantados para explicá-las. Os médicos aqui dão em gramáticos – e que gramáticos! – ferozes, interessantes, falando e escrevendo uma língua arcaica, que só pode ser compreendida por quem dispuser de quinhentos ou mais mil-réis, para comprar um alentado Domingos Vieira. Micróbios, bacilos, toxinas e outras coisas ultramodernas da ciência deles, os nossos esculápios as expõem na linguagem de Rui de Pina e Azurara, segundo a gramática de João de Barros, que é de 1540, quando ninguém sonhava com tais novidades":

"Como extinguir os gafanhotos" conta as bravatas do senhor doutor Nuno de Andrade, médico, financeiro, jornalista, *conteur*, *voltairiano*, o ilustre jubilado é, além disso, um agricultor mais prático e sabido do que o doutor Calmon. Inventou a "cirurgia profilática agronômica" que está fazendo o encanto do senhor Simões Lopes, mas tem encaminhado seus esforços para debelar a praga dos gafanhotos e das formigas.

Em "Histórias e sonhos" (contos) (3) há descrição de um médico de real capacidade que nunca quiseram reconhecer porque ele escrevia "propositalmente" e não – "propositadamente", "de súbito" e não – "as súbitas", etc. Esse doutor ouviu a história emocionada de um crime cometido por seu amigo Cazuza quando era criança: matara um pinto... por acidente.

Em um dos seus mais célebres contos, Nova Califórnia, Lima Barreto descreve a chegada à pequena cidade de Tubiacanga de um supostamente grande químico de nome Raimundo Flamel, que revelou a um grupo importante do local ter um meio de fazer ouro com ossos. A notícia espalhou-se, o cemitério "Sossego" da cidade passou a ser revirado e pilhado por uma multidão em busca de ossos. Em Tubiacanga vivia um "Homem formado e respeitado na cidade, vereador, médico também, porque o doutor Jerônimo não gostava de receitar e se fizera sócio da farmácia para mais em paz viver (...)", que também fez parte do grupo que procurava ossos para fazer ouro.

"Academia de roça" é um conto que relata as reuniões que aconteciam todas as tardes na Botica dos Segadas – Farmácia Esperança – de um grupo seleto dos habitantes do lugarejo, chamado Itaçaraí, para discutir letras, filosofia e artes. Desse grupo fazia parte o Dr. Joaquim Petronilho, médico clínico na comarca. Veio o dia da instalação solene da Academia de Letras que o grupo resolveu criar. Em falta de local mais adequado para a solenidade, o ato teve lugar na barraca de lona do circo de cavalinhos que trabalhava na cidade. O orador foi o promotor público doutor Aristogen Tebano das Verdades. "A assistência estava embasbacada com fraseado tão bonito que, na sua maioria, ela mal compreendia." Ao terminar, o orador não teve tempo de sentar-se, pois os cavalos do circo, livrando-se de suas prisões, invadiram a arena, afugentando todos os acadêmicos. "Nunca mais a Academia de Letras de Itaçaraí se reuniu."

Em "O caçador doméstico" aparece um médico de maneira inusitada. A família Freitas arruinou-se com a abolição da escravatura. Tinham mil escravos que foram libertados pela lei, o que representou a perda de uma grande fortuna. Esses Freitas eram célebres por jamais terem dado uma alforria. Entretanto o velho Freitas, "tendo um escravo mais claro que mostrava aptidões para os estudos, dera-lhe professores e o matriculara na Faculdade de Medicina. Quando o rapaz ia terminar o curso, retirara-o dele, trouxera-o para a fazenda, da qual o fizera médico, mas nunca lhe dera carta de liberdade, embora o tratasse como homem livre e o fizesse ser tratado assim por todos."

São poucas as referências a doenças nos contos, sátiras e crônicas de Lima Barreto. A primeira que aparece é em "Congressos", crônica que se encontra em *Coisas do Reino de Jambom* (3) e diz respeito ao seu próprio reumatismo: "Além de outros motivos, devido a um infernal reumatismo que não me deixa há bem seis anos, e não me deixará nunca (...)". Ainda na mesma obra, em "Egresso de Petrópolis", aparece *uremia*: 'Um dia desses, a comadre Eugênia teve um súbito e quase fulminante ataque de uremia." Mais adiante, um provável caso de tuberculose em "Na segunda classe": Pretextata, magra e escaveirada, tossia e cuspia pela portinhola do trem e falava com voz cava e sumida. Quase que como uma confissão. Em "O Falso Dom Henrique V" de "Histórias e Sonhos", Lima Barreto escreve que "o sofrimento e a penúria levavam ao álcool, para esquecer, e o álcool levava ao manicômio". Em "O filho de Gabriela", da mesma obra, é descrito o estado deplorável de um menino, que se pode supor consequência de adiantada verminose: "Baço, amarelado, tinha as pernas que nem palitos e o ventre como o de um batráquio". Finalmente, em "Miss Edith e seu tio", há um candidato a apoplexia: "Melo era um empregado público, promovido, guindado pela República, que impressionava à primeira vista pelo seu aspecto de candidato à apoplexia."

REFERÊNCIAS

1. SEDA H.: As doenças nos romances de Lima Barreto, Boletim da Sociedade Brasileira de Reumatologia 35: 14-17, 2011.

2. BARRETO L.: Bruzundangas, Editora Mérito SA, São Paulo – Rio de Janeiro, 1952.

3. BARRETO L.: Prosa Seleta, Editora Nova Aguilar, Rio de Janeiro, 2008.

Hilton Seda

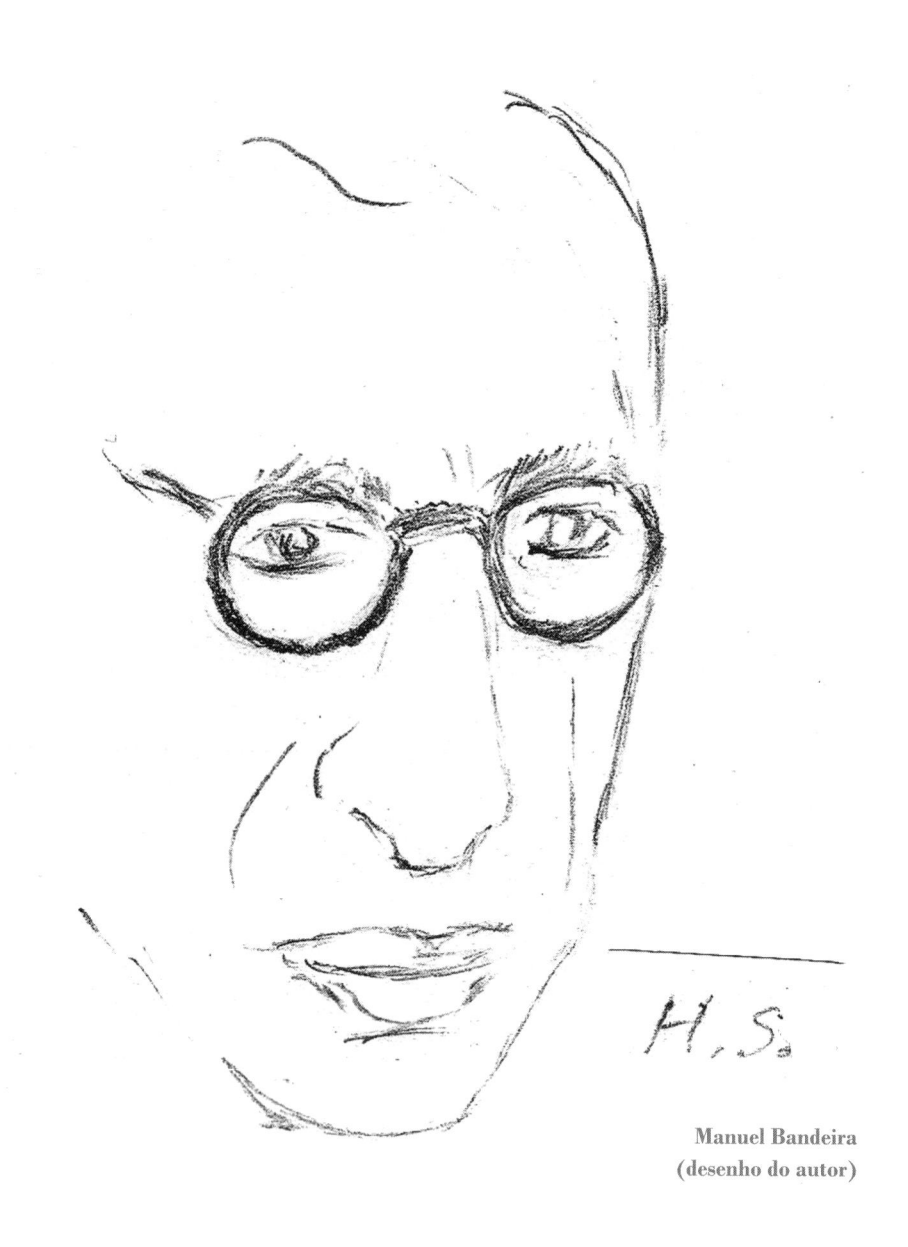

Manuel Bandeira
(desenho do autor)

Crônicas dos Boletins

Referências a doenças em poemas de Manuel Bandeira

Manuel Carneiro de Sousa Bandeira Filho, ou simplesmente Manuel Bandeira é, inegavelmente, um dos maiores poetas brasileiros; mas não foi só um poeta, foi também um excelente cronista que passeava por diversos assuntos com a mesma maestria com que compunha seus versos. Júlio Castañon Guimarães acentuou: "Quando se fala da prosa de Manuel Bandeira, talvez de início se tenha em mente apenas o cronista. Na verdade, porém ela se compõe também de um conjunto inestimável de estudos, que abordam literatura, música e artes plásticas, revelando em seu conjunto um dos autores da literatura brasileira mais bem preparados para seu ofício, mais amplamente culto e mais sensível à diversidade da produção cultural e artística" (1).

Filho do engenheiro Manuel Carneiro de Sousa Bandeira e de Francelina Ribeiro, o poeta nasceu no Recife no dia 19 de abril de 1886, na rua Joaquim Nabuco (2,3). Em sua autobiografia, "Itinerário de Pasárgada", ele afirma: "Sou natural do Recife, mas na verdade nasci para a vida consciente em Petrópolis, pois de Petrópolis datam as minhas mais velhas reminiscências" (1). Esta afirmação explica-se pelo fato de sua família ter-se transferido para o Rio de Janeiro em 1890. Em 1892, porém, retornou a Recife, onde o menino passou a frequentar o colégio das irmãs Barros Barreto na rua da Soledade, sendo a seguir matriculado, como seminterno, no educandário de Virgínio Marques Carneiro Leão, na rua da Matriz. Em 1896, nova mudança da família para o Rio de Janeiro, fixando-se em Laranjeiras, onde permaneceram por seis anos. No período de 1896 a 1902, Manuel Bandeira estudou no externato do Ginásio Nacional, depois denominado Pedro II, onde teve como professores Silva Ramos, José Veríssimo e João Ribeiro, e como condiscípulos Álvaro Ferdinando Sousa da Silveira, Antenor Nascentes, Castro Menezes, Lopes da Costa e Artur Moses.

Terminado o curso de Humanidades foi para São Paulo, matriculando-se, em 1903, no curso de arquitetura na Escola Politécnica, mas no fim do ano letivo de 1904 adoeceu do pulmão: estava tuberculoso, aos 18 anos de idade. Em busca de um clima serrano conveniente que lhe ajudasse a combater a doença, voltou para o Rio de Janeiro. Na procura pelo local mais adequado, esteve em diversas cidades: Campanha, Teresópolis, Maranguape, Uruquê e Quixeramobim. Em 1913, ele deixou o Brasil e foi tratar-se na Europa, no Sanatório de Clavadel, perto de Davos-Platz, na Suíça. Em 1914, iniciada a Grande Guerra, voltou ao Rio de Janeiro indo residir na rua (hoje avenida) Nossa Senhora de Copacabana e depois na rua Goulart (atual Prado Júnior), no Leme, bairro ligado a Copacabana. Em 1920, mudou para a rua do Curvelo (hoje Dias de Barros) em Santa Teresa, onde residiu por treze anos e escreveu três de seus livros. Dali foi para a Lapa, a seguir para o Flamengo e avenida Beira-Mar. O período entre 1916 e 1922 foi de grandes tristezas para Manuel Bandeira: em 1916, morreu sua mãe; em 1918, Maria Cândida de Souza Bandeira, a irmã que dele cuidava, como enfermeira, desde o início de sua doença; em 1920, seu pai; em 1922, seu irmão Antônio Ribeiro de Souza Bandeira (2-4). Em alguns poemas, ele eternizou essas tristezas, como em "Poema de finados", no livro "Libertinagem":

> Amanhã que é dia dos mortos
> Vai ao cemitério. Vai
> E procura entre as sepulturas
> A sepultura de meu pai.
>
> Leva três rosas bem bonitas.
> Ajoelha e reza uma oração.
> Não pelo pai, mas pelo filho:
> O filho tem mais precisão.
>
> O que resta de mim na vida
> É a amargura do que sofri.
> Pois nada quero, nada espero.
> E em verdade estou morto aqui.

Manuel Bandeira não teve uma vida com muitos recursos financeiros, tanto que afirmou, ao referir-se mais tarde ao prêmio de cinco contos de réis que recebeu, em 1937, da Sociedade Felipe d`Oliveira: "Parece incrível, mas é verdade: aos 51 anos, nunca eu vira até aquela data tanto dinheiro em minha mão" (3). Outro prêmio que recebeu foi o de poesia do IBEC (1946). Além de sua atividade como poeta, exerceu outras: foi fiscal de bancas examinadoras em Recife (1928/1929); inspetor de Ensino Secundário (1935) nomeado pelo ministro Gustavo Capanema, que também o nomeou professor de Literatura do Colégio Pedro II e membro do Conselho Consultivo do Departamento do Patrimônio Histórico e Artístico Nacional (1938); e professor de Literatura Hispano-Americana da Faculdade Nacional de Filosofia (1943). Em 1940, foi eleito, na vaga de Luís Guimarães Filho, membro da Academia Brasileira de Letras (ABL), sendo saudado por Ribeiro Couto. Em 1966, recebeu a medalha da Ordem do Mérito Nacional. Ao completar 80 anos, foi alvo de inúmeras homenagens, inclusive na ABL, e recebeu o título de Cidadão Carioca (3).

Manuel Bandeira exerceu atividade intensa como tradutor de inúmeras obras importantes da literatura internacional, como Macbeth de Shakespeare, Machine Infernale de Jean Cocteau (1956), e poemas de variados autores: Goethe, Rainer Maria Rilke, Elizabeth Bishop, Baudelaire, Verlaine, Garcia Lorca, Paul Éluard e muitos outros (3).

O poeta colaborou em jornais e revistas, escrevendo crônicas sobre diversos assuntos: Mês Modernista, do jornal A Noite, A Ideia Ilustrada (crítica musical) em 1925; Diário Nacional de São Paulo, de 1928 a 1930; Diário da Noite do Rio de Janeiro (crítica de cinema), em 1930; A Província de Recife, em 1930 e 1931; A Manhã, do Rio de Janeiro (crítica de Artes Plásticas), em 1941; Jornal do Brasil, do Rio de Janeiro e Folha da Manhã de São Paulo, em 1955; Jornal do Brasil, do Rio de Janeiro e Folha de São Paulo, em 1957. Também escreveu crônicas semanais para os programas "Quadrante" da Rádio Ministério da Educação, algumas depois publicadas (1961 a 1963), e "Vozes da Cidade", da Rádio Roquete Pinto (1963 a 1964) (3).

Manuel Bandeira, apesar de ser considerado um modernista e de ter sido convidado por Mário de Andrade – que conheceu pessoalmente em 1921 - não quis participar da famosa Semana da Arte Moderna realizada em São Paulo em 1922, por discordar de alguns pontos de vista de seus organizadores (3).

A tentativa de Manuel Bandeira em publicar, em 1913, suas primeiras poesias (Poemetos Melancólicos) fracassou. Procurou fazê-lo em Coimbra sem consegui-lo. Pior ainda, ao deixar o sanatório da Suíça, lá esqueceu os originais e jamais conseguiu refazê-los totalmente. Em 1917, entretanto, saiu sua primeira obra – A Cinza das Horas – custeada por ele próprio. Em 1919, seu pai arcou com as despesas da publicação de "Carnaval", obra muito bem recebida e elogiada. Conforme consta de "Estrela da Vida Inteira" (3), toda a poesia de Manuel Bandeira está contida em: A Cinza das Horas, Carnaval, O Ritmo Dissoluto, Libertinagem, Estrela da Manhã, Lira dos Cinquet'anos, Belo Belo, Opus 10, Estrela da Tarde, Duas Canções do Tempo do Beco, Louvações, Composições, Ponteios, Preparação para a Morte, Mafuá do Malungo (Jogos Onomásticos, Lira do Brigadeiro, Outros Poemas, À Maneira de) e Poemas Traduzidos.

A produção não poética de Manuel Bandeira, como já foi dito, também foi importante: Crônicas da província do Brasil, Flauta de papel, Andorinha, andorinha, Itinerário de Pasárgada, Estudos literários, A versificação em língua portuguesa, Crítica de arte (1). É importante lembrar ainda que fez biografias de Gonçalves Dias, Álvares de Azevedo, Casimiro de Abreu, Junqueira Freire e Castro Alves e escreveu A autoria das cartas chilenas, Noções de histórias das literaturas, Apresentação da poesia brasileira, Antologia dos poetas brasileiros bissextos contemporâneos e Literatura hispano-americana (3).

Em sua obra, Manuel Bandeira expressa angústia e melancolia. Vivia atormentado por estar tuberculoso, sabendo dos riscos que corria, mas viveu bastante, até os 82 anos. Faleceu no dia 13 de outubro de 1986, no Hospital Samaritano, em Botafogo, de hemorragia gástrica. Está sepultado no mausoléu da Academia Brasileira de Letras, no Cemitério São João Batista, no Rio de Janeiro (2-4).

Crônicas dos Boletins

As referências a doenças nos poemas de Manuel Bandeira estão implícitas ou explícitas. Como seria de esperar, a tuberculose que o martirizou por toda a vida teria de estar presente em sua obra. E realmente foi a primeira aparecer, de maneira implícita. Está no livro A Cinza das Horas, em soneto intitulado A Antônio Nobre, escrito em Petrópolis no dia 3 de fevereiro de 1916:

>Tu que penaste tanto e em cujo canto
>Há a ingenuidade santa do menino;
>Que amaste os choupos, o dobrar do sino,
>E cujo pranto faz correr o pranto:
>
>Com que magoado olhar, magoado espanto
>Revejo em teu destino o meu destino!
>Essa dor de tossir bebendo o ar fino,
>A esmorecer e desejando tanto...
>
>Mas tu dormiste em paz como as crianças.
>Sorriu a Glória às tuas esperanças
>E beijou-te na boca... O lindo som!
>
>Quem me dará o beijo que cobiço?
>Foste conde aos vinte anos...   Eu, nem isso...
>Eu não terei a Glória... nem fui bom.

Este soneto foi dedicado ao poeta português Antônio Nobre, nascido no Porto em 16 de agosto de 1867, cuja obra está reunida em único livro: "Só" (5). Antônio Nobre foi um dos marcos da literatura de seu país no século XIX (6). O poema não fala explicitamente de tuberculose, mas a doença ali está: "Revejo em teu destino o meu destino! / Essa dor de tossir bebendo o ar fino". É que Antônio Nobre também foi tuberculoso, sua doença começando mais tarde do que a de Bandeira, mas levando-o à morte no dia 18 de março de 1900, em Foz do Douro, antes de completar 33 anos (6).

Manuel Bandeira refere-se também à tuberculose, sem a nomear, em seu muito difundido, famoso, contundente e até hilário poema Pneumotórax, incluído no livro Libertinagem (3):

> Febre, hemoptise, dispneia e suores noturnos.
> A vida inteira que podia ter sido e que não foi.
> Tosse, tosse, tosse.
>
> Mandou chamar o médico:
> – Diga trinta e três.
> – Trinta e três... trinta e três... trinta e três...
>
> – O senhor tem uma escavação no pulmão esquerdo e o
>   Pulmão direito infiltrado.
> – Então, doutor, não é possível tentar o pneumotórax?
> – Não. A única coisa a fazer é tocar um tango argentino.

Do mesmo modo que em Manuel Bandeira, a tísica também aparece em poemas de Antônio Nobre, como em "Pobre tísica" (5):

> Quando ela passa à minha porta,
> Magra, lívida, quase morta,
> E vai até à beira-mar,
> Lábios brancos, olhos pisados:
> Meu coração dobra a finados,
> Meu coração põe-se a chorar.

Além das já citadas, há várias outras referências à tuberculose na obra poética de Manuel Bandeira.

O poema Vulgívaga, do livro Carnaval, inicia-se e termina com a seguinte quadra:

> Não posso crer que se conceba
> Do amor senão o gozo físico!
> O meu amante morreu bêbado,
> E meu marido morreu tísico!

Em "A dama branca", também do livro Carnaval, nova referência à tísica:

> Era desejo? – Credo! De tísico?
> Por histeria... quem sabe lá?...
> A Dama tinha caprichos físicos:
> Era uma estranha vulgívaga.

Em "Noturno da Mosela", do livro O Ritmo Dissoluto, há uma alusão indireta à tuberculose:

> Fumo até quase não sentir mais que a brasa
> e a cinza em minha boca.
>
> O fumo faz mal aos meus pulmões comidos pelas algas.
>
> O fumo é amargo e abjeto. Fumo abençoado,
> que és amargo e abjeto!

Ainda em "Ritmo dissoluto", no poema Gesso:

> Os meus olhos, de tanto a olharem,
> Impregnaram-na da minha humanidade irônica de tísico.

Do mesmo livro, em "Na rua do sabão":
Quem fez foi o filho da lavadeira.
Um que trabalha na composição do jornal e tosse muito.
E foi subindo...
          para longe...
                    serenamente...
Como se o enchesse o soprinho tísico de José.

No livro Libertinagem, no poema Não Sei Dançar, Bandeira lamenta a perda dos seus e a perda da saúde com a tuberculose:

> Sim, já perdi pai, mãe, irmãos.
>
> Perdi a saúde também.

Em "Mangue", ainda em "Libertinagem", diz Bandeira: "Mangue mais Veneza americana do que Recife"; e

"Casinhas tão térreas onde tantas vezes meu Deus fui funcionário público casado com mulher feia."

Em "Lira dos cinquent'anos", o poema Testamento fala de sua doença:

> Criou-me desde eu menino,
> Para arquiteto meu pai.
> Foi-se-me um dia a saúde...
> Fiz-me arquiteto? Não pude!
> Sou poeta menor, perdoai!

Na poesia que se segue (Oração a Santa Teresa) há alusão a várias doenças e um pedido:

> Rogai pelos tísicos
> Rogai pelos cardíacos
> Rogai pelos tabéticos
> Rogai pela gente de fôlego curto
> Rogai por mim e pelo pintor Artur Lucas.

Em "Autorretrato" ("Mafuá do Malungo", Outros Poemas), considera-se um tísico profissional:

> Mal tendo a inquietação de espírito
> Que vem do sobrenatural,
> E em matéria de profissão
> Um tísico profissional.

Mais uma vez, em "Madrigal para as debutantes de 1946" ("Mafuá do Malungo", Outros Poemas), Manuel Bandeira lamenta o que a doença lhe fez:

> Meus vinte anos vão tão distantes!
> Pensando bem, jamais os fiz.
> Enfermo, envelheci muito antes.

O pulmão continua presente em "Tema e voltas" ("Mafuá do Malungo", Outros Poemas):

> Em brigas não tomo parte,
> A morros não subo não:
> Que se nunca tive enfarte,
> Só tenho meio pulmão.

"Só tenho meio pulmão", é repetido no fim das quatro quadras que compõem essa poesia.

Como seria de esperar e como se viu, há, pela influência que teve a doença em sua vida, uma predominância nítida de referências à tuberculose nos poemas de Manuel Bandeira, mas outras enfermidades também aparecem.

Em "A Sereia de Lenau" ("Carnaval") há uma citação de loucura sem especificação:

> Nikolaus Lenau, poeta da amargura!
> Uma te amou, chamava-se Sofia.
> E te levou pela melancolia
> Ao oceano sem fundo da loucura.

Nicolaus Lenau (1802-1850) foi um poeta de língua alemã que sofreu de grande depressão (7).

A loucura também é citada em "Boca de forno" ("Estrela da Manhã"):

> Cara de cobra,
> Cobra!
> Olhos de louco,
> Louca!

A sífilis é citada em "Tragédia brasileira" ("Estrela da Manhã"):

"Conheceu Maria Elvira na Lapa – prostituta, com sífilis, dermite nos dedos, uma aliança empenhada e os dentes em petição de miséria."

Igualmente, em "Poética" ("Libertinagem"):

> Estou farto do lirismo namorador
> Político
> Raquítico
> Sifilítico

Crônicas dos Boletins

Em "Conto cruel" ("Estrela da Manhã") aparece uremia:

"A uremia não o deixava dormir. A filha deu uma injeção de sedol."

Em "Libertinagem", no poema "Não sei dançar":

> Não há malária nem moléstia de Chagas, nem ancilóstomos,
> A sereia sibila e o ganzá do *jazz-band* batuca.
> Eu tomo alegria

Os reumatismos também aparecem:

"No Aniversário de Maria da Glória" ("Mafuá do Malungo", Outros Poemas):

> Trôpego, reumático, surdo
> Eu, poeta oficial da família.

Em "Viriato octogenário" ("Mafuá do Malungo", Outros Poemas):

> "Queixem-se outros de gota, reumatismo",
> Diz Viriato, e de falta de memória.

Por fim, um comovente poema, em "O Ritmo Dissoluto", que fala, sem defini-la, da doença de uma criança e mostra toda a sensibilidade de Manuel Bandeira:

O Menino Doente

O menino dorme.
Para que o menino
Durma sossegado,
Sentada a seu lado
A mãezinha canta:
- Dodói, vai-te embora!
Deixa o meu filhinho.
Dorme... dorme... meu...
Morta de fadiga,
Ela adormeceu.
Então, no ombro dela,
Um vulto de santa,
Na mesma cantiga,
Na mesma voz dela,
Se debruça e canta:
- Dorme, meu amor.
"Dorme, meu benzinho...

REFERÊNCIAS

1. BANDEIRA M.: Seleta de Prosa, Editora Nova Fronteira, Rio de Janeiro, 1997.

2. Manuel Bandeira, Wikipedia, a Enciclopédia Livre.

3. BANDEIRA M.: Estrela da Vida Inteira, José Olympio Editora, 14ª edição, Rio de Janeiro, 1987.

4. CHAVES T.: Tuberculose e observação marcam a vida de Manuel Bandeira, Folha Online Ilustrada

5. NOBRE A.: Só, Livraria Tavares Martins, Edição Comemorativa do Cinquentenário da Morte do Poeta, Porto, 1950.

6. Antônio Pereira Nobre, Wikipedia, a Enciclopédia Livre.

7. Nikolaus Lenau, Wikipedia, a Enciclopédia Livre.

Hilton Seda

Doenças no "Só" de Antônio Nobre

Só é o livro que reúne toda a produção do poeta Antônio Nobre, um marco na literatura portuguesa do século XIX, publicada em vida. Postumamente, saíram "Despedidas" (1902), "O Desejado" e "Primeiros Versos" (1921). Na edição comemorativa do cinquentenário da morte do poeta, publicada em 1950 pela Livraria Tavares Martins (1), a obra, que se inicia com o poema Memória, dedicado aos seus pais, está dividida em António, Lusitânia no Bairro-Latino, Entre Douro e Minho, Lua-Cheia, Lua Quarto-Minguante, Sonetos, Elegias e Males de Anto. Essa edição é exatamente igual à segunda, revista e ampliada, de 1898. Pode-se dizer que o conjunto de seus poemas forma uma verdadeira autobiografia, pois como muito bem o acentua Tatiana Aparecida Picosque: "No livro Só, Antônio Nobre utiliza a sua biografia para compor muitos momentos de sua obra" (2). Isto é especialmente constatado em "Memória", onde se vê delineada a personalidade de um português, poeta, predestinado a um destino infeliz, escritor do "livro mais triste que há em Portugal". "No poema António, configura-se de modo mais explícito a relação do sujeito com a coletividade, com o país ao qual pertence: Portugal" (2). No soneto 13, "Antônio Nobre utiliza nomes de pessoas queridas e conhecidas que fizeram parte de sua vida, menciona os locais vividos na infância e nos tempos de estudante, entrelaça sua vida com a de seu país, aproveita aspectos de sua personalidade excêntrica para compor um eu melancólico, narcísico, mas irônico no livro" (2). Em "Males de Anto", última parte de Só, Antônio Nobre apresenta-se como portador da "Tísica d'Alma", um reflexo de sua doença, pois sofreu de tuberculose, enfermidade que o vitimou. Na última poesia do livro, intitulada Meses Depois, num Cemitério, convive com a própria morte. Anto começa dizendo: "Olá, bom velho! é aqui o *Hotel da*

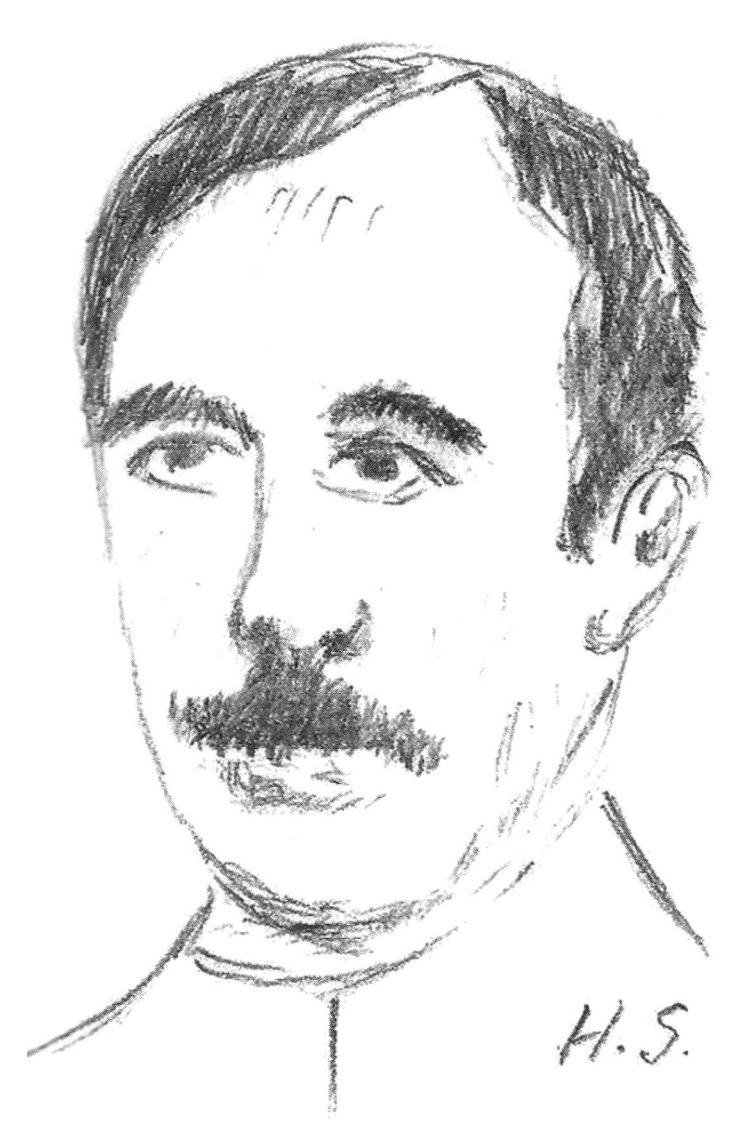

Antônio Nobre
(desenho do autor)

cova, / Tens algum quarto ainda para alugar?" Anto, naturalmente, é Antônio Nobre (1). A grande poetisa portuguesa Florbela Espanca (1894-1930) dedicou-lhe o poema "A Anto": Poeta da saudade, o meu poeta qu'rido / Que a morte arrebatou em seu sorrir fatal, / Ao escrever o Só pensaste enternecido / Que era o mais triste livro de Portugal. Poetas brasileiros também o homenagearam: Manuel Bandeira (1886-1968) escrevendo "A Antônio Nobre" e Aricy Curvelo (1945) "Por que a grandeza é dor?" (3).

Antônio Pereira Nobre nasceu na cidade do Porto em 16 de agosto de 1867 e faleceu em Foz do Douro no dia 18 de março de 1900, antes, portanto, de completar 33 anos. Sua família tinha recursos. Viveu sua infância em Trás-os-Montes, no Douro, e em Póvoa de Varzim, região praiana, ao norte da Vila do Conde. Quando tinha 21 anos, matriculou-se no Curso de Direito da Universidade de Coimbra. Não se adaptou e foi reprovado por duas vezes consecutivas, logo no primeiro ano da universidade. Talvez, por ser considerado um tipo excêntrico, não foi bem aceito pelos professores. Apesar disso, fez algum ambiente em Coimbra e tornou-se amigo de Alberto de Oliveira (1873-1940), com quem fundou a revista literária "Boémia Nova". Essa revista, cuja existência foi curta, criou polêmicas fazendo nascer outra que seria sua antagonista, "Os Insubmissos", da qual participava o poeta Eugênio de Castro (1869-1944), autor de "Oaristos", obra que abriu a estética simbolista na língua portuguesa. O Simbolismo havia surgido na França no fim do século XIX (3,4). "O movimento simbolista afirmou-se com o *Manifesto* de Jean Moréas (*Le Figaro*, 1886), agrupou poetas que buscaram sugerir, pelo valor musical das palavras e elevação das realidades ao nível de ideias e símbolos, as nuanças mais sutis das impressões e dos sentimentos" (5). Jean Moréas (1856-1910) nasceu em Atenas, mas foi para Paris em 1879. Escrevendo em francês, tornou-se um integrante da literatura francesa.

Em 1890, depois de reprovado em Coimbra, Antônio Nobre optou por estudar direito em Paris. Na Sorbonne (2) ou, mais provavelmente, na École Libre des Sciences Politiques de Émile Boutmy (4), licenciando-se, em 1895, em Ciências Políticas. Sua permanência na França fez com que, apesar de sua obra poética mostrar clara influência de Almeida Garrett (1799-1854) e Júlio Dinis (1839-1871), aderisse ao "Simbolismo" (4,5).

Foi em Paris que Antônio Nobre escreveu a maior parte dos poemas incluídos em "Só", entre 1891 e 1892. Foi também em Paris, em 1892, que publicou sua primeira edição, com tiragem de 300 exemplares, pela editora francesa Léon Vernier que já lançara obras de simbolistas franceses como Paul Verlaine (1844-1896), Arthur Rimbaud (1854-1891) e Stéphane Mallarmé (1842-1898). A segunda edição, revista e ampliada, apareceu em 1898 por outra editora francesa, a Guillard, Aillaud. Ele é estudado, habitualmente, no capítulo do simbolismo português, mas deve ser visto, também, como um precursor da poesia moderna de seu país que teve figuras exponenciais como Mário de Sá Carneiro (1890-1916) e Fernando Pessoa (1888-1935) (2,4,5).

"Só", cujo título inicialmente seria Confissões, não foi bem recebido em Portugal, a grande maioria das críticas foi desfavorável. O único a elogiá-lo foi Oliveira Martins (1845-1894) Aquando, porém, da segunda edição, houve melhor receptividade.

A tuberculose pulmonar de Antônio Nobre manifestou-se por volta de 1892, quando retornou a Portugal. Esse fato torna inviável a leitura, como muitos pretendem, de que os poemas de "Só" estejam altamente influenciados por aquela doença. Apesar disso, como veremos, ela aparece com frequência em sua obra. A tuberculose fez com que o poeta, em busca da cura, fizesse inúmeras viagens por sanatórios da Suíça, da Madeira, de Nova York, além da procura de climas mais favoráveis em Portugal (4). Esteve, inclusive, no mesmo sanatório que acolheu o poeta brasileiro Manuel Bandeira na Suíça, o Clavadel (3).

Antônio Nobre faleceu na casa de seu irmão Augusto Nobre (1865-1946), reputado biólogo e professor da Universidade do Porto (4).

Em "Só" há várias referências a doenças, com predomínio da tuberculose que aparece de forma implícita ou explícita. Em "Antônio", escrito em Paris em 1891, portanto um pouco antes ter sido constatada sua tuberculose, o poeta escreveu:

> "Vieram as rugas, nevou-me o cabelo
> Qual musgo na rocha...
> Fiquei para sempre sequinho, amarelo,
> Que nem uma tocha!"

A descrição desse seu precário aspecto já não seria uma revelação de sua doença?

Uma revelação expressa da tuberculose aparece na segunda parte de "Lusitânia no Bairro-Latino" (Paris, 1891-1892):

> "À porta dum casal, um tísico na cama,
> Olha tudo isto com seus olhos de Outro-mundo,
> E uma netinha com um ramo de loireiro
> Enxota as moscas, do moribundo."

A seguir, nesse mesmo poema, fala de "Tísicos! Doidos! Nus! Velhos a ler a sina".

Em "Purinha" (Entre Douro e Minho, Paris, 1891) refere-se à hemoptise:

> "Esmolas, distribuindo a este e àquele; e aos ceguinhos
> E mais aos aleijadinhos,
> Mais aos que deitam sangue pela boca,
> (...)"

Em "Carta a Manuel" (Entre Douro e Minho, Coimbra, 1888-89-90) uma referência comovente aos que sofrem de tuberculose:

> "Almas tristes e sós (não é mais triste a minha)
>
> Aqui estais, meu Deus! Desde a aurora à tardinha.
>
> O Vento leva-vos a folha, a pele; o Vento
>
> Leva-vos o orvalho, a água, o presigo, o sustento!
>
> E dobra-vos ao chão, faz-vos tossir, coitados!
>
> Estais aqui, estais prontos, amortalhados.
>
> Fazeis lembrar-me, assim, postos nestes lugares,
>
> Uma colônia de tísicos, a ares..."

Ainda em "Entre o Douro e Minho" no poema "Viagens na Minha Terra" (Paris, 1892) novamente descrição debilitada do poeta:

> "Tomara eu ver-te formado!
>
> Livre de Coimbra, minha flor!
>
> Mas vens tão magro, tão sumido...
>
> Trazes tu no peito escondido,
>
> E que eu não saiba, algum amor?"

Uma descrição muito curiosa do céu aparece em "Poentes de França" (Lua-Cheia, Paris, 1891):

> "Ó céus tísicos, cuspindo em bacias!
>
> Ó céus como escarros, às Ave-Marias!
>
> Ó poentes de França! Não vos amo não!"

O céu vermelho o fazia pensar em hemoptise. É muito estranho que se Antônio Nobre, como se diz, só teve sua tuberculose diagnosticada em 1892, um ano antes faça tal referência. Aliás, o seu soneto número 9 (Coimbra, 1890) começa dizendo "Quando vem Junho e deixo esta cidade, / Batina, Cais, tuberculosos Céus" (...)

Um personagem tísico aparece em "Ao canto do Lume" (Lua-Cheia, Paris, 1890-91): (...) "Oiço bater. Quem é? Ninguém: um rato... o Vento.../ Coitado! É o Georges, tísico a tossir..." E no verso seguinte: "Mês de Novembro! Mês dos tísicos! Suando / Quantos a esta hora não se estorcem a morrer! (...)"

Em "A Vida", (Lua Quarto-minguante, Paris, 1891) que faz referência às angústias humanas, o poeta incluiu: "Olha esse tísico a tossir, à beira-mar".

Em "Males do Anto" (Paris, 1891) Antônio Nobre fala de suas doenças:

> "Quando cheguei, aqui, Santo Deus! Como eu vinha!
> Nem mesmo sei dizer que doença era a minha,
> Porque eram todas, eu sei lá! Desde o Ódio ao Tédio.
> Moléstias d'Alma para as quais não há remédio."

Mais adiante descreve seus sintomas e fala da morte:

> "Chorar é bom. Ainda te resta esse prazer.
> Lágrimas: suor da alma! Cansado? Vais morrer,
> Vais dormir... Ainda não! Mais febre, suores frios,
> Tremuras, convulsões, nevroses, arrepios!"

Anto revela que "Um doente faz medo. Por isso fogem dele." Carlota, sua avó, chama o médico à sua revelia. Este lhe dá alguns conselhos, porém o poeta diz:

> "Mas o doutor mais eu, nós somos tão diversos!
> Certo, ele é o sábio, mas não tem prática alguma
> Destas moléstias e o que eu tenho é, apenas, uma
> Tísica d'Alma. Enfim..."

Essa concepção de "Tísica d'Alma" mostra como a tuberculose era uma obsessão para Antônio Nobre...

Na derradeira parte de "Males de Anto" uma descrição de seu estado:

> "E então que lindo! Era mesmo um cravo aberto!
> Mas, hoje, é aquilo: tem os olhinhos sumidos.
> Tão faltinho de cor, os cabelos compridos,
> E tosse tanta vez! Já arqueia das costas...
> Só falta vê-lo deitadinho, de mãos postas!"

"Pobre Tísica" (Elegias), escrito em Leça em 1889, portanto uns três anos antes daquele que se aceita como o do início da sua tuberculose, faz-nos crer que Antônio Nobre tinha uma especial ternura pelos que padeciam dessa doença ou, então, que já teria alguma sensação de que dela padecesse ou padeceria:

> "Quando ela passa à minha porta,
> Magra, lívida, quase morta.
> E vai até à beira-mar.
> Lábios brancos, olhos pisados:
> Meu coração dobra a finados,
> Meu coração põe-se a chorar.
> (...)

> Sarar? Magrita como o junco,
> O seu nariz (que é grego e adunco)
> Começa aos poucos de afilar,
> Seus olhos lançam ígneas chamas:
> Ó pobre Mãe, que tanto a amas,
> Cautela! O Outono está a chegar..

Como vimos, a tuberculose aparece com frequência em "Só", mas não é a única doença referida, há muitas outras.

A cegueira está em "António" (Paris, 1891):

> "Se eu vos pudesse dar a vista,
> Ceguinhos que ides a tactear..."

Em "Lusitânia no Bairro-Latino" ((Paris, 1891-1892):

> "Clama um ceguinho:
> "Não há maior desgraça nesta vida,
> que ser ceguinho!"

Igualmente em "A Vida" (Lua Quarto-Minguante, Paris, 1891):

> "Ó meu amor! Antes fosses ceguinha..."

Doenças e lesões de pele aparecem em "António" (Paris, 1891):

> "Conservo as mesmas tuas penas,
> Mais tuas chagas e gangrenas,
> Que não me farto de coçar!"
> (...)
> "E havia-os com gota, e havia-os herpéticos,
>   Mostrando a gangrena!
> E mais, e ceguinhos, mas era dos éticos
>   Que eu tinha mais pena..."

Crônicas dos Boletins

Em "Lusitânia no Bairro-Latino" (Paris, 1891-1892), ao falar da procissão:

> "O Corpo de Jesus, Nosso Senhor...
> Oh que vermelho extraordinário!
> Parece o Sol-pôr...
> Que pena faz vê-lo passar em Portugal!
> Ai que feridas! E não cheiram mal...
> (...)
> Mas, fazendo um contraste, adiante diz:
> "Outro moreno, mostra uma perna partida!
> Mas fede tanto, coitadinho..."

Querendo que vejam seu país de romarias e procissões, Antônio Nobre termina a Lusitânia de modo trágico:

> "Tísicos! Doidos! Nus! Velhos a ler a sina!
> Etnas de carne! Jobs! Flores! Lázaros! Cristos!
> Mártires! Cães! Dálias de pus! Olhos fechados!
> Reumáticos! Anões! Deliriums-tremens! Quistos!
> Monstros, fenômenos, aflitos, aleijados,
> Talvez lá dentro com perfeitos corações:
> Todos, à uma, mugem roucas ladainhas,
> Trágicos, uivam "uma esmola p'las alminhas
> Das suas obrigações!"
>
> Pelo nariz, corre-lhes pus, gangrena, ranho!
> E, coitadinhos! Fedem tanto: é de arrasar...
> Quê dos Pintores do meu país estranho,
> Onde estão eles que não vêm pintar?"

Para o fim, deixamos referências que dizem respeito a aspectos ortopédicos e reumatológicos.

Alusão a uma fratura encontra-se em "Lusitânia no Bairro-Latino" (Paris, 1891-1892), sem maiores explicações:

> (...)
>
> "Outro moreno, mostra uma perna partida!
>
> Mas fede tanto, o coitadinho..."

Não há como saber se o fedor vem de uma complicação da fratura ou do corpo do "coitadinho".

Alterações da postura surgem em alguns momentos. A primeira aparece no primeiro poema de "Só", em Memória, dedicada aos seus pais:

> "Aquele que partiu no brigue Boa Nova
>
> E na barca Oliveira, anos depois, voltou;
>
> Aquele santo (que é velhinho e já corcova)
>
> Uma vez, uma vez, linda menina amou:"

Em "Para as raparigas de Coimbra" (Entre Douro e Minho, Coimbra 1890):

> "Ó choupo magro e velhinho,
>
> Corcundinha, todo aos nós,
>
> És tal qual meu Avozinho:
>
> Falta-te apenas a voz."

"Corcundinha, todo a nós" permite especular que se trata de um artrósico.

Em "Carta a Manuel", no mesmo Entre Douro e Minho, são descritos "aleijadinhos de muletas:

> "Foi-se a paisagem triste: agora são colinas;
> Vê-se currais, eiras, crianças pequeninas,
> Bois a pastar ao longe, aves dizendo missa
> À Natureza e o sol a semear Justiça!
> Vão pela estrada aleijadinhos de muletas;
> Atiro-lhes vinténs: vêm pegar-lhes as netas."

Como já foi assinalado antes, em "Lusitânia no Bairro-Latino", há referência a "Reumáticos! Anões! Deliriums-tremens! Quistos!".

Os versos que se seguem vão permitir uma discussão muito curiosa.

Em "Ao canto do Lume" (Lua-Cheia, Paris, 1890-91) lê-se:

> "Novembro. Só! Meu Deus, que insuportável Mundo!
>   Ninguém, viv'alma... O que farão os mais?
> Senhor! A Vida não é um rápido segundo:
> Que longas horas estas horas! Que profundo
>   Spleen o destas noites imortais!"
> (...)
> "Spleen! Que hei-de eu fazer? Dormir, não tenho sono,
> Leva-me a carne a Dor, desgasta-me o perfil.
> Nada há pior que este sonâmbulo abandono!
> Ó meus Castelos-em-Espanha! Ó meu outono
> D'Alma! Ó meu cair-das-folhas, em Abril!."
> (...)
> "Que longas horas estas horas!
>   Spleen mortal o destas noites imortais!"

No Soneto 3 (Porto, 1887) novamente *spleen*:

> "Um dia (não sei quando, nem sei donde)
> Um vento seco de Deserto e spleen
> Deitou por terra, ao pó que tudo esconde,"

O que significa esse *"spleen"*? *Spleen* tem origem grega. Em inglês quer dizer baço. Para os poetas franceses spleen representa o estado de tristeza pensativa ou melancolia. Na medicina grega fazia-se conexão entre baço e melancolia. Galeno admitia que a bile negra, produzida pelo baço, associava-se à irritação e melancolia. O termo foi popularizado pelo poeta francês Charles-Pierre Baudelaire (1821-1867). Em seu famoso "As Flores do Mal", publicado em 1857 e que causou grande escândalo e lhe rendeu processos; após os versos iniciais (Ao leitor) aparece um conjunto de poemas englobados sob o título de "*Spleen* e Ideal", alguns deles com o título "*Spleen*" (6).

E por falar em melancolia, a palavra aparece em "D. Enguiço" (Lua-Cheia, Coimbra, 1889):

> "E foi crescendo. Mas como via
> Quanto era inútil a sua queixa,
> Aí caiu nessa melancolia,
> Que não deixa, que não deixa!"

Em "Males de Anto" (Paris, 1891) Antônio Nobre fala de si, de seus males, como o próprio título diz:

> "Quando cheguei, aqui, Santo Deus! Como eu vinha!
> Nem mesmo sei dizer que doença era a minha,
> Porque eram todas, eu sei lá! Desde o Ódio ao Tédio.
> Moléstias d'Alma para as quais não há remédio."
> (...)
> "Tristezas cor de chumbo! Spleen! Perdidos sonos!

(...)
"Médico? Para quê... A doença era d'Alma."
(...)
"Escassa, sim! Mas tenho ossada ainda,
Enquanto que a Alma, ai de mim! Nada tem..."

As referências a "spleen", à própria melancolia, à depressão, às perturbações do sono, aos sonos perdidos, à moléstia d'alma, lembram muito os sintomas da fibromialgia, essa doença que existe desde tempos imemoriais e que aparece na Bíblia em Job e Lamentações de Jeremias (7).

Curiosamente em "Males de Anto" está escrito:

"Ó Dor! ó Dor! ó Dor! Cala, ó Job, os teus ais.
Que os tem maiores este filho de seus Pais!"

Será que Antônio Nobre, além da tuberculose, sofreu de fibromialgia? Parece-me uma boa hipótese.

REFERÊNCIAS

1. NOBRE A.: Só, Livraria Tavares Martins, Porto, 1950.

2. PICOSQUE T.A.: A escrita de si em Só de Antônio Nobre, Revista Criação & Crítica, no. 4, p. 36-51, 2010.

3. SEDA H.: Referências a doenças em poemas de Manuel Bandeira. Bol. SBR 36: 18-20, 2012.

4. Wikipédia, a enciclopédia livre

5. Dicionário Enciclopédico Ilustrado Larousse, Editora Abril, São Paulo, 2006.

6. BAUDELAIRE C.: As Flores do Mal, Editora Martin Claret, São Paulo, 2007.

7. SEDA H.: História da fibromialgia, Boletim SRRJ 39 (142): 5-9, 2011.

Hilton Seda

A fibromialgia do poeta
Antônio Nobre

Antônio Pereira Nobre ou simplesmente Antônio Nobre, como é conhecido, foi um marco na literatura portuguesa do século XIX. Nasceu em família de bons recursos, na cidade do Porto, em 16 de agosto de 1867, e faleceu na Foz do Douro, por tuberculose, no dia 18 de março de 1900, antes de completar 33 anos, na casa de seu irmão Augusto Nobre (1865-1946), reputado biólogo e professor da Universidade do Porto (1,2). Aos 21 anos matriculou-se no Curso de Direito da Universidade de Coimbra. Logo no primeiro ano foi reprovado por duas vezes. Seu modo excêntrico de se comportar não era bem aceito pelos professores. Apesar desse seu temperamento, tornou-se amigo de Alberto de Oliveira (1873-1940) com quem fundou a revista literária "Boémia Nova", de existência muito curta. Essa publicação manteve polêmica com o periódico "Os Insubmissos", do qual participava o poeta Eugênio de Castro (1869-1944), autor de "Oaristos", obra que fez nascer em Portugal a estética simbolista, movimento que havia sido firmado pelo manifesto, escrito em francês, pelo grego Jean Moréas (1856-1910) em 1886. Esse movimento reuniu poetas que buscavam sugerir, pelo valor musical das palavras e elevação das realidades ao nível de ideias e símbolos, as nuanças mais sutis das impressões e dos sentimentos (2). Depois de reprovado em Coimbra, Antônio Nobre foi estudar em Paris em 1890, licenciando-se, em 1895, em Ciências Políticas (1). Radicado na França, aderiu ao Simbolismo, ainda que sua obra mostre clara influência de Almeida Garret (1799-1854) e Júlio Diniz (1839-1871) (1,2).

Em vida, Antônio Nobre publicou uma única obra: "Só", cuja primeira edição, com tiragem de 300 exemplares, saiu em Paris, em 1892, pela editora "Léon Vernier". A segunda, revista e ampliada, é de 1898, editada por "Guillard, Aillaud". Postumamente, apareceram "Despedidas" (1902), "O Desejado" e "Primeiros versos" (1921) (1).

"Só" (3) é uma verdadeira autobiografia. "Antônio Nobre utiliza nomes de pessoas queridas e conhecidas que fizeram parte de sua vida, menciona os locais vividos na infância e nos tempos de estudante, entrelaça sua vida com a de seu país, aproveita aspectos de sua personalidade excêntrica para compor um eu melancólico, narcísico, mas irônico no livro (4). É um livro triste, como ele mesmo o declara no fim do poema Memória: "Mas tende cautela, não vos faça mal... / Que é o livro mais triste que há em Portugal!" Várias doenças aparecem na obra, principalmente a tuberculose de que padeceu. A tuberculose do poeta manifestou-se, claramente, a partir de 1892, portanto oito anos antes de sua morte. Este fato torna inviável a leitura de que, como muitos pretendem, os poemas de "Só" estejam altamente influenciados por aquela doença. Apesar dessa constatação, é indiscutível que a enfermidade é frequentemente citada, direta ou indiretamente, em seus poemas (5).

Há vários momentos em Só que encaminham o raciocínio no sentido de admitir que Antônio Nobre, além da tuberculose, padeceu de fibromialgia. Um fato marcante é o uso da palavra *spleen*, de origem grega. Em inglês quer dizer baço. Na medicina grega fazia-se conexão entre baço e melancolia. Galeno admitia que a bile negra, produzida pelo baço, associava-se à irritação e melancolia. Para os poetas franceses, *spleen* representa o estado de tristeza pensativa ou melancolia (5). O termo foi popularizado pelo poeta francês Charles-Pierre Baudelaire (1821-1867). Em seu famoso "As Flores do Mal", publicado em 1857, causando grande escândalo e rendendo-lhe processos, após os versos iniciais ("Ao leitor") aparece um conjunto de poemas englobados como "Spleen e Ideal", alguns deles tendo como título "spleen" (6).

Spleen está em "Ao canto do lume" (Lua-Cheia, Paris, 1890-91) no qual Antônio Nobre fala de suas noites sofridas:

> "Novembro. Só! Meu Deus, que insuportável Mundo!
> Ninguém, viv'alma... O que farão os mais?
> Senhor! A vida não é um rápido segundo:
> Que longas horas estas horas! Que profundo
> Spleen o destas noites imortais!"
> (...)

> "Spleen! Que hei-eu-de fazer? Dormir, não tenho sono,
> Leva-me a carne a Dor, desgasta-me o perfil.
> Nada há pior que este sonâmbulo abandono!
> Ó meus Castelos-em-Espanha! Ó meu outono
> D'Alma! Ó meu cair-das-folhas, em Abril."

Termina o poema dizendo:

> "(E a chuva cai...) Meu Deus! Que insuportável Mundo!
> Viv'alma ! (O Vento geme...) O que farão os mais?
> Senhor! A vida não é um rápido segundo:
> Que longas horas estas horas! Que profundo
> Spleen mortal o destas noites imortais!

No soneto 3, escrito no Porto em 1887, diz o poeta ao início:

> "Na praia lá da Boa Nova, um dia,
> Edifiquei (foi esse o grande mal)
> Alto castelo, o que é a fantasia,
> Todo de lápis-lazúli e coral!"

Mais abaixo acrescenta:

> "Um dia (não sei quando, nem sei donde)
> Um vento seco de Deserto e spleen
> Deitou por terra, ao pó que tudo esconde,
>
> O meu condado, o meu condado, sim!
> Porque eu já fui um poderoso Conde,
> Naquela idade em que se é conde assim..."

Em "Males de Anto" (Paris, 1891), como o próprio título o diz, Antônio Nobre (Anto) fala de si, de seus males.

Logo no início do poema declara a multiplicidade de seus males:

> "Quando cheguei, aqui, Santo Deus! como eu vinha!
> Nem mesmo sei dizer que doença era a minha,
> Porque eram todas, eu sei lá! Desde o Ódio ao Tédio.
> Moléstias d'Alma para as quais não há remédio."

Mais adiante:

> "Cancro do Tédio a supurar Melancolias!
> Gangrenas verdes, outonais, cor de folhagem!
> O pus do Ódio a escorrer nesta alma sem lavagem!
> Tristezas cor de chumbo! Spleen! Perdidos sonos!
> Prantos, soluços, ais, (o Mar pelos outonos)"

Mais uma vez, a seguir, insiste na variedade de suas doenças:

"Quantos males, Senhor!

Que Hospital!

Quantas doenças!"

Um pouco abaixo se refere à sua angústia noturna:

(...)

"Vai alta a noite... E o sangue arde-me nestas veias!

Febre a cem graus! Delírio: o Céu de Luas-Cheias"

Recusa os médicos:

"Médico? Para quê... A doença era d'Alma."

"Escassa, sim ! Mas tenho ossada ainda,

Enquanto que a Alma, ai de mim! Nada tem..."

As referências a "spleen", melancolia, depressão, às perturbações do sono, aos sonos perdidos, à moléstia d'alma e à multiplicidade de doenças que admitia ter, lembram muito um quadro de fibromialgia. Mais convincente ainda é um verso em "Males de Anto":

"Ó Dor! ó Dor! ó Dor! Cala ó Job, os teus ais,

Que os tem maiores este filho de seus Pais!"

A referência a Job por Antônio Nobre é significativa pelo fato de se admitir que este personagem bíblico do Velho Testamento é um dos mais antigos exemplos de um sofredor de fibromialgia, juntamente com Jeremias (7,8). No livro de Job está escrito: "Assim também eu tive meses vazios, e noites trabalhosas contei para mim" (Job 7:3). "Se durmo, digo: Quando me levantarei eu? E de novo esperarei a tarde, e fartar-me-ei de dores até a noite" (Job 7:4). "E agora dentro de mim mesmo se murcha a minha alma, e me possuem dias de aflição" (Job 30:16). "De noite os meus ossos são transpassados de dores, e os que me devoram não dormem" (Job 30:17) (7).

Ao comparar suas dores com as de Job, achando, inclusive que as suas eram maiores, Antônio Nobre - que declarara: "Nem mesmo sei dizer que doença era a minha, / Porque eram todas, eu sei lá!" - mais nos convence de que, além de tuberculoso, era um fibromiálgico.

REFERÊNCIAS

1. Wikipedia, enciclopédia livre.
2. Dicionário Enciclopédico Ilustrado Larousse, Editora Abril, São Paulo, 2006.
3. NOBRE A.: Só. Livraria Tavares Martins, Porto, 1950.
4. PICOSQUE T.A.: A escrita de si em Só de Antônio Nobre, Revista Criação & Crítica (4): 36-51, 2010.
5. SEDA H.: Doenças no "Só" de Antônio Nobre, Boletim da Sociedade Brasileira de Reumatologia, out/dez, no. 4, ano XXXVI, p.18-20, 2012.
6. BAUDELAIRE C.: As Flores do Mal, Editora Martin Claret, São Paulo, 2007.
7. A Bíblia Sagrada: Janelas Verdes, Lisboa, 1903.
8. SEDA H.: História da Fibromialgia, Boletim SRRJ 39(142): 5-9, 2011.

Hilton Seda

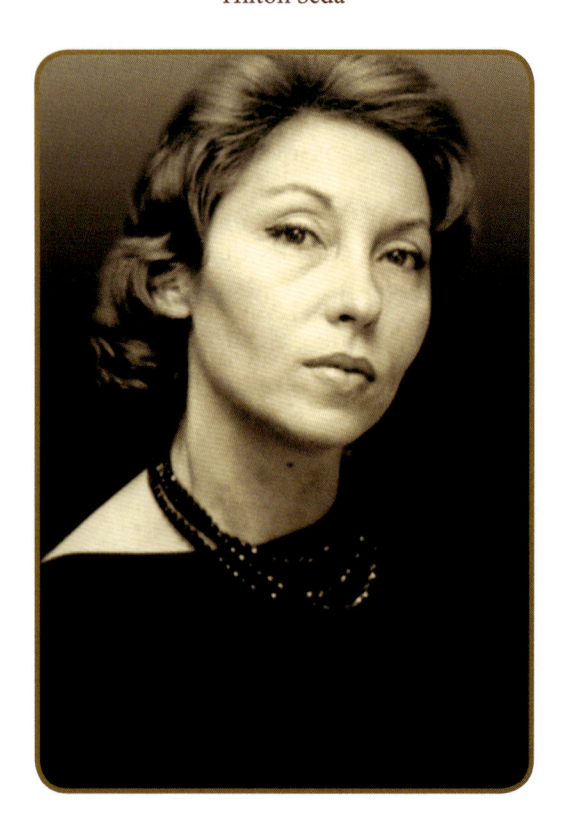

Referências a doenças nos poemas de
Cecília Meireles

Cecília Benevides de Carvalho Meireles foi uma excepcional poetisa carioca. Nasceu no dia 7 de novembro de 1901, no bairro da Tijuca, e faleceu no dia 9 de novembro de 1964 também na cidade do Rio de Janeiro. Sua mãe, Matilde Benevides, professora municipal, de origem açoriana da ilha de São Miguel, morreu quando a filha tinha três anos de idade. O pai, Carlos Alberto de Carvalho Meireles, funcionário do Banco do Brasil, faleceu aos 26 anos, três meses antes do nascimento de Cecília. Coube à sua avó materna, Jacinta Garcia Benevides, a única sobrevivente da família, a responsabilidade de criar e educar a menina órfã.

A respeito desses acontecimentos, Cecília Meireles declarou em entrevista à revista Manchete: "Nasci aqui mesmo no Rio de Janeiro, três meses depois da morte de meu pai e perdi minha mãe antes dos três anos. Essas e outras mortes ocorridas na família acarretaram muitos contratempos materiais, mas ao mesmo tempo me deram, desde pequenina, uma tal intimidade com a morte que docemente aprendi essas relações entre o efêmero e o eterno que, para outros, constituem aprendizagem dolorosa e, por vezes, cheia de violência" (1-3). Além desses fatos desagradáveis da infância, outro com características dramáticas ocorreu mais tarde, relacionado ao seu primeiro casamento.

Cecília desposou o pintor modernista português Fernando Correia Dias (Moledo da Panajóia, no Lamego, 10 de novembro de 1892) no dia 24 de outubro de 1922, na Igreja de São João Batista, no bairro de Botafogo, no Rio de Janeiro. Tiveram três filhas: Maria Elvira, Maria Mathilde e Maria Fernanda, que lhes deram cinco netos. Maria Fernanda Meireles Correia Dias (Rio de Janeiro, 27 de outubro de 1928) tornou-se consagrada artista teatral participando de novelas na televisão e de filmes de cinema. Fernando Correia Dias sofria de sérias crises de depressão, mas recusava tratamento. Numa dessas crises, em 1935, suicidou-se (4). Cecília casou-se pela segunda vez, em 1940, com Heitor Vinicius da Silveira Grilo, professor e engenheiro agrônomo, nascido no Paraná em 27 de julho de 1902 e falecido em 1972. Não tiveram filhos (1,2).

Desde o início de sua formação, Cecília Meireles mostrou suas qualidades intelectuais, pois concluiu seu curso primário em 1910, na recentemente construída e muito bem aparelhada Escola Municipal Estácio de Sá, tendo feito todo o aprendizado primário com "distinção e louvor". Por esse desempenho, recebeu uma medalha de ouro com seu nome gravado, que lhe foi entregue por Olavo Bilac (Rio de Janeiro, 1865-1918), o consagrado poeta parnasiano, "o príncipe dos poetas", que exercia a função de Inspetor Escolar do Distrito.

Em 1917, diplomou-se professora pelo conceituado Curso Normal do Instituto de Educação do Rio de Janeiro, situado na Rua Mariz e Barros, Tijuca, passando a exercer o magistério primário em escolas oficiais do então Distrito Federal. Sua ânsia de saber a fizeram estudar línguas e ingressar no Conservatório de Música, pois queria escrever uma ópera sobre o Apóstolo São Paulo. Seu interesse pelo ensino a fez dirigir, no Diário de Notícias, entre 1930 e 1934, uma página diária dedicada ao assunto. Fez mais: em 1934 criou uma Biblioteca Infantil, instalada no antigo Pavilhão Mourisco, em Botafogo, a primeira no gênero e que foi o embrião de muitas outras que apareceram em vários bairros cariocas e no Brasil. Em 1935, foi nomeada professora de Literatura Luso-Brasileira e depois de Técnica e Crítica Literária na recém fundada Universidade do Distrito Federal, cargo que exerceu até 1938. Além do mais, professou vários cursos livres de Literatura Comparada e Literatura Oriental e lecionou Literatura e Cultura Brasileira na Universidade do Texas, nos Estados Unidos, em 1940, e fez conferências em Lisboa e Coimbra sobre Literatura Brasileira. Tinha a capacidade de desenhar, tanto que ilustrou com figuras próprias o ensaio "Batuque, Samba e Macumba" que publicou em Lisboa (1,5).

Cecília escreveu seu primeiro verso aos nove anos e publicou seu primeiro livro (Espectros) aos 16. Este livro mereceu de João Ribeiro (Rio de Janeiro, 1860-1934) o seguinte comentário: "Com o talento e as qualidades poéticas aqui reveladas, Cecília Meireles em breve, e sem grande esforço, poderá lograr a reputação de poetisa que de justiça lhe cabe". Esse vaticínio se realizou, pois recebeu vários prêmios literários: Prêmio de Poesia Olavo Bilac, da Academia Brasileira de Letras, pelo seu livro Viagem (1939); Prêmio de Tradução/Teatro, concedido pela Associação Paulista de Críticos de Arte (1962); Prêmio Jabuti de Tradução de Obra Literária pelo livro Poemas de Israel, concedido pela Câmara Brasileira do Livro (1963); Prêmio Jabuti de Poesia pelo livro Solombra (1964); Prêmio Machado de Assis pelo conjunto de sua obra, outorgado pela Academia Brasileira de Letras (1965). Ao lado desses prêmios, vieram muitas homenagens: Sócia Honorária do Real Gabinete Português de Leitura (1942); Oficial da Ordem do Mérito do Chile (1952), Sócia Honorária do Instituto Vasco da Gama, em Goa (1953); Doutora Honoris Causa da Universidade de Délhi, Índia (1953); nome em Escola Municipal do Primeiro Grau, em São Paulo (1963); Biblioteca Cecília

Meireles, em Valparaiso, no Chile (1964); nome de Sala Cecília Meireles ao grande salão de concertos e conferências, no Largo da Lapa, no Rio de Janeiro; nome em Escola Municipal de Educação Infantil, em São Paulo; uma cédula de cem cruzados novos foi lançada com sua efígie (1989); nome em Biblioteca Infanto-Juvenil, em São Paulo; nome de rua no bairro São Domingos de Benfica, em Lisboa; e nome de uma avenida na cidade de Ponta Delgada, capital do arquipélago dos Açores (1-3).

A poesia de Cecília Meireles foi traduzida para o espanhol, francês, italiano, inglês, alemão, húngaro, hindu e urdu. Vários de seus poemas foram musicados.

Na obra poética de Cecília Meireles há referências a algumas doenças, como iremos demonstrar, mas de início vamos apresentar uma poesia de uma sensibilidade incomparável que trata daquele período pós-doença: O Convalescente, incluído em "Mar Absoluto e Outros Pemas", publicado em 1945.

O Convalescente

O convalescente, diante do espelho, / examina seu branco rosto esmaecido. / Vago lilás, o lábio vermelho. / Marfins... Lírios... E o quarto, um búzio em seu ouvido.

Diante do espelho, o convalescente / mira o peito pálido e frio, / com os ossos paralelamente... / E pensa no antigo feitio / de seus braços, de seu pescoço, / e na direção pressurosa / de seu olhar, que era tão vívido, tão moço, / quando ele todo era mármore e rosa!

E agora é débil, frouxo; e seu passo que hesita / Diante do espelho, sente seu rumo longe e estranho. / Entre os móveis a sua força é tímida. Levita / como um pássaro tonto sobre um ondulante rebanho. Desenrolam-se terra e céu nessa memória / de homem. O antigo é de hoje, o que vem não faz falta. / Tão perto andou do fim que sua vida é história / sem elos. O resto mal o sobressalta. E para a olhar, a ouvir, de súbito presente , / Vindo outra vez, ele tão solto, ele tão ido... / Casas. Pessoas. Fatos... – Este mundo! – O convalescente / regressa triste. Como um cadáver arrependido.

A obra de Cecília Meireles não é exclusivamente poética. Como prova, basta citar que em 1998 foram publicados, no Rio de Janeiro, seis volumes do que ela escreveu em prosa. Como já assinalado, seu primeiro livro de poesias foi Espectros, de 1919, escrito quando tinha 16 anos. Vieram a seguir: Nunca mais... e Poemas dos Poemas (1923), Baladas para El-Rei (1925), Viagem (1939), Vaga Música (1942), Mar Absoluto (1945), Retrato Natural (1949), Amor em Leonoreta (1952), Doze Noturnos de Holanda & O Aeronauta (1952), Romanceiro da Inconfidência (1953), Pequeno Oratório de Santa Clara (1955), Pistóia, Cemitério Militar Brasileiro (1955), Canções (1956), Romance de Santa Cecília (1957), A Rosa (1957), Obra Poética (1958), Metal Rosicler (1960), Poemas Escritos na Índia (1961), Poemas de Israel (1963), Antologia Poética (1963), Solombra (1963), Ou Isto ou Aquilo (1964), Crônica Trovada da Cidade de Sam Sebastiam no Quarto Centenário da sua Fundação Pelo Capitam-Mor Estácio de Sá (1965), Poemas Italianos (1968). Especula-se que ainda existam poemas inéditos para serem publicados.

Em "Viagem", no poema Medida da Significação, Cecília descreve a sensação sentida no momento das febres:

> "Eu mesma me sentirei alucinada e esquisita,
> com esse alento das nebulosas sinistras
> que se desenvolvem nas febres."

Nesse mesmo livro, em "Grilo", fala de febre e doença:

Grilo

Estrelinha de lata, / Assovio de vidro, / No escuro do quarto do menino doente.

A febre alarga / os pulsos hirtos; / mas dentro dos olhos há um sol contente.

Pássaro de prata / sacudindo guizos / no sonho mágico do menino moribundo.

(...)

Nova referência a uma criança doente, ainda no livro Viagem:

A menina enferma

A menina enferma tem no seu quarto formas inúmeras / que inventam espantos para seus olhos sem ilusão. / Bonecos que enchem as grandes horas de pesadelos, / que lhe roubam os olhos, que lhe partem a garganta, / que arrebatam tesouros da sua mão.

Um dia, ela descobriu sozinha que era duas! / A que sofre depressa, no ritmo intenso e atroz da noite / e a que olha o sofrimento do alto do sono, do alto de tudo, / sem contato nenhum com chão.

(...)

No livro Vaga Música há uma:

Serenata ao Menino do Hospital

Menino, não morras, / porque a lua cheia / vai-se levantando do mar. / São de prata e de ouro / as águas e a areia. / Não morras agora, / vem ver o luar!

(...)

Menino, não morras: / sobre o céu deserto, / há uma estrela imensa a brilhar. / É de prata e de ouro! / Como está tão perto! / Não morras agora, / - que a estrela da aurora / veio ver teu rosto / banhado de luar!

A hanseníase está presente em poemas de Cecília Meireles. Aparece no longo Blasfêmia do livro Mar Absoluto e outros Poemas.

Blasfêmia

Senhora da Várzea, / Senhora da Serra! / pelos teus santuários, / com cinza na testa, / irei arrastando / os joelhos e a reza: / subindo e descendo / ladeiras de pedra, / sustentando andores, / carregando velas, / para me livrares, / Senhora, da lepra!

(...)

Dei-te seis igrejas: / Que me deste? Lepra!

(...)

Morro impenitente, / fazendo-lhe guerra. / Que o fogo profundo lamba a minha lepra!

Em "Retrato Natural" também há referência à lepra, em "Balada de Ouro Preto".

Balada de Ouro Preto

Parei a uma porta aberta / para mirar um ladrilho. / Veio de dentro o leproso / como quem sai de um jazigo. / Caminhava ao meu encontro / Sinistramente sorrindo /

Mas vi-lhe os braços de líquen, / e as duas mãos desfolhadas / que cauteloso escondia / nos fundos bolsos das calças. / Chamas de um secreto inferno / em seu sorriso oscilavam.

Fora menos triste a lepra / do que o fogo do sorriso.

A lepra também está presente em "Romanceiro da Inconfidência", obra-prima de Cecília Meireles, publicada em 1953. Disse Darcy Damasceno: "Em suas linhas mestras, o Romanceiro da Inconfidência exibe uma bem lograda combinação de dados históricos e elementos inventivos, de relato, monologação e diálogo, de planos temporais e espaciais" (1).

Em "Romance XXI ou Das Ideias", lê-se:

Anjos e santos nascendo / em mãos de gangrena e lepra.

Em "Romance XXVII ou do Animoso Alferes" são citadas as habilidades de Tiradentes:

Não há planta obscura / que por ali medre / de que desconheça / virtude que encerre, / - ele, o curandeiro / de chagas e febres, / o hábil Tiradentes, / o animoso Alferes.

Mais adiante, em "Romance LX ou Do Caminho da Forca":

(...)

os cirurgiões e algebristas, / leprosos e encarangados, / e aqueles que foram doentes / e que ele havia curado.

(...)

Estes últimos versos ilustram bem um aspecto típico da medicina da época no Brasil. Havia aqui poucos médicos e a arte de curar era exercida, em grande, parte por curandeiros e "cirurgiões-barbeiros". Os "cirurgiões-barbeiros" tratavam de fraturas, luxações, feridas e extraiam dentes (6). O termo "algebrista" nesses versos refere-se a um grupo que cuidava de luxações e fraturas.

No "Romance XXI ou das Ideias", já citado, há uma variedade enorme de doenças, como "histeria de donzelas" e:

Os rumores familiares / que a lenta vida atravessam: / elefantíases; partos; / sarna; torceduras; quedas / sazões; picadas de cobras; / sarampos e erisipelas... / Candombeiros. Feiticeiros. / Unguentos. Emplastos. Ervas / (...)

Em "Romance XXIII ou das Exéquias do Príncipe" há referência às "bexigas", isto é, à varíola:

Já plangem todos os sinos, / pelo Príncipe, que é morto, / Como um filho da Rainha / pode assim morrer tão moço? / Dizem que foi de bexigas; / de veneno- dizem outros – (...)

No "Romance LXVI ou de Outros Maldizentes", que trata do desterro de Tomás Antônio Gonzaga para Moçambique, nova referência às bexigas:

Quem sabe se alcança a terra? / Quem sabe se desembarca? / Anda a peste das bexigas / até na gente fidalga... (...)

(Segura a rédea de espuma, / Tomás Antônio Gonzaga. / Escapaste

aqui da forca, / da forca e das línguas bravas; / vê se te livra das febres, / que se levantam nas vagas / e vão seguindo o navio / com seus cintilantes miasmas...)*

No "Romance LXXIX ou da Morte de Maria Ifigênia" (filha de Inácio José de Alvarenga Peixoto e Bárbara Eliodora) há os versos "Do enterro de Bárbara Eliodora":

Ela era a Estrela do Norte, / ela era Bárbara, a bela... / (Secava-lhe a tosse o peito, / queimava-lhe a febre a testa.) / Agora, deitam-na, exausta, / num simples colchão de terra."

Estes versos mostram bem de que morreu Bárbara Eliodora: de tuberculose, conforme consta de seu atestado de óbito.

Em versos de Cecília, "loucura" aparece várias vezes, sem um verdadeiro sentido de patologia, mas há no Romanceiro uma loucura real, a de D. Maria I: *"(Sentada estava a Rainha, / sentada em sua loucura, / Que sombras iam passando, / naquela memória escura? / Vagas espumas incertas / sobre afogada amargura...)*

Maria Francisca Isabel Josefa Antónia Gertrudes Rita Joana de Bragança (Maria I de Portugal) nasceu em Lisboa (17 de dezembro de 1734), filha de José I e D. Mariana Vitória. Foi rainha de Portugal de 1777 a 1816, sucedendo a seu pai El-Rei José I. Era dita "A Piedosa" ou "A Pia", pela sua extrema devoção à Igreja Católica. Por causa de sua doença foi substituída por D. João VI em 1792 (7). No episódio da Inconfidência Mineira... "A rainha D. Maria I, por um ato de clemência, comutou as penas de quase todos em extermínio para a África, só um, o *Tiradentes*, subiu ao patíbulo (21 de abril de 1792) com grande serenidade e nobreza de ânimo" (8).

Os versos de "Romance LXXIV ou da Rainha Prisioneira", referindo-se à loucura de D. Maria I assim terminam: *"Ai, que a filha de Marianinha / jaz em cárcere verdadeiro, / sem grade por onde se aviste / esperança, tempo, luzeiro... / Prisão perpétua, exílio estranho, / sem juiz, sentença ou carcereiro..."*

Em "Romance LXXXII ou Dos Passeios da Rainha Louca", Cecília escreveu: *"Entre vassalos de joelhos, / lá vai a Rainha louca, / por uma cidade triste / que já viu morrer na forca / ai, um homem sem fortuna / que falara em Liberdade..."*

Em "Romance LXXXIII ou Da Rainha Morta": *"Ah! Nem mais rogo nem promessa / nem procissão nem ladainha: / somente a voz do sino grande / que brada: 'Está morta a Rainha' / Ai, a neta de D. João Quinto! / Ai, a filha da Marianinha! / Tão gasta pela idade, apenas / a loucura a sustinha."*

D. Maria I morreu no dia 20 de março de 1816 no Brasil, no Rio de Janeiro, para onde viera com a corte portuguesa, em 1808, em virtude da invasão de Portugal por Napoleão.

Cecília Meireles fez parte de um grupo de pensadores católicos. Colaborou na Revista Festa, fundada em 1927 na cidade do Rio de Janeiro por Tasso da Silveira (1895-1968) e Andrade Muricy (1895-1984). O objetivo do grupo era voltar a dar valor à linha espiritualista da tradição católica. A publicação, em sua primeira fase, foi interrompida em 1929, voltando a circular em 1934 e 1935. Além de Tasso, Muricy e Cecília, foram colaboradores de "Festa", entre outros: Tristão de Athayde (1893-1983), Henrique Abílio (1893-1932) e Adelino Magalhães (1887-1969).

Seus poemas Romance de Santa Cecília e Pequeno Oratório de Santa Clara têm caráter explicitamente católico. Santa Clara de Assis nasceu em Assis, com o nome de Chiara d'Offreducci, em 16 de julho de 1193 e faleceu, também em Assis, em 11 de agosto de 1253.

Em "Pequeno Oratório de Santa Clara", na poesia Eco há referência à lepra:

Eco

Cantara ao longe Francisco, / Jogral de Deus deslumbrado. / que se mirava em seus olhos, / seguira atrás de seu passo! / (Um filho de mercadores / pode ser mais que um fidalgo, / se Deus o espera / com seu comovido abraço...) / Ah! Que celeste destino, / ser pobre e andar a seu lado! / Só de perfeita alegria / levar repleto o regaço! / Beijar leprosos, / sem se sentir enojado! / Converter homens e bichos! / Falar com os do espaço!... / (Ah! Quem fora a sombra, ao menos, / Desse jogral deslumbrado!)

Ainda em "Pequeno Oratório de Santa Clara", no poema Fim, há menção a "Tão doente, o corpo", sem especificar de que doença Santa Clara sofria, sempre padecendo com muitas dores, mas jamais se queixando.

Fim

Já quarenta anos passaram: / é uma velhinha, a menina / que, por amor à pobreza, / se despojou do que tinha, / fez-se monja, / e foi com tanta alegria / servir a Deus nos altares, / e, entre luz e ladainha, / rogar pelos pecadores / em agonia, / Já passaram quarenta anos: / e hoje a morte se avizinha. / Tão doente, o corpo! / A alma, tão festiva! / Os grandes olhos abertos / uma lágrima sustinham: / não se perdesse no mundo / o seu sonho de menina!)

Em "Canções", Cecília Meireles faz vagas referências à loucura:

E, de galho em galho, / andavam as loucas, / com cestas e toucas, / em busca do orvalho.

(...)

As loucas nos ramos / brincavam. E havia / no ar essa alegria / que nunca / que nunca alcançamos.

Além de "loucas", há nos versos de "Canções", moribundo, sem maior esclarecimento:

/ - andam nas ruas do mundo, / pondo sedas de silêncio / em lábios de moribundo. /

Cecília Meireles viajou bastante. Algumas viagens foram para proferir conferências, mas também visitou muitos países como lazer. Em 1951 ou 1954 (há uma contradição de datas), foi à Europa, Índia, Goa e, pela primeira e única vez, aos Açores, terra de seus ancestrais.

Inspirada por sua viagem àquele país produziu os "Poemas Escritos na Índia", publicados em 1961. Nesse grupo encontra-se "Cego em Haiderabade". Haiderabade é um dos vinte e três distritos do estado indiano de Andhra Praoesh.

Cego em Haiderabade

O cego vai sendo levado pelo menino. / O cego sorri, de olhos fechados, dentes nítidos: / como se visse o lago azul dentro das pedras, / e a mulher que passa, de seda vermelha / e adereço de prata.

Como se visse os bois de chifres dourados / que atravessam a rua, flacidamente. / Eis o Ganges que entra respeitoso no pátio de cristal do mar.

Eis o Ganges que sobe as escadas do céu. / Que entrega a Deus a alma dos homens. / Que torna a descer, no seu serviço eterno, / submisso, diligente e puro.

Eis o Ganges. Imenso. Venerável. Patriarcal.

Nesse mesmo livro encontra-se o poema Deusa, em que há referência à cólera e febres.

Deusa

Todos queremos ver a Deusa.

Venceremos o exaustivo perfume, / a multidão sofredora, / o êxtase de enfermos e devotos, / perdidos, envolvidos, / embebidos neste calor, neste mormaço, / entre abafados colares de flores inebriantes.

(...)

Entraremos na Mitologia. / Queremos ver a Deusa. / Entre sol e fumaça, / queremos ver Aquela que reina entre os paludes, / a da tenebrosa cólera / a das alastrantes febres.

Uma última referência à doença ainda aparece no poema História de Anchieta, que se encontra em "Crônica Trovada": peste.

Mas após tão bravos mortos, / virá procurá-lo a peste / para arrebentar-lhe os ossos.

Termino com Paulo Ronai (1907-1992): "Considero o lirismo de Cecília Meireles o mais elevado da moderna poesia de língua portuguesa. (...) A poesia de Cecília Meireles é uma das mais puras, belas e válidas manifestações da literatura contemporânea."

REFERÊNCIAS

1. MEIRELES C.: Obra poética, Editora Nova Aguilar S/A, Rio de Janeiro, 1991.
2. Cecília Meireles: Wikipédia, a enciclopédia livre.
3. Cecília Meireles: Biografia – www.releituras.com/c meireles
4. Fernando Correa Dias: Wikipédia, a enciclopédia livre.
5. Dicionário Enciclopédico Larousse, Editora Abril, São Paulo, 2006.
6. SEDA H;: O conhecimento das Doenças Reumáticas no Rio de Janeiro do Século XIX, Boletim da SRRJ, 39 (139): 5-10, 2011.
7. D. Maria I, Wikipédia, a enciclopédia livre.
8. RIBEIRO J;: História do Brasil, 14ª edição, Livraria São José, Rio de Janeiro, 1953.

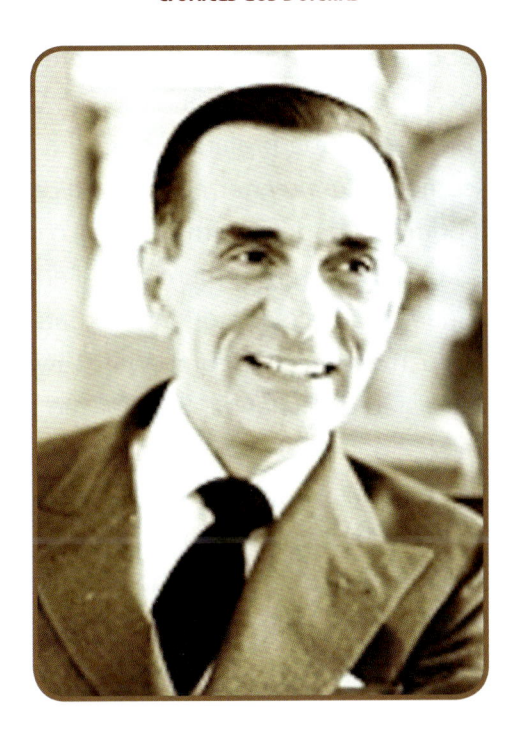

João Carlos Cabral de Melo Neto,
a Aspirina e a Medicina

João Cabral nasceu em Recife, na rua Jaqueira, depois Leonardo Cavalcanti, no dia 9 de janeiro de 1920, sendo o segundo filho do casal Luiz Antônio Cabral de Melo e Carmem Carneiro Leão. Faleceu em 9 de janeiro de 1999 no Rio de Janeiro, cidade para onde se transferiu em 1942 e pela qual jamais teve qualquer apreço (1,2). Até completar dez anos viveu em engenhos de açúcar: Poço do Aleixo, São Lourenço da Mata, Pacoval e Dois Irmãos. Esse período deixou inúmeras lembranças que o poeta reviveu em sua obra. Em 1930, sua família voltou para Recife. Lá, João Cabral ingressa no Colégio de Ponte d'Uchoa, dos Irmãos Maristas, concluindo o curso secundário aos quinze anos.

Gostava de futebol, era torcedor do América Futebol Clube, tanto que em seu livro Museu de Tudo há uma poesia intitulada O torcedor do América F. C. Mas não foi no seu clube preferido e sim no Santa Cruz Futebol Clube que, atuando como *center half* (terminologia da época), foi campeão juvenil em 1935. Seu primeiro emprego, em 1937, foi o de secretário de seu pai, consultor jurídico da Associação Comercial de Pernambuco. Em 1938, aos dezoito anos de idade, começa a frequentar o Café Lafayette, local de reunião de intelectuais pernambucanos como Willy Lewin, Vicente do Rego Monteiro, Ledo Ivo e Gastão de Holanda. Sua ligação com intelectuais se amplia com sua vinda ao Rio Janeiro em 1940, onde conheceu Murilo Mendes, que o apresentou a Carlos Drummond de Andrade e outros literatos que se reuniam no consultório do poeta e médico Jorge de Lima. Em 1941, apresenta uma tese no Congresso de Poesia de Recife ("Considerações sobre o poeta dormindo") e, em 1942, lança seu primeiro livro de poesias: Pedra do Sono, reunindo sua produção de 1940 e 1941, impresso às suas custas (1).

Em 1943, João Cabral de Melo Neto ingressou no DASP (Departamento Administrativo do Serviço Público) como assistente de seleção, depois de prestar concurso. Em 1945, novo concurso, dessa vez para a carreira diplomática, sendo aprovado e nomeado em dezembro. No ano seguinte, casou-se, em fevereiro, com Stella Maria Barbosa de Oliveira. Em dezembro de 1946, o casal teve o primeiro filho: Rodrigo. Em 1947, foi para o Consulado Geral de Barcelona como vice-cônsul. Em 1948, nasceu a filha Inês e, em 1949, o segundo filho, Luiz. Em 1949, morando na Catalunha, fez-se amigo do grande pintor Joan Miró e escreveu um ensaio sobre sua obra, ilustrado pelo artista. Em 1950, foi para o consulado de Londres. Em 1952, no governo Vargas, foi acusado de subversão, tendo sido trazido para o Brasil para responder a um inquérito. No ano seguinte, o Itamaraty o colocou em disponibilidade. Aproveita para ser secretário de redação do jornal *A Vanguarda*, que era dirigido por Joel Silveira. O processo contra ele foi arquivado e João Cabral vai para Recife com a família. Em 1955, nasceu Isabel, a segunda filha. Em 1956, foi para Barcelona, como cônsul-adjunto, encarregado de fazer pesquisas históricas no Arquivo das Índias de Sevilha, cidade onde se fixou. Em 1958, nova transferência, agora para o Consulado-Geral de Marselha e, em 1960, outra, para Madri, como primeiro secretário da embaixada. Em 1961, foi chefe de gabinete do ministro da Agricultura Romero Cabral da Costa. Nesse mesmo ano, volta para a embaixada em Madri. Em 1962, foi transferido para Sevilha. Em 1964, foi nomeado conselheiro da Delegação do Brasil junto à Organização das Nações Unidas. Em 1964, mais um filho, que recebeu o nome de João. Em 1966, foi para Berna, como ministro-conselheiro e, em 1967, foi nomeado cônsul-geral em Barcelona. Em 1972, é nomeado embaixador do Brasil para o Senegal, fixando-se em Dacar, Mauritânia, Mali e Guiné. Em 1979, passa a embaixador em Quito, no Equador, em 1981 a embaixador em Honduras, em 1982, cônsul-geral em Portugal. Em 1986, faleceu a esposa, no Rio de Janeiro e ele volta para o Consulado-Geral do Porto. Casou-se, a seguir, com a poetisa Marly de Oliveira (1935-2007). Em 1987, é transferido para o Rio de Janeiro e, em 1990, aposenta-se como embaixador (1).

João Cabral de Melo Neto recebeu muitas homenagens, condecorações e prêmios: Prêmio José Anchieta (1954), Prêmio Olavo Bilac da Academia Brasileira de Letras (1955), Prêmio de Melhor Autor Vivo do Festival de Nancy pela obra Morte e Vida Severina (1966), Grã-Cruz da Ordem de Rio Branco (1974), Comenda de Grande Oficial da Ordem do Mérito do Senegal (1976), Comenda de Grande Oficial Grã-Cruz da Ordem do Mérito de Guararapes (1980), Doutor Honoris Causa da Universidade Federal do Rio Grande do Norte (1982), Doutor Honoris Causa da Universidade Federal de Pernambuco (1986), Prêmio Camões de Literatura (1990), Prêmio Estado de São Paulo do Governo Paulista (1992), Grã-Cruz da Ordem de Isabel, a Católica, concedido pela Casa de Espanha (1992), Prêmio Jabuti da Câmara Brasileira do Livro (1993), Neustadt International Prize for Literature, da Universidade de Oklahoma (1992), e Prêmio Rainha Sofia de Poesia Ibero--Americana (1994) (1,2).

Apesar de também ter escrito prosa (Considerações sobre o poeta dormindo, Joan Miró, Poesia e composição, Crítica literária, Como a Europa vê a América, Da função moderna da poesia, Elogio de Assis Chateaubriand, A diversidade cultural do diálogo Norte-Sul, Agradecimento pelo Prêmio

Neustadt) (3), João Cabral de Melo Neto era, intrinsecamente, um poeta. E que poeta? Ele mesmo responde: "Para mim, a poesia é uma construção, como uma casa. Isso eu aprendi com Le Corbusier. A poesia é uma composição, quero dizer. Quero dizer composição, quero dizer uma coisa construída, planejada – de fora para dentro. (...) Eu só entendo o poético nesse sentido. Vou fazer uma poesia de tal extensão, com tais e tais elementos, coisas que eu vou colocando como se fossem tijolos. É por isso que eu posso gastar anos fazendo um poema: porque existe planejamento" (4).

A obra poética de João Cabral de Melo Neto, apresentada na ordem em que foram criadas, é a seguinte: Primeiros Poemas (1937-1940), Pedra Do Sono (1940-1941), Os Três Mal-Amados (1943), O Engenheiro (1942-1945), Psicologia da Composição (1946-1947), O Cão sem Plumas (1949-1950), O Rio (1953), Paisagens com Figuras (1954-1955), Morte e Vida Severina (1954-1955), Uma Faca Só Lâmina (1955), Quaderna (1956-1959), Dois Parlamentos (1958-1960), Serial (1959-1961), A Educação pela Pedra (1962-1965), Museu de Tudo (1966-1974), A Escola das Facas (1975-1980), Auto do Frade (1984), Agrestes (1981-1985), Crime na Calle Relator (1985-1987), Sevilha Andando (1987-1993), Andando Sevilha (1987-1989).

Um olhar de médico sobre a poesia de João Cabral de Melo Neto logo percebe que ele, com certa assiduidade, faz comparações e ligações com fatos e situações pertinentes à Medicina. Uma das sempre citadas é o seu poema Num Monumento à Aspirina, que se encontra em "A educação pela pedra" (3):

> Claramente: o mais prático dos sóis,
> o sol de um comprimido de aspirina:
> de emprego fácil, portátil e barato,
> compacto de sol na lápide sucinta.
> Principalmente porque, sol artificial,
> que nada limita a funcionar de dia,
> que a noite não expulsa, cada noite,
> sol imune às leis de meteorologia,

a toda hora em que se necessita dele
levanta e vem (sempre num claro dia):
acende, para secar a aniagem da alma,
quará-la, em linhos de um meio-dia.

Convergem: a aparência e os efeitos
da lente do comprimido de aspirina:
o acabamento esmerado desse cristal,
polido a esmeril e repolido a lima,
prefigura o clima onde ele faz viver
e o cartesiano de tudo nesse clima.
De outro lado, porque lente interna,
de uso interno, por detrás da retina,
não serve exclusivamente para o olho
a lente, ou o comprimido de aspirina:
ela reenfoca, para o corpo inteiro,
o borroso de ao redor, e o reafina.

Mas não só esse, há outro falando de aspirina no "Museu de Tudo" intitulado Metadicionário (3):

Em qualquer idioma ela tem
mesmo e só nome de chamar-se,
incapaz de não decifrar-se
lida ou entendida por ninguém.

Nem mesmo Deus tem a faculdade
de se chamar em qualquer língua:
só a aspirina existe acima
da geografia e seus sotaques.

Mas por que a sedução do poeta pela aspirina? É que sofria de terrível enxaqueca e consumia, diariamente, inúmeros comprimidos do remédio. Aspirina ainda vai ser citada em outro poema.

Além da aspirina, nos poemas de João Cabral de Melo Neto (1) há outras ligações com a Reumatologia. No livro Os Três Mal-amados, nova referência à aspirina. Joaquim, um deles, declarou: "O amor comeu meus remédios, minhas receitas médicas, minhas dietas. Comeu minhas *aspirinas*, minhas ondas-curtas, meus raios-X. Comeu meus testes mentais, meus exames de urina." No "Auto do frade" - que conta a história de Frei Caneca (1779-1825) - há uma comparação curiosa entre a forca, que deveria ser usada para executar o religioso, e reumatismo: "- A tropa vem com os utensílios da arte de provocar a morte. / - Eis porque a forca está triste, privada que foi de seu dote. / - Está triste, ainda mais corcunda, de *artritismo* ou tuberculose." Corcunda e tuberculosa, dá para pensar em Mal de Pott. Mais adiante: "Dizem que a forca reagiu. / pegou estranho *reumatismo*." No poema Como a Morte se Infiltra, no livro Agrestes, há referências a dores não definidas tanto no pé como na perna. Em "Cemitério Alagoano", no livro Quaderna, nova comparação curiosa: "O mar, que só preza a pedra, / que faz de coral suas árvores, / luta por *curar os ossos / da doença de possuir carne*, / e para curá-los da pouca / que de viver ainda lhe resta, / lavadeira de hospital, /o mar esfrega e reesfrega." Ainda em "Quaderna", no "Poema(s) da Cabra": "Se adivinha o núcleo da cabra / no jeito de existir, Cardozo, / que reponta sob seu gesto / como *esqueleto sob o corpo*. / E é outra ossatura mais forte / que o esqueleto comum, de todos; / debaixo do próprio esqueleto, / no fundo centro de seus ossos. / A cabra deu ao nordestino / esse esqueleto mais de dentro: / *o aço do osso*, que resiste / quando o osso perde seu cimento." Dá para pensar em prevenir osteoporose.

Em seus "Primeiros poemas", escritos entre 1937 e 1940, mas só publicados em 1990 (2), João Cabral de Melo Neto já aborda um tema médico, a loucura, no poema O Sábio Louco:

O sábio louco ia arrumando pacientemente
os pedaços de corpos humanos que caíam
que caíam como chuva
que vinham nas asas das abelhas
e nos sinais dos telégrafos Morse.

Depois da beira do abismo
um a um os corpos iam se despencando
assim mesmo de braços cruzados
atropelando no caminho
os automóveis e as almas penadas.

João Cabral de Melo Neto refere-se em suas obras à medicina, médicos, doutores e cirurgiões. Em o "Engenheiro", livro escrito entre 1942 e 1945, o poema As Nuvens termina assim: *"São a morte (à espera da) / atrás dos olhos fechados; / a medicina, branca! / nossos dias brancos".*

Em "Uma faca só lâmina" o poeta diz: *"Não pode contra ela / a inteira medicina / de facas numerais / e aritméticas pinças."*

No livro Crime na Calle Relator, no poema História de Pontes, há umas farpas: *"O estranho o escuta paciente, / como um doutor não ouve um doente."*

Outras farpas em "Morte e vida Severina"*: "– Como a morte é tanta, / só é possível trabalhar / nessas profissões que fazem / da morte ofício ou bazar. / Imagine que outra gente / de profissão similar, / farmacêuticos, coveiros, / doutor de anel no anular, (...).*"

Em "A escola das facas" ("Cento-e-sete") há um médico citado nominalmente: *"Porém Jarbas Pernambuco, / recém-doutor em medicina, / ouve-o, em Gonsalves de Melo, / cofia a barba e me confia: / as formigas são a esclerose; / não lhe andam na pele, é por dentro, / mas não lhe diga: que ele creia / morrer no Velho Testamento."*

Em "A cama é um automóvel" ("Agrestes") crítica ao prognóstico: *"Morrer é andar de automóvel: / tem todas as marchas, tem breques, / e o motor que vai mansamente / pode que sem mais se acelere / para cumprir o diagnóstico / de algum doutor acelerado / que previu a morte a tal hora, / ela, que se é certa é sem prazo."*

João Cabral de Melo Neto fez um poema sobre o Hospital de la Caridad, que se encontra no livro Andando Sevilha:

>Conjugam um só tempo de verbo,
>no indicativo presente: "Espero".
>Ali esperam incuráveis e velhos,
>que venha o objeto direto,
>a esta sala de espera tão densa,
>sem mais programas, sem agenda.
>Juan de Mañara que o instalou
>fez-se o Grande Torturador.
>No ar formigueiro de Sevilha,
>Criou essa sala de visitas,
>Essa glorieta, tão diferente
>das outras em que preguiça a gente.
>Nela se espera uma só, a Visita,
>que é certa, mas sem data fixa.
>A espera é densa que se a apalparia,
>muda, de quem faz pontaria.
>Só que tenso não está quem atira,
>estão os alvos que estão sob a mira.

No Hospital de La Caridad encontra-se uma famosa pintura de Murilo. Juan Mañara é uma peça, em três atos, sobre Don Juan, escrita por Manuel y Antonio Machado.

Crônicas dos Boletins

No livro A Educação pela Pedra há uma poesia muito curiosa intitulada O Hospital da Caatinga, que diz: *"O poema trata a Caatinga de hospital / não porque esterilizada, sendo deserto; (...) / O poema trata a Caatinga de hospital / pela ponta oposta do símile ambíguo; / por não deserta e sim, superpovoada; / por se ligar a um hospital, mas nisso. / Na verdade, superpovoa esse hospital / para bicho, planta e tudo que subviva, / a melhor mostra de estilos de aleijão / que a vida para sobreviver se cria, / assim como dos outros estilos que ela, / a vida, vivida em condições de pouco, / monta, se não cria; com o esquelético / e o atrofiado, com o informe e o torto; / estilos de que a catingueira dá o estilo / com seu aleijão poliforme, imaginoso; / tantos estilos, que se torna o hospital / por uma clínica ortopédica, ele todo.*

Nos poemas de João Cabral de Melo Neto estão inseridas inúmeras doenças. Em "Paisagens com cupim" (Quaderna) lê-se: *"No canavial, antiga Mata, / a vida está toda bichada. / Bichada em coisas pouco densas, / coisas sem peso, pela doença.* No "Museu de tudo" o poema Na Morte de Marques Rebelo diz: *"Morreu sem deixar a gramática / de sua maneira clínica: / essa maneira de médico / que toma a doença com pinças, / e seja doença de fora / seja de dentro, examina-a / limpamente, do mais alto, / da ciência, do fora, do cima. (...)*

As doenças infecciosas são várias vezes citadas. A febre aparece em "O Rio": *"Na Mata, a febre, a fome / até os ossos amolecem."* A seguir, ainda em "O Rio": *"vi a morte por febre, / precedida de seu assovio, / consumir toda a carne / com um fogo que por dentro é frio."* Em "Dois parlamentos", novamente a febre: *"O cassaco de engenho / quando doente-com-febre: / - Não de febre amarela / mas de sezões, verde.* "Cassaco" é trabalhador da construção de estradas, é trabalhador de engenhos e cana de açúcar. No "Auto do frade", "A gente nas calçadas" diz: *"Eu o imaginava homem alto / com olhos acesos, de febre. / - Eu o imaginava também / um asceta, puro osso e pele."* Em "A Sevilha que não se sabia" (Sevilha andando), novamente a febre: *"Sua alegria nem sempre alegre / porque há nela dupla febre: / a febre sem patologia / que lhe enfebrece até a gíria."*

Em "Andando Sevilha", no poema A Catedral, há referência que poderia parecer icterícia, mas que o autor dá outra interpretação: *"Na catedral, um dia por ano, / se expõe à beata devoção / o corpo do rei Dom Fernando / que morreu de amarelidão. / Pelo menos é o da malária, não o de quem viveu na guerra: / é aquele amarelo doente, / transparente, quase de vela."* Em "Psicologia da Composição", no poema "Antíode (contra a poesia dita profunda)": *"(Ao ar de águas / mortas, injetando / na carne do dia / a infecção da noite.)"*.

Dengue aparece em "O helicóptero de Nossa Senhora do Carmo" (Agrestes): *"Nossa Senhora do Carmo, / deixa que algum recifense / te perdoe ser sem nada, / todo o impoder de teu dengue."* Em "O postigo" (Agrestes) aparece "tifo": *"Escrever é sempre o inocente / escrever do primeiro livro. / Quem pode usar a experiência / numa recaída de tifo?"*

No livro A Escola das Facas ("Menino de engenho") aparece uma comparação com vírus e vacina: *"Menino, o gume de uma cana / cortou-me ao quase de cegar-me, / e uma cicatriz, que eu não guardo, / soube dentro de mim guardar-se. / A cicatriz não tenho mais; / o inoculado, tenho ainda; / nunca soube é se o inoculado / (então) é vírus ou vacina."*

A tuberculose aparece em "A roda dos expostos da Jaqueira" (Agrestes): *"só o coro, que em canto chão, / não o próprio, um de pés no chão, / em que cantavam a tuberculose / centenas de crianças com tosse.*

O câncer é citado em "Meios de transporte" (Museu de Tudo): *"O câncer é aquele ônibus / que ninguém quer mas com que conta; / não se corre atrás dele, / mas quando ele passa se toma."* Ainda em "Museu de tudo", em "O espelho partido": *"A morte pôs ponto final / à árvore solta do jornal - / romance pelo autor previsto / como câncer não como quisto."* No mesmo livro, em "A doença do mundo físico": *"Há uma magra e sã, mas a pedra / magra, em geral, é cancerosa: / o marne do Ardèche, escamado, / bom para ruínas arqueológicas."*

Em "A escola das facas", o poema "O que se diz ao editor a propósito de poemas" termina assim: *"Um poema é sempre, como um câncer: / que química, cobalto, indivíduo / parou os pés desse potro solto? / Só o mumifi-*

cá-lo, pô-lo em livro." O fígado está nesse mesmo verso: *"É preciso logo embalsamá-lo: / enquanto ele me conviva, vivo, / está sujeito a cortes, enxertos: / terminará amputado do fígado, / terminará ganhando outro pâncreas; / e se o pulmão não pode outro estilo / (esta dicção de tosse e gagueira), / me esgota, vivo em mim, livro-umbigo."*

Referência ao coração está em "Os primos" (O Engenheiro"): *"Meus primos todos / em mármore branco: / o funcionário, o atleta, / o desenhista, o cardíaco, / os bacharéis anuais."* Em "Meios de transporte" (Museu de Tudo), ainda o coração: *"Sem pontos de parada, / solto nas ruas como um taxi, / sem o esperar, querer, / sem ter por que, se toma o enfarte."* Ainda em "Museu de tudo" , em "W. H. Auden": *"Se morre da morte que ela quer. (...) Mas ela certo te respeitava, / de muito ler reler teus livros, / pois matou-te com a guilhotina, / fuzil limpo, do ataque cardíaco."*

No livro "serial", na poesia "Formas do nu", surge um asmático: *"(...) se espojando, têm todos / os gestos se asfixiado: / espasmos, estertores / de asmático e afogado."*

A miopia está em "Sevilha" (Quaderna): *"Sempre à medida do corpo / pequeno ou pouco: / ao teto baixo do míope, / aos pés do coxo."* Em "A morte de Gallito" (Crime na Calle Relator) uma tirada hilária com a miopia: *"Quis tourear muito de perto / um touro míope (burriciego)."*

Úlcera e hemorragia também estão presentes nos poemas. Por exemplo em "Meu álcool" (Sevilha Andando): *"E de nenhuma deles renega: / nem das úlceras que eles legam / nem da intestina hemorragia / em hospitais ao fio da vida."*

No poema "No centenário de Mondrian" (Museu de Tudo), João Cabral faz umas comparações interessantes: *"Quando essa alma já tem / por sobre e sob a pele / queimaduras de sol / que teve de incender-se / e começa a ter cãibras / pelo esforço de dentro / de manter esse sol / que lhe mantém o incêndio, / centrada na ideia fixa / de chegar ao que quer / para o quê ela faz / seja o que deve ser / então só essa pintura / de que foste capaz / apaga as equimoses / que a carne da alma traz."*

Para terminar, lembro que há um estranho poema em "A educação pela pedra" intitulado A Psicanálise do Açúcar, e no livro Agrestes um bastante curioso (A Preguiça) que vale a pena transcrever:

> Que relação o bicho preguiça
> poderá ter com a metafísica ?
> No Recife, um doutor chamou-o
> de psicopata catatônico,
> o que fez de imediato a igreja
> condenar o doutor (sua ovelha):
> Deus não criaria um ser doente
> a doença é do pecadamente;
> ela é do homem, que foi criado
> para que existisse o pecado,
> com seu horror e seu terror,
> como no diagnóstico do doutor.

REFERÊNCIAS

1. Menino de três engenhos, in João Cabral de Melo Neto, Cadernos de Literatura Brasileira, número 1, março de 1996.

2. João Cabral de Melo Neto in Wikipédia, a enciclopédia livre.Melo Neto JC: Obra completa, Editora Nova Aguilar, Rio de Janeiro, 1994.

3. Considerações do poeta em vigília, in João Cabral de Melo Neto, Cadernos de Literatura Brasileira, número 1, março de 1996.

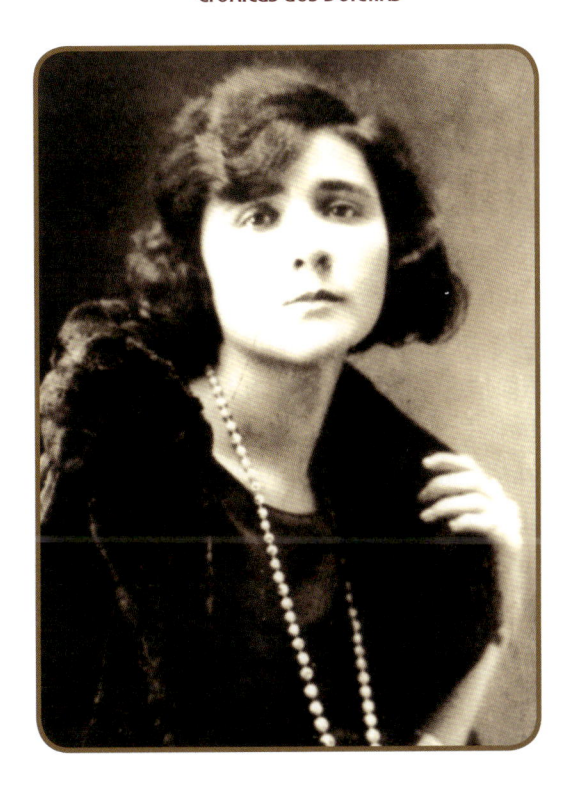

Florbela Espanca
e a dor em 100 anos de poesia

Os reumatologistas cuidam da dor física, Florbela Espanca cantava, em seus versos, a dor da alma:

Coveiros, sombrios, desgrenhados, / Fazei-me depressa a cova, / Quero enterrar minha dor / Quero enterrar-me assim nova.

Coveiros, só o corpo é novo, / Que há poucos anos nasceu; / Fazei-me depressa a cova / Que minha alma morreu.

Essa grande poetisa, apesar de ter escrito, em 11 de novembro de 1903, o poema A Vida e a Morte, começou realmente a compor seus sofridos versos a partir de 1915, portanto há 100 anos. Isto se prova com o fato de ter ela, em meados de abril de 1916, selecionado dentre sua produção poética cerca de trinta peças produzidas a partir de 10 de maio de 1915, com as quais inaugurou o projeto e o manuscrito Trocando Olhares, onde estão 88 poemas e três contos (1).

Florbela d'Alma da Conceição Espanca nasceu no princípio da madrugada do dia 8 de dezembro de 1894 em Vila Viçosa, Alentejo, Portugal, na casa de sua mãe, à Rua do Angerino. Na Igreja Nossa Senhora da Conceição de Vila Viçosa consta que é "filha ilegítima de pai incógnito", do mesmo modo que seu único irmão. Isto, entretanto, não corresponde à verdade. Seu pai foi João Maria Espanca. Herdeiro da profissão de sapateiro, não a exerceu, tendo se dedicado a várias atividades: antiquário, negociante de cabedais, desenhista, pintor, fotógrafo e cinematografista, sendo um dos introdutores do Vitascópio de Edison em Portugal. Era casado com Mariana do Carmo Toscano (ou Ingleza), mas não foi de sua união com ela – que era estéril - que Florbela nasceu e sim de um caso extraconjugal com Antônia da Conceição Lobo. Do mesmo modo, três anos depois nasceu seu irmão Apeles, em 10 de março de 1897. Curiosamente, João Espanca fez sua esposa madrinha de batismo de Florbela e o amigo Daniel da Silva Barroso seu padrinho, em cerimônia realizada no dia 20 de junho de 1895. Criou seus filhos em sua casa, com a colaboração da esposa, mas só reconheceu Florbela como filha, em cartório, após sua morte, no dia 13 de junho de 1949. João Maria Espanca faleceu em três de julho de 1954 (1,2).

Florbela frequentou a escola primária entre 1899 e 1908, em Vila Viçosa. Em 1908, ano em que sua mãe faleceu, aos 29 anos de idade, nessa mesma cidade, ingressou no Liceu de Évora, onde estudou até 1912, quando sua família para lá se mudou. Em 1913, casou-se em Évora, no dia de seu aniversário, com Alberto de Jesus Silva Moutinho, seu antigo colega de escola, indo morar em Redondo. Em 1915, o casal, em dificuldades financeiras, voltou para Évora instalando-se na casa do pai. No ano seguinte, regressam a Redondo. Nesse momento, Florbela inicia uma atividade jornalística em três publicações: Modas e Bordados (suplemento de O Século de Lisboa), Notícias de Évora e A Voz Pública, também de Évora. João Maria Espanca, mais uma vez fazendo das suas, ainda em companhia de

Mariana, vivia em casa com a empregada Henriqueta de Almeida e acabou divorciando-se, em nove de novembro de 1921, para casar-se com ela, em quatro de julho de 1922. Mariana morreu em dezembro de 1925 (1,2).

Em nove de março de 1916, Portugal começa a participar da Primeira Grande Guerra Mundial. O fato levou Florbela a realizar o projeto "Alma de Portugal", dizendo ser "homenagem humilíssima à pátria que estremeço". Em outubro de 1916, a poetisa voltou para Évora, atuando como explicadora no Colégio Nossa Senhora da Conceição. Em novembro desse mesmo ano, retorna ao Liceu que havia interrompido e concluiu o Curso Complementar de Letras, em 24 de julho de 1917. Ainda em 1917, vivendo em Lisboa subsidiada pelo pai, matriculou-se na Faculdade de Direito da Universidade de Lisboa, mas em meados de 1920, abandonou o curso. Em abril de 1918, Florbela teve um aborto espontâneo com infecção de ovários e pulmões, indo repousar com o marido em Quelfes (Olhão), no Algarve. Nessa ocasião apresenta os primeiros sinais de neurose (1,2).

A vida matrimonial de Florbela foi conturbada. Em 1920, ainda casada, foi viver com Antônio José Marques Guimarães, alferes de artilharia da Guarda Republicana. Em 30 de abril de 1921, divorciou-se de Moutinho. Casou-se com Antônio José no dia 29 de junho de 1921 no Porto e se deslocaram para Lisboa, pois Guimarães foi indicado chefe de gabinete do Ministério do Exército. Em novembro de 1923, Florbela adoentada vai para Gonça (Guimarães) tratar-se. Não durou muito o casamento com Guimarães, tendo este pedido o divórcio em quatro de abril de 1924, deferido em 23 de junho de 1925. Vale relatar que Antônio José criou uma agência de "Recortes", para coletar matérias publicadas sobre autores, que contém abundante material sobre Florbela, constituído de 133 recortes. Após o segundo divórcio, novo casamento, agora com o médico Mário Pereira Lage, de 32 anos, que conhecia desde 1921 e com ele vivia desde 1924. O casamento foi realizado em 15 de outubro de 1925 em cartório e, em 29 de outubro, na Igreja de Bom Jesus de Matosinhos. Passaram a viver na casa dos pais do médico em Matosinhos. Em 1927, Florbela inicia colaboração no D. Nuno de Vila Viçosa e também a atividade de tradutora de romances franceses para a editora Civilização, do Porto (1,2).

Uma tragédia ocorreu em seis de junho de 1927: o irmão de Florbela morreu quando mergulhou com um hidroavião no Tejo, após o falecimento de sua noiva Maria Augusta Teixeira de Vasconcelos. O fato teve grande repercussão negativa na poetisa que fez versos em sua memória e escreveu o conto "Máscaras do destino": "A meu irmão, ao meu querido Morto". Vem uma fase em que está mais deprimida, "doente dos nervos", fumando desbragadamente e emagrecendo. Em 1928, teria tentado o suicídio pela primeira vez. Em 1930, colabora nas publicações de Portugal Feminino, recentemente fundada, escrevendo contos e poemas; e nas revistas Civilização e Primeiro de Janeiro, ambas do Porto (1,2).

Na passagem de 7 para 8 de dezembro de 1930, Florbela suicidou-se em Matosinhos, ingerindo altas doses de barbitúrico. Era a data de seu aniversário de 36 anos. A família tentou esconder que se tratava de suicídio. Apelaram para uma doença cardíaca ou pulmonar. Nos meses anteriores, de outubro e novembro, já havia tentado esse mesmo ato. Foi sepultada no próprio dia 8 no Cemitério de Sedim. Em 17 de maio de 1964, seus restos mortais foram transferidos para o Cemitério de Vila Viçosa (1,2).

A obra de Florbela Espanca é, antes de tudo, poética, abordando temas como solidão, tristeza, saudade, sedução, desejo e morte, mas contém ainda contos, traduções, epístolas e diário. Enquanto vivia, só teve dois de seus livros publicados: Livro de Mágoas (1919) e Livro de Sóror Saudade (1923). Postumamente: Charneca em Flor (1931), Cartas de Florbela Espanca (a Dona Júlia Alves e a Guido Battelli) (1931), As Máscaras do Destino (1931), Sonetos completos (Livro de Mágoas, Livro de Sóror Saudade, Charneca em Flor, Reliquiae) (1934), Cartas de Florbela Espanca (1949), Diário do último ano (1981), O Dominó Preto (1982), Obras completas de Florbela Espanca em 8 volumes (1985-1986) e Trocando Olhares (1994) (1-3)

O Livro das Mágoas, de 1919, teve edição de 200 exemplares e logo se esgotou.

Sonetos Completos foi obra reunida por Guido Battelli que, posteriormente, também publicou Juvenili. Trocando Olhares, uma edição preparada por Maria Lúcia Dal Farra que reuniu, na ordem original, os oitenta e oito poemas que se encontram no manuscrito autógrafo de igual título arquivado na Biblioteca Nacional de Lisboa. Em 1996, Maria Lúcia Dal Farra publicou Poemas de Florbela Espanca (1), que incluiu as composições feitas entre 1915 e 1917 (Trocando Olhares), Livro das Mágoas (1919), Livro de Sóror Saudade (1923), Charneca em Flor (1931), Reliquiae (1931) e Esparsa Seleta (1917-1930). Esparsa Seleta, como o nome o diz, é uma seleção de peças dispersas.

Na poesia de Florbela Espanca há, ocasionalmente, referências a doidos, febre, cegueira etc., mas em sentido vago, não médico. Só encontrei seis poemas, em toda sua ampla obra poética, que merecem citação como tendo certo sentido clínico.

No livro Trocando Olhares, encontra-se:

A Doida

A Noite passa, noivando. / Caem ondas de luar. / Lá passa a doida cantando / Num suspiro doce e brando / Que mais parece chorar!

Dizem que foi pela morte / D'alguém, que muito lhe quis, / Que endoideceu. Triste sorte! / Que dor tão triste e tão forte! / Como um doido é infeliz!

Desde que ela endoideceu, / (Que triste vida, que mágoa!) / Pobrezinha olhando o céu, / Chama o noivo que morreu, / Com os olhos rasos d'água.

E a noite, passa noivando. / Passa noivando o luar: / "Num suspiro doce e brando, / Pobre doida vai cantando / Que esse teu canto, é chorar!"

Ainda no livro Trocando Olhares, encontra-se o soneto:

No Hospital

Na vasta enfermaria ela repoisa / Tão branca como a orla do lençol. / Gorjeia a sua voz ternos queixumes, / Como no bosque à noite o rouxinol.

É delicada e triste. O seu corpito / Tem o perfume casto da verbena.

/ Não são mais brancas as magnólias brancas / Que a sua boca tão branca e tão pequena!

Oiço dizer: Seu rosto faz sonhar! / Serão pétalas de rosa ou de luar? / Talvez a neve que chorou o inverno...

Mas vendo-a assim tão branca, penso eu / É um astro cansado, que do céu / Veio repoisar nas trevas dum inferno!

Mais uma vez em "Trocando Olhares":

Visões da febre

Doente. Sinto-me com febre e com delírio / Enche-se o quarto de fantasmas. 'Ma visão / Desenha-se ante mim tão branca como um lírio / Debruça-se de leve... Estranha aparição.

É uma mulher de sonho e suavidade / Como a doce magnólia florindo ao sol poente / E disse-me baixinho: "Eu chamo-me Saudade / E venho pra levar-te o coração doente!

Não sofrerás mais; serás fria como o gelo; / Neste mundo de infâmia o que é que importa sê-lo / Nunca tu chorarás por tudo mais que vejas!"

E abriu-me o meu seio; tirou-me o coração, / Despedaçado já sem 'ma palpitação, / Beijou-me e disse "adeus!" E eu: "bendita sejas!"

No livro Trocando Olhares, ainda se encontra:

Cegueira Bendita

Ando perdida nestes Sonhos verdes / De ter nascido e não saber quem sou, / Ando ceguinha a tactear paredes / E nem ao menos sei quem me cegou!

Não vejo nada, tudo é morto e vago... / E a minha alma cega, ao abandono / Faz-me lembrar o nenúfar dum lago/ 'Stendendo as asas brancas cor do sono...

Ter dentro d'alma a luz de todo o mundo / E não ver nada neste mar fundo, / Poetas meus Irmãos, que triste sorte!

E chamam-nos a nós iluminados! / Pobres cegos sem culpas, sem pecados / A sofrer pelos outros 'té à morte!

Em "Charneca em Flor" há a poesia:

A um moribundo

Não tenhas medo, não! Tranquilamente, / Como adormece a noite pelo Outono, / Fecha os teus olhos, simples, docemente, / Como, à tarde, uma pomba que tem sono...

A cabeça reclina levemente / E os braços deixa-os ir ao abandono, / Como tombam, arfando, ao sol poente, / As asas de uma pomba que tem sono...

O que há depois? Depois?... O azul dos céus? / Um outro mundo? O eterno nada? Deus? / Um abismo? Um castigo? Uma guarida?

Que importa? Que te importa, ó moribundo? / - Seja o que for, será melhor que o mundo! / Tudo será melhor do que esta vida!...

O último poema de interesse médico está em "Reliquiae" e se chama:

Loucura

Tudo cai! Tudo tomba! Derrocada / Pavorosa! Não sei onde era dantes. / Meu solar, meus palácios, meus mirantes! / Não sei nada, Deus não sei nada!..

Passa em tropel febril a cavalgada / Das paixões e loucuras triunfantes! / Rasgam-se as sedas, quebram-se os diamantes! / Não tenho nada, Deus, não tenho nada!...

Pesadelos de insônia, ébrios de anseios! / Loucura a esboçar-se, a enegrecer / Cada vez mais as trevas do meu seio!

Ó pavoroso mal de ser sozinha! / Ó pavoroso e atroz mal de trazer / Tantas almas a rir dentro da minha!

O pessimismo de Florbela Espanca, que se expressa no final de "A um Moribundo", pode ser resumido em uma de suas célebres frases: "A vida é sempre a mesma para todos: rede de ilusões e desenganos. O quadro é único, a moldura é que é diferente."

REFERÊNCIAS

1. ESPANCA F.: Poemas. Edição preparada por Maria Lúcia Dal Farra, Martins Fontes, São Paulo, 1996.
2. Florbela Espanca, Wikipédia, a enciclopédia livre.
3. ESPANCA F.: Sonetos completos, Livraria Gonçalves, Coimbra, 1950.

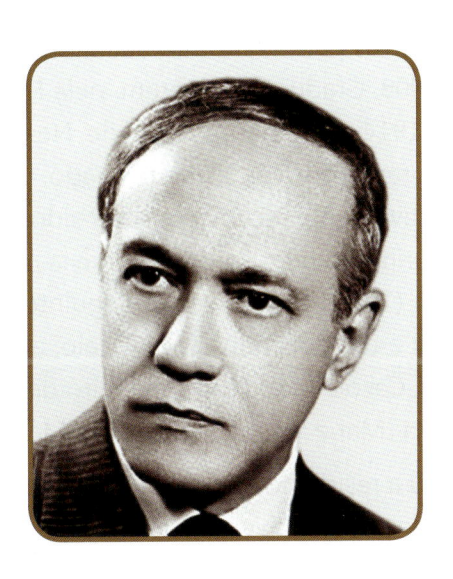

Jorge de Lima,
medicina e poesia

Jorge de Lima (Jorge Mateus de Lima) nasceu em 23 de abril de 1893 em Alagoas, no município de União dos Palmares, famoso por ter abrigado, muitos anos antes (1605-1694), o Quilombo dos Palmares de "Zumbi". Seu pai foi o rico comerciante José Mateus e sua mãe Delmira Simões de Mateus de Lima (1,2). Viveu em União dos Palmares até os 9 anos de idade, em uma confortável casa situada na Praça da Matriz, de cujo sobrado via-se o pátio da Igreja Santa Maria Madalena, santa de sua devoção, fato que, acredita-se, teria tido muita influência na religiosidade encontrada em sua poesia (1).

Em fins de 1902, a família mudou-se para Maceió. Seus estudos básicos tiveram início em sua cidade natal e continuaram na capital, no Instituto Alagoano, posteriormente desativado, o que determinou sua transferência para o Colégio Diocesano de Alagoas, dos Irmãos Maristas, onde fez, inclusive, seus preparativos para entrar na Faculdade de Medicina da Bahia, onde ingressou em 1908. Graduou-se, porém, pela Faculdade de Medicina do Rio de Janeiro em 1914, aos 21 anos de idade. Nesse mesmo ano, publicou sua tese de doutoramento. Depois de formado, voltou para União dos Palmares, onde foi festivamente recebido por ter sido o primeiro médico da cidade, mas não seu primeiro poeta, pois lá já havia nascido Manoel Bezerra Corrêa de Azevedo (1881-1920). No ano seguinte, com nova mudança de sua família, passou a dar consultas em Maceió, adquirindo muito bom conceito como clínico. Casou-se em 5 de fevereiro de 1917. Com sua esposa Ádila, teve uma filha (Maria Tereza) e um filho (Mário Jorge) (1).

Em 1930, passou a residir no Rio de Janeiro, onde além de clinicar, lecionou literatura brasileira nas Universidades do Brasil e do Distrito Federal. Seu consultório, no Edifício Mozart na Cinelândia, mais conhecido como "Amarelinho" pela cor de sua fachada, tornou-se um importante ponto de encontro de intelectuais como Murilo Mendes, Graciliano Ramos, José Lins do Rego e outros, além de um ateliê de pintura (1.2).

Tive oportunidade de conhecê-lo pessoalmente, pois sendo ele pediatra, eu, quando estudante de medicina, o visitava como representante de um muito conhecido leite em pó para crianças – o leite Dryko. Lembro-me bem de sua sala de espera, cheia de quadros de pintores nacionais posteriormente famosos, principalmente o de uma marinha de Pancetti (1902-1958) que eu muito admirava.

Jorge de Lima permaneceu no Rio de Janeiro até seu falecimento em 15 de novembro de 1953, aos 60 anos, vítima de um câncer de fígado. Está sepultado no Cemitério São João Batista, na zona sul do Rio de Janeiro, mas não no Mausoléu dos Imortais, onde deveria estar, pois suas seis tentativas de ingresso na Academia Brasileira de Letras foram infrutíferas. Apesar de não ter sido recebido como titular na Academia, dela recebeu o "Grande Prêmio de Poesia", em 1940.

Jorge de Lima não foi somente médico e poeta, dedicou-se também à política e às artes plásticas, participando inclusive de algumas exposições de pintura. Como político, foi deputado estadual pelo Partido Republicano de Alagoas e presidente da Câmara durante dois anos. Quando no Rio de Janeiro, depois do Estado Novo (1937-1945), elegeu-se vereador pela UDN (União Democrática Nacional).

Suas atividades literárias não se limitaram à poesia, pois foi biógrafo, ensaísta, romancista e tradutor (1,2). Como escritor, foi eclético. Escreveu cinco romances: Salomão e as Mulheres (1927), O Anjo (1934), Calunga (1935), Mulher Obscura (1939) e Guerra Dentro do Beco (1950); alguns ensaios e biografias: A Comédia dos Erros (1923), Proust, Anchieta, Todos Cantam sua Terra (1934); e dedicou-se à literatura infantil e religiosa: História da Terra e da Humanidade (1937), Vida de São Francisco de Assis (1942), D. Vital (1945) e Vida de Santo Antônio (1947). Entre suas traduções constam: "Os Judeus" de Jacques Maritain, Paul Claudel e outros e "Morte, Onde Está tua Vitória?" de Daniel Rops (1,2). Como poeta publicou: XIV Alexandrinos (1914), O Mundo do Menino Impossível (1925), Poemas (1927), Novos Poemas (1929), Poemas Escolhidos (1932), Tempo e Eternidade (1935), A Túnica Inconsútil (1938), Anunciação e Encontro de Mira-Celi (1943), Poemas Negros (1947), Obra Poética (1949), Livro de Sonetos (1949) e Invenção de Orfeu (1952) (1-3). Em 1997, a Lacerda Editores publicou "Novos Poemas, Poemas Escolhidos e Poemas Negros", reunindo poesias de sua fase conhecida como regionalista e folclórica (4). Depois de sua morte foi publicada a Antologia Poética (1969 e 2014) (3). Algumas de suas obras foram traduzidas para espanhol e alemão.

A produção poética de Jorge de Lima começou cedo, diz-se que quando tinha seis anos de idade. Eis um poema composto aos sete anos (3):

> Eu queria saber versos
> como o meu amigo Lau.
> Nunca vi versos mais belos
> como ele sabe lá.
>
> Trocava até meu carneiro
> meu velocípede sim
> sem saber os seus versos
> meu Pai que será de mim?
>
> Meu pai me bote na escola
> de meu velho amigo Lau
> quero aprender com ele
> versos e não b, a bá!!!

Aos onze anos fez poesia recordando sua morada em União dos Palmares:

> Moro em frente da Igreja
> Vivo feliz com meus pais.
> Menino que mais desejas
> Quando entras, quando sais?

Começou a ser notado como poeta aos treze anos quando escreveu "O Acendedor de Lampiões", um de seus XIV Alexandrinos (3):

> Lá vem o acendedor de lampiões da rua!
> Este mesmo que vem infatigavelmente,
> Parodiar o sol e associar-se à lua

Crônicas dos Boletins

Quando a sombra da noite enegrece o poente!

Um, dois, três lampiões, acende e continua
Outros mais a acender imperturbavelmente,
À medida que a noite aos poucos se acentua
E a palidez da lua apenas se pressente.

Triste ironia atroz que o senso humano irrita: -
Ele que doira a noite e ilumina a cidade,
Talvez não tenha luz na choupana em que habita.

Tanta gente também nos outros insinua
Crenças, religiões, amor, felicidade,
Como este acendedor de lampiões da rua!

A poesia de Jorge de Lima é dividida, por seus estudiosos, em três fases: parnasiana, nordestina e religiosa. Em 1927, aderiu ao modernismo, ao publicar "O Mundo do Menino Impossível" (1,2). Começou a ser mais conhecido após "Essa Negra Fulô", que se encontra no livro Novos Poemas, e assim termina:

Ó Fulô? Ó Fulô?
Cadê, cadê teu Sinhô
Que nosso Senhor me mandou?
Ah! foi você que roubou,
Foi você, negra Fulô?
Essa negra Fulô!

Sua consagração definitiva se deu com Invenção de Orfeu, longo poema em dez cantos publicado um ano antes de sua morte, que assim começa, à maneira de Camões (3):

Um barão assinalado
sem brasão, sem gume e fama
cumpre apenas o seu fado:
amar, louvar sua dama,
dia e noite navegar,
que é de aquém e de além-mar
a ilha que busca e amor que ama.

E termina dizendo:
No momento de crer,
 criando
  contra as forças da morte,
 a fé

No momento da prece,
 orando
  pela fé que perderam
 os outros.
No momento da fé
 crivado
  com umas setas de amor
 as mãos
  e os pés e o lado esquerdo
Amém.

Nos poemas de Jorge de Lima encontram-se várias referências a doenças, muito particularmente à malária (maleita), como o que se segue (4):

Maleita

Lá vem maroim, lá vem carapanã,

lá vem muriçoca sambando com pium.
A terra está suando poças d´água,
a lagoa está dormindo,
o caboclo está tremendo, está sambando com pium.
Minha madrasta Maleita foi você que me enterrou.
Quem sabe se por um figo que o destino beliscou?
Manda um rabinho da seca de 77, meu São Sol,
pra secar estas lagoas,
pra esquentar esta maleita.
Mas vem correndo um vento frio
e até a água se arrepia.

O caboclo está tremendo.
Está sambando com pium!

É curioso como o mosquito é citado de diversas formas: maroim ou maruim (mosquito do mangue), carapanã (do tupi), muriçoca, pium (borrachudo) (5).

Em "Felicidade" (Novos Poemas), mais referências à maleita:

(...)
Os meninos amarelos têm água por demais na boca.
Gosto de terra não é gosto de comida, de sal, de açúcar, de
 carne. É gosto diferente. De terra! É um gosto doente
 como gosto de maleita.
Também quem não tem maleita não sabe tirar sururu com
 gosto.
O frio da maleita não se importa com sol nem com chuva nem
Com o frio que está fora da gente, no ar.

> (...)
> Os meninos que vão tirar sururu têm os olhos sumidos.
> Mãe-maleita dorme com eles no jirau de pau-cundu. Mãe-maleita dá-lhes sonhos de febre.
> (...)
> Tudo é bom. A miséria é boa. A lama é amorosa. Parece que a vida é uma feitiçaria de sonho de maleita.

Sururu (mexilhão) é um molusco (concha) que habita o litoral nordeste e as lagoas Manguaba e Mundaú em Alagoas, tendo importância na alimentação humana (5).

Em "Democracia" (Poemas Negros), mais maleita:

> (...)
> Tive maleita, catapora e ínguas,

Em G.W.B.R. (Poemas), referência indireta à maleita:

> Vejo através da janela de meu trem
> os domingos das cidadezinhas,
> com meninas e moças.
> (...)
> Nas gares há meninas bonitas,
> *mocinhas amarelas.*

Nesse mesmo G.W.B.R., novamente a maleita:

> "Há um calor que até parece febre da maleita."

Em "Duas meninas de tranças pretas" (A Túnica Inconsútil) há uma referência à febre, sem ser possível saber se tem relação com a maleita:

> Eram duas meninas de tranças pretas.
> Veio uma febre e levou as duas.

Em "Invenção de Orfeu", no Canto I (23), maleita:

> (...)
> Esboço-me em ti meu poema,
> maleita diante do mar,
> febre de ilha, calor, frio,
> dentes rangidos em seco,
> mãos tremendo no papel,
> geofagia, geofagia,
> mas nos barcos e nas velas,
> unidade da Trindade.

Geofagia significa o "hábito patológico de ingerir barro ou outra forma de terra" (5). Aparece explicitamente descrita em alguns poemas como em Invenção de Orfeu (Canto I,30):

> Inda meninos, íamos com febre
> Comer juntos o barro dessa encosta.

A doença mental aparece em:

Joaquina Maluca

> Joaquina Maluca, você ficou lesa
>   não sei por que foi!
> Você tem um resto de graça menina,
>   na boca, nos peitos,
>   não sei onde é...
>
> Joaquina Maluca, você ficou lesa,
>   não é?
> Talvez pra não ver
>   o que o mundo lhe faz.

> Você ficou lesa, não foi?
> Talvez pra não ver o que o mundo lhe fez
> Joaquina Maluca, você foi bonita, não foi?
> Você tem um resto de graça menina
> > não sei onde é...
>
> Tão suja de vício,
> > nem sabe o que o foi.
> Tão lesa, tão pura, tão limpa de culpa,
> > nem sabe o que é!

No poema Enchente (Poemas Escolhidos) há comparação com um doido:

> Pulou das pedras embaixo,
> espumando como um doido.

Um de seus sonetos, incluído no Livro de Sonetos, inicia-se falando também de loucura:

> Era louco e era poeta o sepultado.

Seria o caso de se dizer, parodiando: de poeta e louco todos temos um pouco.

Em "Cristo Redentor do Corcovado" (Poemas Escolhidos) há um indivíduo com cifose:

> O avô de minha avó
> morreu também corcovado
> carregando um Cristo de maçaranduba
> que protegia os passos vagarosos da família.

A tuberculose está, indiretamente, em "Bahia de Todos os Santos" (Poemas):

> (...)
> Vós sois toda originalidade do mundo,
> que distribuís graças
> miraculosas e ganhais presentes de cera, de curas
> extraordinárias
> que haveis
> efetuado de panarícios e *escarros de sangue*,
> (...)

A tuberculose está explícita em um soneto que assim se inicia:

> Nas noites enluaradas as olheiras
> das donzelas suicidas dos sobrados
> iluminavam aves agoureiras
> e cães vadios tísicos e odiados.

Mais adiante, nesse mesmo soneto, fala de febre e de asma:

> Nós éramos meninos evadidos
> nas insônias das febres e das asmas,
> os olhos pelas noites acordados.

Em G.W.B.R. (Poemas), referências a diferentes situações patológicas:

> (...)
> Quando o trem para,
> O condutor vai conversar com as professoras
> dos grupos escolares,
> e os aleijados vêm aos vagons mendigar;
> entram os homens sem nariz dos cartazes do Elixir,

(...)
Uns vêm vestidos de feridas,
Outros expõem ventres inchados,
    colunas vertebrais de clown,
        beiços de boxeadores vencidos no último round...

No longo poema Invenção de Orfeu há citações ocasionais de doenças, como no Canto I (31):

(...)
Moquém ruim, de carnes embricadas,
corrompido de terras e morticínios,
de aguardente, varíola, vícios brancos
(...)
No momento que corre, deficiências
comidas enfeitadas, que acalentam
escorbutos de fomes escondidas,
(...)
Também no Canto II (14),
aqui fazendo comparação com a maleita :
(...)
as mãos tremem, os pés tiritam juntos,
e a maleita da tarde pende estrelas
originárias das lagunas do ar,
que se derramam pelos frios vales.
(...)

Jorge de Lima foi múltiplo: **honrou a medicina, a literatura e a poesia.**

REFERÊNCIAS

1. BARBOSA V.: Jorge de Lima. Pesquisa Escolar on line, Fundação Joaquim Nabuco, Recife, 2009.

2. Jorge de Lima: Wikipédia, a enciclopédia livre.

3. LIMA, J. de: Antologia Poética, Cosac Naify, Editora Jatobá, São Paulo, 2014.

4. LIMA, J. de: Novos Poemas, Poemas Escolhidos, Poemas Negros, Lacerda Editores, Rio de Janeiro, 1997.

5. Novo Dicionário Aurélio. Dicionário Eletrônico, 2009.

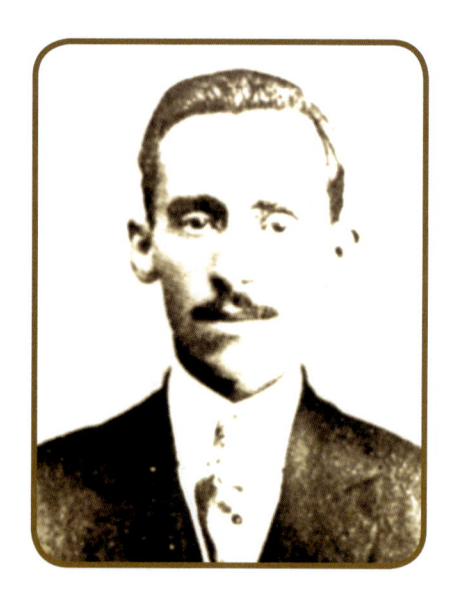

Augusto dos Anjos,
a morte e as doenças

O poeta da morte. Assim era definido Augusto de Carvalho Rodrigues dos Anjos. Ele mesmo, no poema Barcarola, diz: "Abraça-te à tua Cruz / "E morre, poeta da Morte!". Alexei Bueno afirma, entretanto, que "muito mais do que poeta da morte (...) é o poeta do fracasso de enfrentamento do mistério, da impotência perante o incognoscível" (1). Eu acrescentaria que foi também o poeta das doenças e dos doentes, em sua poesia sofrida e hipocondríaca. Para provar, basta citar seu conjunto de nove poemas intitulado Os Doentes.

Augusto dos Anjos nasceu em 20 de abril de 1884 na Paraíba, no Engenho Pau d'Arco, atualmente no município de Sapé. Faleceu precocemente, aos 30 anos de idade, no dia 12 de novembro de 1914, na cidade mineira de Leopoldina, acometido de pneumonia, como tradicionalmente aceito (2,3). Mas há os que contestam tenha sido esta a causa de seu óbito, afirmando que o poeta morreu vítima de tuberculose. Horácio de Almeida, citado por Edgard Steffen (4), relatou: "(...) tinha-se na conta de um doente, condenado a expectorar os pulmões dilacerados. Há, contudo no caso, um cuidado muito discreto da família em negar a tuberculose, que o próprio poeta confessava." A dúvida permanece.

Augusto dos Anjos foi o sexto filho do casal Alexandre Rodrigues dos Anjos e Córdula Carvalho Rodrigues. Recebeu os primeiros ensinamentos através de seu pai. Fez seus estudos básicos no Liceu Paraibano e, em 1903, ingressou na Faculdade de Direito de Recife, formando-se em 1907, mas não quis exercer a advocacia, preferiu o magistério, tornando-se professor em 1908 no Liceu onde estudara. Casou-se com Ester Fialho, em 1910, mudando-se para o Rio de Janeiro no mesmo ano, onde também foi professor em diversos educandários, incluindo a Escola Normal (Instituto de Educação) e o Ginásio Nacional (Colégio Pedro II). Em 1913 transferiu-se para Leopoldina, em Minas Gerais, por ter sido nomeado diretor do Grupo Escolar Ribeiro Junqueira. Seu primeiro filho nasceu morto, com sete meses incompletos, em dois de fevereiro de 1911. Fez um sofrido soneto para marcar a tragédia, que assim termina:

> Ah! Possas tu dormir, feto esquecido
> Panteisticamente dissolvido
> Na noumeralidade do NÃO SER!

O casal teve ainda dois outros filhos: Glória Fialho Rodrigues do Anjos, nascida em 1911, e Guilherme Augusto Fialho dos Anjos, nascido em 1913 (2-5).

Augusto dos Anjos está sepultado no Cemitério Nossa Senhora do Carmo, em Leopoldina (5).

Este grande vate, nitidamente um pessimista, é classificado ora como simbolista ora como parnasiano, mas Ferreira Gullar identifica-o como pré-modernista, pela existência em seus poemas de características nitidamente expressionistas (1,3).

Augusto dos Anjos escreveu seus primeiros poemas quando ainda muito jovem. Publicou, durante a vida, vários em periódicos. O primeiro,

Saudade, em 1900. "Eu", seu único livro de poesias, saiu em 1912. Depois de sua morte, seu grande amigo Órris Soares organizou uma edição de sua obra, sob o título de Eu e Outras Poesias, incluindo algumas inéditas (2,3).

Na poesia de Augusto dos Anjos, como já salientado, doenças são reconhecidas com frequência. Uma das principais é a tuberculose. Em relação a esta, há um notável trabalho de Edgard Steffen que esgota o assunto. O autor garimpou com muita propriedade, em seus poemas, praticamente todos os sintomas e sinais da *tísica*: febre, tosse, sudorese, dispneia, expectoração, anorexia, emagrecimento, anemia etc. Nossa análise dessa doença na obra do poeta será um resumo do que está em "Eu e a Tísica" (4).

Steffen, para apoiar a hipótese de que Augusto dos Anjos era tuberculoso, lembra que o psiquiatra Nobre de Melo o classificou como "longilíneo astênico", tipo morfológico propício à tuberculose pulmonar e à esquizofrenia. Lembra, também, que não parece haver relação entre o aparecimento da doença e a sua poesia: "(...) a doença do poeta paraibano teria se instalado quando de sua passagem pelo Rio de Janeiro (1912) e os sintomas e sinais que garimpei nos poemas já aparecem muito antes desse período" (4).

Os principais sintomas e sinais da tuberculose estão todos na poesia de Augusto dos Anjos: febre, tosse, suores, emagrecimento. Edgard Stefen os analisou um a um.

A febre não é referida com frequência. Está subentendida em "Tristezas de um quarto minguante": "Vou amarrar um pano na cabeça, / Molhar a minha fronte com vinagre." Em "O canto da agonia", também: "Calor que hoje me alenta e há de matar-me em breve".

A tosse aparece com frequência, como em "As cismas do destino": *Que uma população doente do peito / Tossia sem remédio na minh'alma! No mesmo poema ainda se lê: "E o cuspo que essa hereditária tosse" e "Era antes uma tosse ubíqua, estranha". No terceiro poema do grupo Os Doentes: "O ruído de uma tosse hereditária".*

A expectoração é encontrada também em "As cismas do destino": *"Escarrar de um abismo noutro abismo"*; e, ainda, no terceiro poema de Os Doentes: *"Expulsar, aos bocados, a existência / Numa bacia autômata de barro / Alucinado, vendo em cada escarro / O retrato da própria consciência".*

A sudorese está descrita no poema VIII de Os Doentes: *"E, hirto, a camisa suada, a alma aos arrancos".* Também em "Tristezas de um quarto minguante": *"O suor me ensopa. Meu tormento é infindo..."*

O emagrecimento, a caquexia da tuberculose, é definido no último terceto do soneto Solitário: *"Levando apenas na tumbal carcaça, / O pergaminho singular da pele / E o chocalho fatídico dos ossos!"*

Augusto dos Anjos ainda fala da magreza em "As cismas do destino" (*Assombrado com minha sombra magra*), em "Gemidos de arte" (*Magro, roendo a substância córnea da unha*), "Viagem de um vencido" (Eu, *desgraçadamente magro, a erguer-me*), e em "Anseio" (*Traça nas minhas formas carcomidas*).

A anemia da tuberculose, em "As cismas do destino", é descrita de forma muito curiosa: *A hemoglobina vinha cheia d'água!* O tom amarelo esverdeado da pele (clorose), decorrente da anemia, está em "Noli me tangere": *Ai! Não toqueis em minhas faces verdes.* A anorexia da doença em "À mesa": *Cedo à sofreguidão de meu estômago. É a hora / De comer. Coisa hedionda! Corro. E agora, (...)* Também em "A um mascarado": *Hás de engolir, igual aos porcos, os restos / Duma comida horrivelmente azeda!*

A hemoptise, sinal grave, é descrita em "Monólogo de uma sombra" (*Encontra um cancro assíduo na consciência / E três manchas de sangue na camisa!*), em "Queixas noturnas" (*E o sangue jorra, em coalhos pela boca.*) e em "Cismas do destino" (*Engolindo aos poucos a hemoptise*).

A dispneia é reconhecida no poema III de Os Doentes (*E com a respiração já muito fraca*). Nesse poema há uma comparação curiosa: *Lhe houvessem sacudido sobre o peito / A máquina pneumática de Bianchi!* Esclareço que pneumática, derivada do grego *pneumatikos*, significa fôlego, sopro; daí a comparação.

As dores, em várias localizações, podem incomodar bastante o tuberculoso. Na biografia de Augusto dos Anjos não há informação de que tenha tido artrite, mas em "Mistérios de um fósforo" está explícita: *Mas minha crise artrítica não tarda*. Na tuberculose o comprometimento ósseo e articular é bem conhecido, seja pela presença direta do bacilo na articulação, incluindo o mal de Pott, ou, acrescento, por uma forma de artrite reativa (Reumatismo de Poncet, não aceito por todos). Vale ressaltar que a dor é uma constante na poesia de Augusto dos Anjos, independentemente da tuberculose.

A tuberculose pode assumir uma forma intestinal, com dores abdominais e diarreia. Em "Monólogos de uma sombra" aparece: *A desarrumação dos intestinos / Assombra! Vede-a! Os vermes assassinos*.

A permanente depressão de Augusto dos Anjos, visível em toda sua poesia, pode ser atribuída, segundo Edgard Steffen, à tuberculose. Um exemplo, no quinto poema de Os Doentes: "*Perfura-me o peito a áspera pua / Do desânimo negro que me prostra*. Sobre a fase terminal da doença, ele também encontrou indícios em alguns versos: "Esparsas na lira do poeta paraibano, encontramos evidências dessas fases do doente terminal" (4).

Admirei-me que no trabalho tão minucioso e agudo de Steffen tivesse escapado uma nítida menção à tuberculose. No final da primeira quadra do poema "Depois da orgia", lê-se claramente: "*Cobrindo ampla apostema escrofulosa*"!

Apostema significa inflamação supurativa, abscesso. *Escrofulosa* diz respeito à adenite tuberculosa; adenopatia tuberculosa crônica localizada quase sempre no pescoço (6).

Além da tuberculose há, no "Eu e outras poesias", citações isoladas de sintomas e sinais de microrganismos, comparações com doenças ou explícita referência a algumas delas.

Em "Monólogo de uma sombra" (*Sou uma sombra! Venho de outras eras*) há um verso que diz: *Os dedos carregados de peçonha*. Peçonha é uma substância segregada por animais peçonhentos, que lesa o sistema circulatório ou nervoso, ou ambos, e desencadeia edema, hemorragia, dores, anemia (6). No segundo poema de "As cismas do destino" aparece: *Há o malvado carbúnculo que mata / A sociedade infante dos bezerros*. Carbúnculo - pústula maligna, antraz maligno - é uma infecção grave causada pelo *Bacillus anthracis* que ataca o gado, carneiros e os indivíduos que lidam com eles (6). Nesse mesmo poema há referência à cárie (*Hás de mostrar a cárie dos teus dentes*).

Na obra de Augusto dos Anjos aparecem doenças e doentes citados de modo genérico: *Caía um ar danado de doença / Sobre a cara geral dos edifícios* ("As cismas do destino"); *Ruas, a água, em cachoeiras desobstruídas, / Encharcava o buraco das feridas, / Alagava a medula dos doentes* (poema IV de "Os doentes"); em "Psicologia de um vencido": *Profundissimamente hipocondríaco*; em "Queixas noturnas": *O coração do Poeta é um hospital / Onde morreram todos os doentes*.

Há citações de microrganismos: *Não conheço o acidente da Senectus / - Esta universitária sanguessuga / Que produz, sem dispêndio algum de vírus, / O amarelecimento do papiros / E a miséria anatômica da ruga!* ("Monólogo de uma sombra"). Aqui vale lembrar o final do soneto Decadência: *Ele hoje vê que, após tudo perdido, / Só lhe restam agora o último dente / E a armação funerária das clavículas*. Ainda em "Monólogo de uma sombra": *Assombra! Vede-a! Os vermes assassinos*; mais adiante: *À herança miserável de micróbios!*

Algumas comparações com doenças aparecem em "Eu e outras poesias", como esta, tão singular, encontrada em "As cismas do destino" (II): *E o luar, da cor de um doente de icterícia*; e esta outra, em "Uma noite no Cairo": *Executando evoluções de razia / Solta um brado epiléptico de injúria!*

Algumas doenças são citadas de forma explícita, em especial a *hanseníase*, referida como *lepra*. O "Lázaro da pátria", em referência a Lázaro, o leproso da parábola de São Lucas, é um soneto angustiante:

Filho podre de antigos Goitacases,
Em qualquer parte onde a cabeça ponha,
Deixa circunferências de peçonha,
Marcas oriundas de úlceras e antrazes.

Todos os cinocéfalos vorazes
Cheiram seu corpo. À noite, quando sonha,
Sente no tórax a pressão medonha
Do bruto embate férreo das tenazes.

Mostra aos montes e aos rígidos rochedos
A hedionda elefantíase dos dedos...
Há um cansaço no Cosmos... Anoitece.
Riem as meretrizes no Cassino,
E o Lázaro caminha em seu destino
Para um fim que ele mesmo desconhece!

Há mais referências à hanseníase. No primeiro soneto de Os Doentes: *A cidade dos lázaros dormia...* Ainda em Os Doentes (VI): *A lepra má que lhe roía o braço*; idem (VII): *A mandíbula inchada de um morfético*. Em "A ilha do Cipango" (ilha descrita por Marco Polo em suas viagens), uma última referência a essa doença: *E sentindo o que um lázaro não sente.*

Em suas poesias Augusto dos Anjos fala de doenças contagiosas, como a peste, em "Cismas do destino" (*E enxuga, à noite, as pústulas da peste*), bexigas, ou seja, varíola, em Os Doentes (II) (*E o gemido dos homens bexigosos*), sarampo, no mesmo poema (*A uma epiderme cheia de sarampos*), em sarna (escabiose), em "Gemidos da arte" (III) (*Se alegre ao sol, como quem raspa a sarna*), e tétano em "As cismas do destino" (*Os pródromos de um tétano medonho*).

Vários outros exemplos de doenças ainda existem em sua obra. O *delirium tremens,* do alcoolismo agudo, está em "As cismas do destino" (II)

(*Nas agonias do delirium-tremens*), e o câncer em "Gemidos da arte" (I) (*O lodo apalpa a úlcera cancerosa, / Beija a peçonha e não se contamina*).

Uma especulação pode ser feita em relação ao que se encontra no soneto O Martírio do Artista, onde se lê: *Arte ingrata! E conquanto, em desalento / A órbita elipsoidal dos olhos lhe arda, (...) / Tenta chorar e os olhos sente enxutos!... (...) / Para falar, puxa e repuxa a língua, / E não lhe vem à boca uma palavra!* Parece aceitável reconhecer nesse poema a "xeroftalmia" e a "xerostomia", sugerindo síndrome de Sjögren?

Do poeta da morte não seria surpresa que brotasse um poema lembrando uma necropsia, como em "Budismo moderno": *Tome, Dr., esta tesoura, e...corte / Minha singularíssima pessoa. / Que importa a mim que a bicharia roa / Todo o meu coração, depois da morte?* Mas mesmo um poeta da morte não deixa de ter ternura, como está expressa em:

Debaixo do tamarindo

No tempo de meu Pai, sob estes galhos,
Como uma vela fúnebre de cera,
Chorei bilhões de vezes com a canseira
De inexorabilíssimos trabalhos!

Hoje, esta árvore, de amplos agasalhos,
Guarda, como uma caixa derradeira,
O passado da Flora Brasileira
E a paleontologia dos Carvalhos!

Quando pararem todos os relógios
De minha vida, e a voz dos necrológios
Gritar nos noticiários que morri,

Voltando à pátria da homogeneidade,
Abraçada com a própria Eternidade
A minha sombra há de ficar aqui!

REFERÊNCIAS

1. BUENO A.: Augusto dos Anjos: origens de uma poética, in Eu e Outras poesias de Augusto dos Anjos, Nova Fronteira, Rio de Janeiro, 2012.

2. ANJOS A.: Eu e outras poesias, Nova Fronteira, Rio de Janeiro, 2012.

3. Augusto dos Anjos: Wikipédia, a enciclopédia livre.

4. STEFFEN E.: Eu e a tísica, Rev. Fac. Ciênc. Méd. Sorocaba 4: 83-88, 2002.

5. BARBOSA V.: Augusto dos Anjos. Fundação Joaquim Nabuco. Disponível na Internet.

6. COSTEIRA O.: Termos e expressões da prática médica, Farmoquímica S/A, Rio de Janeiro, 2001.

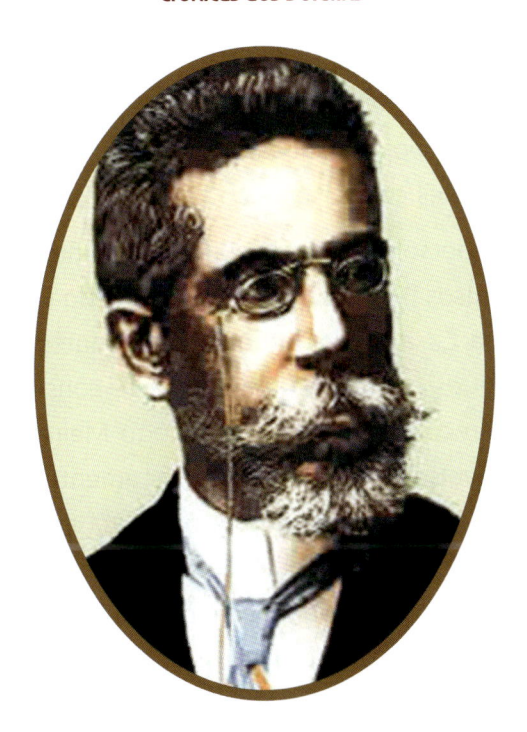

Reumatismo nos contos de
Machado de Assis

Joaquim Maria Machado de Assis, considerado o maior escritor brasileiro, nasceu na Chácara do Livramento, na cidade do Rio de Janeiro, em 21 de junho de 1839, nesta cidade também tendo falecido, no dia 29 de setembro de 1908, sem nunca, praticamente, tê-la deixado. Seu túmulo encontra-se no Cemitério São João Batista. Sua obra é vasta: crônicas, poesias, romances, peças teatrais, comédias, críticas e contos. Apesar de expressar em seus escritos um amor permanente pela sua cidade de nascimento, Machado é um escritor universal. Seus contos distribuem-se em vários volumes: Papeis avulsos (I e II), Várias Histórias, Histórias sem Data, Contos Fluminenses, Histórias da Meia-Noite, Páginas Recolhidas, Relíquia de Casa Velha e Escritos Avulsos (I, II e III).

Nos contos de Machado de Assis há várias referências a médicos e doenças. As doenças nem sempre são especificadas, definidas. Os médicos aparecem em algumas oportunidades como personagens principais da trama, outras como simples coadjuvantes.

Médico como personagem principal aparece no antológico conto O Alienista (Papeis Avulsos I), que descreve a história do Dr. Simão Bacamarte em Itaguaí, onde, na Casa Verde, internava os doentes mentais da cidade (praticamente todos os habitantes eram por ele considerados alienados) e acabou por a ela recolher-se. Outro foi Diogo Meireles em "O Segredo do Bonzo" (Papeis Avulsos II) que, charlatanescamente, fingia substituir os narizes que inchavam por doença que grassava na cidade. O Dr. Jeremias Halma, médico holandês em "O Lapso" (Histórias sem Data) protegeu Tomé Gonçalves dos seus credores diagnosticando-lhe uma doença - o lapso -, mas este, ao falecer, só devia a uma pessoa no mundo: ao Dr. Jeremias. Em "Miss Dólar" (Contos Fluminenses), o Dr. Mendonça, colecionador de cães, encontrou uma cadelinha galga, Miss Dólar, que se havia perdido, devolveu-a a sua dona e acabou com ela casando. A "História da Mulher de Preto" (Contos Fluminenses) envolve o Dr. Estevão Soares e o deputado Meneses, tendo o médico atuado como conciliador e responsável pelo reatamento conjugal de seu amigo. Em Histórias da Meia-Noite, no conto A Parasita Azul o Dr. Camilo Seabra, vindo da Europa onde fora estudar medicina, casa-se no Brasil com Isabel, sem se esquecer de um ardente amor que tivera em Paris, mas veio a saber pelo "Fígaro" que "uma célebre Leontina Caveau, que se dizia viúva de um tal príncipe Aléxis, havia sido recolhida à prisão não só por iludir moços incautos como por ser ladra." Em "Um Erradio" (Páginas Recolhidas) há citação de um Dr. Lousada, operador de algum nome, protetor de Elisário, o personagem principal, por dever obséquios ao seu pai. Estudantes de medicina aparecem em "Eterno!" (Páginas Recolhidas), sendo um deles - Norberto - apaixonado pela mulher de um barão, mas quando este faleceu quem casou com a viúva foi o seu amigo. Em Escritos Avulsos há várias referências a médicos. Em Escritos Avulsos I ("Uma Excursão Milagrosa") há uma simples menção: "À mesa do gênio soberano só se sentavam o rei, a rainha, dous ministros, um médico..." No conto A Última Receita" aparece o Dr. Avelar, mas é um participante secundário. Em "O Caso da Vara" (Páginas Recolhidas): "Não lhe importava, em suma, que o rapaz acabasse clérigo, advogado ou médico..." Em "O Sainete" o Dr. Maciel, jovem médico, personagem principal, amava a viúva Seixas que só o preferiu quando o viu preferido por outra. Em "O Imortal" o Dr. Leão, médico homeopata, conta a história de seu pai que só conseguiu morrer seguindo o princípio homeopático: similia similibus curantur. Em Escritos Avulsos II, em "Três Consequências": "Há um médico e um tenente-coronel indigitados como possíveis candidatos", mas quem casou com a viúva Mariana foi o juiz municipal. Em "A Viúva do Sobral" há um viúvo médico, João Lopes, que entrou a cortejar a viúva Da. Candinha e acabou por com ela casar. Em Escritos Avulsos III, no conto Vênus! Divina Vênus há um jovem médico, chegado dias antes da Bahia, distinto, bela voz de tenor, que perturbou os planos do poeta Ricardo, pretendente de Marcela que com o jovem médico se casou. Em "Uma por Outra" há outro jovem médico cuja participação no conto é mínima; casou-se com uma das moças com quem sonhava o personagem central, Sr. Josino, que não se casou com outras duas de sua preferência e sim com uma quarta; foi trocando uma por outra.

Nos contos de Machado de Assis há variadas referências a doenças, raramente bem definidas, algumas sem qualquer nome. É o que se pode constatar em Papeis Avulsos II, nos contos O Segredo do Bonzo, onde está: "Lavrava então na cidade uma singular doença, que consistia em fazer inchar os narizes..."; em O Anel de Polícrates, onde se lê: "Uma semana depois da comédia cai o amigo doente..."; ou em Verba Testamentária, "A doença apoderara-se definitivamente do organismo." Em "Fulano" (Histórias sem Data): "... mas a doença persistiu, e ao fim de dous meses e poucos dias a morte o levou". Em "Miss Dólar" (Contos Fluminenses): "... a clínica já estava adiantada quando sobreveio uma epidemia na capital..." Em "Anedota do Cabriolet" (Relíquias de Casa Velha): "João das Mercês perguntava pelo estado dos moribundos." Em "Uma Excursão Milagrosa" (Escritos Avulsos I): "Passado o período agudo da doença..."

Referências a febres são encontradas em "Último Capítulo" (Histórias sem Data): "uma febre perniciosa"; em "A Parasita Azul" (Histórias da Meia-Noite): "uma febre maligna"; em "Troca de Datas" (Escritos Avulsos II): "Cirila adoecera de uma febre perniciosa." Doenças do coração aparecem em "Cantiga de Esponsais" (Histórias sem Data): "É preciso dizer que ele padecia do coração: - moléstia grave e crônica"; em "Marcha Fúnebre" (Relíquias de Casa Velha): "... tão excelente que um inimigo seu, que padecia do coração, faleceu..."; em "A Última Receita" (Escritos Avulsos I): "Quando Paula... adoeceu do coração..."; em "Sales" (Escritos Avulsos III): "Começando o sétimo, foi o nosso amigo acometido de uma lesão cardíaca..." Constipação surge algumas vezes, mas não no sentido de prisão de ventre e sim no de resfriado: "Estive doente estes dous dias; foi uma constipação forte que apanhei saindo do Ginásio...", em "Ponto de Vista" (Histórias da Meia-Noite); "Chegou à casa de João de Bastos, e não viu Camila; tinha-se recolhido, constipada", em "Pílades e Orestes" (Relíquias de Casa Velha); "... a moléstia não passava de uma constipação grave", em "A Última Receita" (Escritos Avulsos I); "A mãe morria por ela. E quase se pode dizer que foi assim mesmo, porque apanhou uma constipação...", em "Casa Velha" (Escritos Avulsos III); "De noite, constipei-me, apanhei uma febre...", em "Casa Velha" (Escritos Avulsos III); "... mas por desgraça apanhou uma constipação...", em "Curta história" (Escritos avulsos III).

Há muitas outras doenças assinaladas nos contos de Machado de Assis, mas uma a três vezes no máximo. Enxaqueca em "O Sainete" (Escritos Avulsos I): "Creio que hoje não terei enxaqueca..."; e em "O Programa" (Escritos Avulsos I): "Não; estava de enxaqueca." Erisipela em "Vidros Quebrados" (Escritos Avulsos II): "... e feriu-se gravemente; sobreveio erisipela..."; e em "Casa Velha" (Escritos Avulsos III): "Depois da erisipela que teve pelo Natal, nunca ficou boa de todo." Loucura em "O Machete" (Escritos Avulsos I): "Uma hora depois enlouqueceu"; em "Casa Velha" (Escritos Avulsos III): "E ele contava-lhe histórias – muito compridas, sem sentido algumas e outras quase sem nexo, reminiscências vagas e embrulhadas, ou sugestões do delírio"; e em "Uma Noite" (Escritos Avulsos III): "Os gritos da moça eram agudos, os movimentos raivosos, a força grande; tinha o vestido rasgado, os cabelos despenteados". Hipocondríaco aparece em "O Anel de Polícrates" (Papeis Avulsos II): "Começava a ficar hipocondríaco...". Doença do baço: "Está perdido! Pensou o cunhado. Se pudéssemos dar-lhe um baço novo...", em "Verba Testamentária" (Papéis Avulsos II). Doença da memória em "O Lapso" (Histórias sem Data): "- Há uma doença especial... um lapso de memória". Transtorno cerebral em "Ex Cathedra" (Histórias sem Data): "Foi pelos fins de 1873, na Tijuca, que ele começou a dar sinais de transtorno cerebral..." Em "O Dicionário" (Páginas Recolhidas) há referência a uma oftalmia: "O uso dos óculos... não se explica de outro modo, senão por uma oftalmia..." Doença dos nervos: "A viúva Lemos adoecera; uns dizem que dos nervos...", em "A última Receita" (Escritos Avulsos). Em Histórias da Meia-Noite, no conto A Parasita Azul também há menção a nervos: "São nervos; assim se diz, creio eu, quando se não sabe do que uma pessoa padece..." Hepatite aparece em "O Sainete" (Escritos Avulsos I): " ... viúva de um deputado deste nome, que falecera um ano antes, não se sabe se da hepatite que os médicos lhe acharam..." Sarampo: "Dois pequeninos morreram-lhe de sarampo; o último nasceu morto", em "O Programa" (Escritos Avulsos I). Em "Questões de Maridos" (Escritos Avulsos II) surge a asma: "A destinatária das cartas era a tia delas, mulher do professor, senhora de sessenta e tantos anos, e asmática". Fratura: "Convalescia de uma perna quebrada", em "Um Incêndio" (Escritos Avulsos III). Em "As Bodas de Luís Duarte" (Histórias da Meia-Noite), insônia: "Estava pálido por ter tido uma insônia terrível, doença de que até então não padecera nunca". Em "Habilidoso" (Escritos Avulsos III) há uma referência a feridas: "...vai levá-lo a um consultório homeopático, onde lhe dão remédios de graça para o filho, que tem umas feridas na cabeça". Há três citações de apoplexia; em "Eterno!": "A morte resolveu o problema, levando consigo o barão, por meio de um ataque de apoplexia..." (Páginas Recolhidas); em "Missa do Galo": "Quando tornei ao Rio de Janeiro em março, o escrivão tinha morrido de apoplexia" (Páginas Recolhidas); e em "Umas Férias": "Foi assim que eu soube que meu pai morrera de apoplexia" (Relíquias de Casa Velha).

A tuberculose é doença que aparece nos contos de maneira explícita: "Maria não soube nada; ia tossindo e morrendo, até que expirou, uma noite, nos braços do marido, apavorado e desesperado ("Um Homem Célebre", em Várias Histórias); "Ela tossia, tossia, e não se passou muito tempo que a moléstia não tirasse a máscara. Era a tísica, velha dama insaciável, que chupa a vida toda, até deixar um bagaço de ossos" ("A Causa Secreta", em Várias Histórias); "Não tinha parentes; tinha um sobrinho que morreu tísico..." ("O Enfermeiro", em Várias Histórias); "Damião olhou para a pequena; era uma negrinha, magricela, um frangalho de nada, com uma cicatriz na testa e uma queimadura na mão esquerda. Contava onze anos. Damião reparou que tossia, mas para dentro." ("O Caso da Vara", em Páginas Recolhidas); "No fim de quatorze meses adoeceu de tubérculos pulmonares..." ("Folha Rota", em Escritos Avulsos I); "- uma tuberculose galopante que o levou aos Campos de Jordão, e dali ao cemitério" ("O Contrato", em Escritos Avulsos II).

O reumatismo é descrito algumas vezes nos contos de Machado de Assis, muito mais que outras doenças, ainda que de modo genérico, sem definição de qualquer tipo específico. Assim em "O Enfermeiro" (Várias Histórias) o personagem central era o Coronel Felisberto, que a todos tratava mal e rudemente: "Tudo impertinências de moléstia e do temperamento. A moléstia era um rosário delas, padecia de aneurisma, de reumatismo e de três ou quatro afecções menores." O coronel acabou morrendo. Após um de seus destemperos, arremessou uma moringa que atingiu a face esquerda do seu enfermeiro, provocando-lhe dor intensa; este perdeu o controle, atirou-se ao doente, houve luta e o coronel acabou esganado. Em "Primas de Sapucaia!" (Histórias sem Data): "Era eu que as acompanhava a toda parte, missas, teatros, Rua do Ouvidor, porque minha mãe, com o seu reumático, mal podia mover-se dentro de casa e elas não sabiam andar só". As primas eram Claudina e Rosa que muito perturbaram o personagem central e narrador do conto em sua busca por Adriana, a bela dama que acabou por juntar-se ao seu amigo Oliveira, revelando-se uma mulher ferrenha, manhosa, injusta, muita vez grosseira e até perversa. Oliveira foi convidado por seu amigo a deixá-la, aceitou, mas não pôde.

Crônicas dos Boletins

Em "Luís Soares" (Contos Fluminenses): "O major conservava sempre a mesma alegria, ainda nas ocasiões em que o reumatismo o prostrava. Os reumáticos dificilmente acreditarão nisto; mas eu posso afirmar que era verdade." Luís Soares era o personagem central da história: "... podia vir a ser um grande perverso; até então era apenas uma grande inutilidade. ...Graças a uma boa fortuna que lhe deixara o pai, podia gozar a vida que levava, esquivando-se a todo o gênero de trabalho e entregue somente aos instintos de sua natureza e aos caprichos de seu coração." No fim, Luís Soares matou-se. Em "Casada e Viúva" (Escritos Avulsos I): "Cristina, órfã de pai e mãe, vivia na companhia de um tio, homem velho e impertinente, achacado de duas moléstias gravíssimas: um reumatismo crônico e uma saudade do regime colonial." É uma história de traições e desenlaces. Em "Ideias do Canário" (Páginas Recolhidas) não é usada a palavra reumatismo, mas uma referida doença que poderia ter alguma relação: "Um sábado amanheci enfermo, a cabeça e a espinha doíam-me." Depois de cumprido o repouso recomendado pelo médico, "soube que o canário, estando o criado a tratar dele, fugira da gaiola." Era um canário falante! Além do mais, irônico.

REFERÊNCIAS

1. Obras completas de Machado de Assis, Editora Globo, São Paulo, 1997.

Hilton Seda

Reumatismo nos romances de
Machado de Assis

Do mesmo modo que em seus contos (1), Joaquim Maria Machado de Assis (Rio de Janeiro, 1839-1908) faz, nos nove romances que escreveu (Ressurreição, 1872); A Mão e a Luva, 1874; Helena, 1876; Iaiá Garcia, 1878; Memórias Póstumas de Brás Cubas, 1881; Quincas Borba, 1891; Dom Casmurro, 1899; Esaú e Jacó, 1904; Memorial de Aires, 1908, referências a diversas doenças e inclui os médicos entre seus personagens (2).

Em Dom Casmurro aparece certo "doutor" José Dias, levando um manual e uma botica, vendendo-se por médico homeopata, em época em que havia um andaço de febres em Itaguaí. Curou um feitor e uma escrava não querendo receber nenhuma remuneração, mas acabou confessando não ser médico. Há também referência sumária a um médico – Doutor João da Costa. Personagem importante no romance, Padre Cabral nasceu com a vocação da medicina, mas tomou tal gosto à companhia dos padres que acabou ordenando-se. Paula, uma das amigas de Capitu, figura principal do romance, era filha de um médico. O próprio Bento ou Bentinho, alcunhado Dom Casmurro por um rapaz do bairro onde morava, teve namoros com a medicina, sem a ela vir a dedicar-se. O citado José Dias disse-lhe certa vez: "– Não duvidaria aprovar a ideia, se na Escola de Medicina não ensinassem, exclusivamente, a podridão alopata. A alopatia é o erro dos séculos, e vai morrer; é o assassinato, é a ilusão."

Pedro, irmão gêmeo de Paulo, é médico formado na Escola de Medicina do Rio, mas não há no romance Esaú e Jacó descrição de que tenha exercido a profissão. Os irmãos, sempre antagônicos, que disputavam o amor de Flora, acabaram eleitos deputados. Quando Flora adoeceu, um médico, sem nome declarado, "sem dar grandes esperanças, mandou fazer aplicações, que declarou enérgicas".

Em Memorial de Aires, o casal Aguiar considerava seus filhos adotivos Fidélia, a viúva Noronha e o Dr. Tristão, formado na Escola Médica de Lisboa. Queriam muito o casamento dos dois, que acabou por efetuar-se, mas para tristeza do casal, Tristão foi eleito deputado em Portugal, para lá se mudando.

Em Memórias Póstumas de Brás Cubas há *"... Garcez, velho cirurgião, pequenino, trivial e grulha, que podia chegar aos setenta, aos oitenta, aos noventa anos, sem adquirir jamais aquela compostura austera, que é a gentileza do ancião. A velhice ridícula é, porventura, a mais triste e derradeira surpresa da natureza humana".*

O Dr. Falcão, deputado e médico, "varão sabedor, céptico e frio", aparece em Quincas Borba, tendo examinado Rubião a pedido de Da. Fernanda. Outro médico também é citado, sem seu nome ser declarado, mas Rubião não o quis receber. Solicitado por Da. Fernanda, o diretor da casa de saúde onde Rubião estava internado, declarou: " - *Conto restituí-lo à razão no fim de seis a oito meses. Vai muito bem."* Quando Rubião já estava em Barbacena, mandaram vir o mesmo médico que tratara o finado Quincas Borba. Ele o reconheceu e respondeu-lhe que não era nada.

No romance do mesmo nome, Helena é filha natural do Conselheiro Vale, que morreu de apoplexia fulminante. *"O Dr. Camargo, chamado às pressas, nem chegou a tempo de empregar os recursos da ciência; o Padre Melchior não pôde dar-lhe a consolação da religião; a morte fora instantânea."* Esse Dr. Camargo tem participação assídua na história. *"A família do Conselheiro compunha-se de duas pessoas: um filho, o Dr. Estácio, e uma irmã, Da. Úrsula."* O Dr. Estácio não era médico. Certa vez, Estácio estava em situação delicada diante de Eugênia, filha do Dr. Camargo, aguardando que aparecesse alguém como única esperança de pacificação. *"Apareceu enfim sob a forma de um Carlos Barreto – estudante de medicina, que cultivava si-*

multaneamente a patologia e a comédia, mas prometia ser melhor Esculápio que Aristófanes."

Em seu primeiro romance, Ressurreição, Machado de Assis nos apresenta um médico como personagem principal, o Dr. Félix. *"Félix entrava nos seus trinta e seis anos, idade em que muitos já são pais de família e alguns homens de Estado. Aquele era apenas um rapaz vadio e desambicioso. A sua vida tinha sido uma singular mistura de elegia e melodrama; passara os primeiros anos da mocidade a suspirar por causas fugitivas; e na ocasião em que parecia esquecido de Deus e dos homens, caiu-lhe nas mãos uma inesperada herança, o que o levantou da pobreza. ...Félix conheceu o trabalho no tempo em que precisava dele para viver, mas desde que alcançou os meios de não pensar no dia seguinte, entregou-se corpo e alma à serenidade do repouso. ...mas era um repouso ativo composto de toda a espécie de ocupações elegantes e intelectuais que um homem na posição dele podia ter. ...trata-se de um homem complexo, incoerente e caprichoso, em que se reuniam opostos elementos, qualidades exclusivas e defeitos irreconciliáveis."*

O Dr. Félix não exerce a profissão. Aparece no romance como médico uma única vez, atendendo a jovem Raquel. O médico que a assistia, que tinha sido companheiro de Félix na escola, e não dava esperanças de que a doente se restabelecesse, propôs-lhe uma conferência que foi aceita. "A conferência não durou muito tempo. Félix começou opinando por uma modificação no tratamento até ali seguido e declarou que não julgava todas as esperanças perdidas. O colega concordou facilmente na alteração pedida por Félix, tanto mais, disse ele, 'quanto as esperanças eram nenhumas'. ...*Quinze dias depois, entrava Raquel em convalescença*", para surpresa do colega de Félix. Na realidade, Raquel adoecera por amor a Félix.

Félix manteve um romance conturbado com a bela viúva Lívia, em virtude de suas permanentes desconfianças e ciúmes. Estiveram muito próximos do casamento, mas suas atitudes fizeram com que Lívia desfizesse o noivado e nem mesmo quisesse recebê-lo. Quando concordou em vê-lo, disse-lhe que aceitava o seu arrependimento, pois o julgava sincero e que ainda o amava, mas em resposta às suas ponderações, deste modo se expressou: "- *Ainda assim o irá perseguir esse mau gênio, Félix; seu espírito engendrará nuvens para que o céu não seja limpo de todo. As dúvidas o acompanharão onde quer que nos achemos, porque elas moram eternamente no seu coração. Acredite no que lhe digo: amemo-nos de longe; sejamos um para o outro como um traço luminoso do passado, que atravesse indelével o tempo, e nos doure e aqueça os nevoeiros da velhice."*

As atitudes do Dr. Félix lembram muito as de Dom Casmurro, sugerindo que possa ser um personagem seu predecessor. Ambos mereceriam estudo psicopatológico aprofundado para definir a natureza de seu comportamento, mas não me julgo apto para tal análise.

Machado de Assis faz muitas referências a doenças em seus romances, algumas vezes sem qualquer especificação. Em Memórias Póstumas de Brás Cubas, o memorialista declara-se enfermo: "*... recebi em cheio um golpe de ar; adoeci logo, e não me tratei.*" Sofia, por ocasião do casamento da prima, em Quincas Borba: "Adoeceu; e, para não desmentir o pretexto, deixou-se estar no quarto." Flora, a bela jovem que aparece em Esaú e Jacó: "... adoeceu levemente; Da. Rita, para não alarmar os pais, cuidou de a tratar com remédios caseiros; depois, mandou chamar um médico, o seu médico, e a cara que fez não foi boa, antes má." Em Memorial de Aires há citação de doença, sem descrição, inúmeras vezes: "apenas convalescida" (referência a Fidélia); "Nas duas ou três moléstias que o pequeno teve, a aflição de Da. Carmo foi enorme" (alusão à meninice de Tristão, seu afilhado); "... o pai de Tristão resolveu ir com a mulher cumprir uma viagem marcada para o ano seguinte, - visitar a família dele; a mãe de Guimarães estava doente. ...quando Fidélia adoeceu deveras. A doença foi grave, a cura difícil pela recusa dos remédios e alimentos; ...deste modo a casa dos Campos ficou livre ao pai irritado e enfermo." Em Iaiá Garcia: "Iaiá adoeceu um dia em casa de Valéria, e a doença, posto que não grave nem longa, ..." Nesse mesmo romance Luís Garcia, personagem importante, adoece: "Chegando ao Rio, Jorge teve notícia de que Luís Garcia estava enfermo." Em Ressurreição, Raquel adoece, como já descrito antes, e Lívia também, ao receber uma carta de Félix, seu noivo, em que se lia: "O nosso casamento é fatalmente impossível."

Há nos romances de Machado de Assis várias vagas referências a febres. Em Dom Casmurro: andaço de febres, a mãe de Bentinho com febre, Capitu com febre etc. Em Quincas Borba, Rubião tinha febre. Em Esaú e Jacó, Flora com febre, "aliás pouca", mas que depois se agravou, vindo ela a falecer. Em Helena, Salvador, seu verdadeiro pai, esteve retido na cama por três dias por causa de uma febre e Helena morreu de uma doença com febre. Em Iaiá Garcia, "Luís Garcia estava prostrado, a febre ardia-lhe sinistramente nos olhos." Em Ressurreição, Lívia apresentava febre intensa. Mas também há algumas citações mais precisas de febre: "... Ezequiel morreu de uma febre tifóide..." (Dom Casmurro); Natividade morreu de tifo (Esaú e Jacó); Eulália morreu, aos dezenove anos, "... por ocasião da primeira entrada da febre amarela..." (Memórias póstumas de Brás Cubas); "A febre amarela, por exemplo, à força de a desmentir lá fora..." (Esaú e Jacó).

São encontradas também, nessas obras, citações de epidemia, como numa cidade de Alagoas, e peste: "... terríveis pestes que devastam um ponto do globo...", ambas em Quincas Borba.

Diversas doenças aparecem uma única vez: paralisia ("Maria das dores, doente de uma paralisia...", em Iaiá Garcia); beribéri ("... o amor, ao menos na minha idade, é uma espécie de beribéri...", em Iaiá Garcia); câncer (" ...era um cancro no estômago...", Memórias Póstumas de Brás Cubas); aneurisma ("Os aneurismas têm dessas perfídias inopináveis," em Iaiá Garcia); erisipela ("- Não, homem, não; logo, vou a um doente de erisipela...", em Quincas Borba); vertigem ("Entre duas notas, Iaiá parou, olhou para o pai, para o piano, para os outros móveis; depois descaiu-lhe o rosto, disse que tinha uma vertigem", em Iaiá Garcia). Outras, duas vezes. Em Memórias Póstumas de Brás Cubas, "bexiga", isto é, varíola, é descrita: "Não podia ter sido feia; ao contrário, via-se que fora bonita e não pouco bonita; mas a doença e uma velhice precoce destruíram-lhe a flor das graças. As bexigas tinham sido terríveis; os sinais, grandes e muitos, faziam saliências e encarnas, declives e aclives, e davam uma sensação de lixa grossa, enormemente grossa. ... Tornei a olhá-la. As bexigas tinham-lhe comido o rosto; a pele, ainda na véspera tão fina, rosada e pura, aparecia-me agora amarela, estigmada pelo mesmo flagelo, que devastara o rosto da espanhola." A hanseníase está em Dom Casmurro ("Diga-se tudo; Manduca padecia de uma cruel enfermidade, nada menos que a lepra") e em Quincas Borba ("O contágio da lepra corrompe o mais puro sangue; um triste bacilo destrói o mais robusto organismo").

O cólera é citado duplamente em A Mão e a Luva: "A corte divertia-se, apesar dos recentes estragos do cólera - bailava-se, cantava-se, passeava-se, ia-se ao teatro." e "O argumento que mais influía no ânimo de todos, o que deverá ter afastado a ideia de semelhante viagem, era o perigo de afrontar o cólera-morbo que por aquele tempo percorria alguns pontos do interior." Em Memórias Póstumas de Brás Cubas, hipocondria também surge duas vezes: "Essa ideia era nada menos que a invenção de um medicamento sublime, um emplasto anti-hipocondríaco, destinado a aliviar a nossa melancólica humanidade. ... Creio que por então é que começou a desabotoar em mim a hipocondria, essa flor amarela, solitária e mórbida, de um cheiro inebriante e sutil." Certas doenças são citadas três ou mais vezes. Por exemplo, apoplexia, congestão cerebral: "Chega a vez da grandeza da alma; chega também a notícia de que o déspota morreu de apoplexia, que um cidadão assumiu o poder e a liberdade foi proclamada do alto do trono." (Esaú e Jacó); "O barão teve uma congestão cerebral; Fidélia e o tio vão para a fazenda amanhã." (Memorial de Aires); "Vim agora da rua, onde me confirmaram que o corretor Miranda teve hoje de manhã uma congestão cerebral." (Memorial de Aires).

Padecimentos do coração: em Dom Casmurro, "Tio Cosme padecia do coração e ia descansar." Em Iaiá Garcia: "– Não obstante, concluiu o médico, ele tem outra doença que o deve matar dentro de alguns meses, um ano ou ano e meio. – Coração? –Justamente. ...Luís Garcia estava um pouco ansiado e abatido. – Venha doutor! Disse ele quando viu entrar o filho de Valéria. – Este coração é o meu importuno." Constipação aparece no sentido de resfriado: em Dom Casmurro: " – É volta de constipação. Disfarças para não tomar suadouro, mas tu estás constipado; conhece-se pela voz."

Em Quincas Borba: "A corte é o diabo; apanha-se uma paixão como se apanha uma constipação; basta uma fresta de ar, fica-se perdido." Em

Esaú e Jacó: "Há de ser constipação, fale a sua mãe." Em Memorial de Aires: "Três dias metido em casa, por um resfriamento com pontinha de febre;" e "A doença do Aguiar parece que é um resfriado e desaparecerá com um suadouro; nem por isso ele me despediu mais cedo." A dor de cabeça é de aparição constante, verdadeira ou de pretexto, em Dom Casmurro, A Mão e a Luva, Quincas Borba, Esaú e Jacó, Memorial de Aires e Helena, sendo que em Iaiá Garcia há referência a enxaquecas: "Valéria tornou a sentir necessidade de a ter consigo, de a conversar, de depositar nela suas ideias e enxaquecas."

A loucura é bastante referida. Em Memórias Póstumas de Brás Cubas, são cinco: "Éramos onze passageiros, um homem doudo, acompanhado pela mulher...; ...No dia seguinte, acordamos debaixo de um temporal, que meteu medo a toda gente, menos o doudo; esse entrou a dar pulos, a dizer que a filha o mandava buscar, numa berlinda; a morte de uma filha fora a causa da loucura. ...Este caso faz-me lembrar um doudo que conheci. Chamava-se Romualdo e dizia ser Tamerlão. ... Ri-me a princípio; mas a nobre convicção do filósofo incutiu-me certo medo. A única objeção contra a palavra de Quincas Borba é que não me sentia doudo, mas não tendo geralmente os doudos outro conceito de si mesmos, tal objeção ficava sem valor. ...Quincas Borba não só estava louco, mas sabia que estava louco..." Em Quincas Borba, outras: "Não há dúvida; estava doudo. Pobre Quincas Borba!" O Dr. Falcão, deputado e médico, disse a respeito de Rubião: " - Conversei com o homem; achei-lhe ideias delirantes". Finalmente, em Esaú e Jacó, há a citação de alucinações de Flora, mas sem caracterizar verdadeira loucura.

Doenças do aparelho respiratório entram em abundância nos nove romances. A tuberculose, em Dom Casmurro: "A enferma era uma senhora viúva, tísica, tinha uma filha de quinze ou dezesseis anos que estava chorando à porta do quarto." Em Memórias póstumas de Brás Cubas: "Que me importava a mim o destino de uma mulher tísica, no meio do oceano?" E "Aos quinze ou dezesseis casou com um alfaiate, que morreu tísico algum tempo depois, deixando-lhe uma filha." Em Quincas Borba: "Um irmão dela, que é o presente Rubião, fez todo o possível para casá-los. Piedade resistiu, um pleuris a levou. ... Aqui conversamos os dous, sem ouvir blasfêmias, sem aturar espíritos aleijados, tísicos, escrofulosos, insuportáveis, o próprio inferno, em suma." E "Viúvo, com dous filhos, um que estava no batalhão dos menores, outro que era tuberculoso, - doze anos - condenado à morte." Em Esaú e Jacó: "Até agora, todas as aplicações eficazes contra a tísica vão de par com a noção de que a tísica é incurável." A pneumonia em Esaú e Jacó: "Mas Santos não lhe deu resposta, e o tempo e a ausência acabaram por fazer de João Melo um excelente escrivão. Morreu de uma pneumonia." A asma em Memórias Póstumas de Brás Cubas: "O Viegas passou aí de relance, com os seus setenta anos, abafados de asma, ... Qual! Passei mal a noite; o diabo da asma não me deixa, ... – Vem cá, nhonhô, dizia-lhe; e a custo introduzia a mão na ampla algibeira, tirava uma caixinha de pastilhas, metia uma na boca e dava outra ao pequeno. Pastilhas antiasmáticas. O pequeno dizia que eram muito boas."

Em Memórias Póstumas de Brás Cubas a tosse aparece bem descrita: "Falava, como se pode supor, lentamente e a custo, intervalado de uma arfagem incômoda para ele e para os outros. De quando em quando, vinha um acesso de tosse; curvo, gemendo, levava o lenço à boca, e investigava-o; passado o acesso, tornava ao plano da casa, que devia ter tais e quais quartos, um terraço, cachoeira, um primor." Ainda nesse romance: "Vinham tossidas estas palavras, às golfadas, às sílabas, como se fossem migalhas de um pulmão desfeito. ... Teve um acesso de tosse, e foi o último; daí a pouco expirava ele, com grande consternação do sujeito magro, que me confessou depois a disposição em que estava de oferecer os quarenta contos; mas era tarde." Em Memorial de Aires está a bronquite: "Santa-Pia não é feio velho, nem muito velho; terá menos idade que eu. Arqueja um pouco, às vezes, mas pode ser bronquite." Em Dom Casmurro José Dias sugere uma tosse para obter um fim: "– Já, já, não, mas eu hei de avisar você para tossir, quando for preciso, aos poucos, uma tossezinha seca, e algum fastio." E mais adiante: " – Mostrar a verdade, porque francamente, francamente Bentinho, eu há meses que desconfio do seu peito. Você não anda bom do peito. Em pequeno, teve umas febres e uma ronqueira."

Esse passeio pelas diferentes doenças ou sintomas que aparecem nos romances de Machado de Assis, teve simplesmente a finalidade de mostrar que os reumatismos estão, relativamente, muito citados, como veremos.

As referências aos reumatismos são genéricas, só raramente se pode conjeturar um diagnóstico de maior precisão.

O Memorial de Aires foi escrito por um diplomata após um ano de sua volta definitiva ao Brasil, depois de exercer a diplomacia durante trinta e tantos anos longe de sua pátria, a ela só vindo algumas vezes. Chamavam-no de Conselheiro e, realmente, muitos lhe pediam conselhos. Esse diplomata-conselheiro era reumático. A primeira revelação de seu mal aparece quando diz: "O meu mal começou há sete dias. Durmo bem às noites, mas não me faz bem andar, dói-me. Amanhã, se não acordar pior, saio." E, logo adiante: "- Foi um duelo entre mim e a velhice que me disparou esta bala no joelho; uma dor reumática." Certa feita, vendo o desembargador Campos cruzar as pernas, disse-lhe que ele acabava de fazer com as pernas o que ainda lhe custaria um pouco. No diálogo travado com o desembargador ouviu dele, ao dizer que sairia: " - Vá, se quer, mas não faça isso, é o meu conselho. Ainda que não chova, sempre haverá umidade, e para o reumatismo..." Parece que, pela idade e pelas queixas, é possível afirmar que o velho diplomata tinha uma osteoatroartrite de joelhos. O Conselheiro também se referiu a outro padecimento reumático que teve: "Já lá vão dias que não escrevo nada. A princípio foi um pouco de reumatismo no dedo, depois visitas, falta de matéria, enfim preguiça." Seria um nódulo de Heberden? Para quem já tem uma osteoartrose de joelho, é possível, mas absolutamente incerto.

No Memorial de Aires ainda há outras referências a reumatismo. Da. Carmo, personagem muito presente na obra, disse ao Conselheiro quando certa vez foi visitá-la: "Talvez não nos encontrasse, se eu não estivesse doente de um joelho. ...– Dói-me um pouco este joelho, e o lugar é melindroso para andar." O Conselheiro também fez, em outra oportunidade, referência ao fato de ter sofrimento idêntico ao de Da. Carmo: "Dou estas satisfações a mim mesmo, a fim de mencionar o meu joelho doente, tal qual o de Da. Carmo." O Conselheiro, com sua habilidade diplomática, conseguiu saber da bela Fidélia o que escrevera seu pai em resposta a uma carta que seu marido, sempre repudiado por ele, lhe enviara: "-Não, não acudiu Fidélia, não teve nenhuma palavra de ódio. Não gosto de repetir o que foi uma simples linha ou linha e meia, assim: "Recebi a tua carta, mas não recebi o teu remédio para o meu reumatismo. Só isto. Ele era reumático e meu marido, como sabe, era médico." Há, também, outras anotações de menor interesse: O Dr. Tristão, médico, filho adotivo de Da. Carmo, que se casou com Fidélia, não aceitou participar de um jogo de cartas alegando dor de cabeça ou dor nas costas. A sobrinha do Desembargador Campos padecia de nevralgias.

Em Quincas Borba, Sofia havia sofrido uma queda e "mostrou ao marido o joelho pisado; inchara um pouco, muito pouco, mas tocando-lhe, fazia-a gemer." Clara artrite ou sinovite traumática. A própria Sofia, de outra feita: "Tinha uma dor nas costas, que se calara por instantes."

Em Dom Casmurro só há uma referência a reumatismo. A nora e comadre de Da. Glória não lhe visitava há muito tempo e esta declarou como justificativa:

– Creio que tem andado mais achacada dos seus reumatismos.

É curiosa a falta de qualquer alusão à gota em todos os nove romances.

Para terminar, um texto muito interessante de Ressurreição: "O álbum da viúva, que o médico abria pela primeira vez, estava já alastrado de prosa e verso. Nem tudo era bom, como acontece nesses livros, que são às vezes verdadeiros asilos de inválidos do Parnaso, onde as musas reumáticas e manetas vão soltar os seus gemidos."

REFERÊNCIAS

1. SEDA H.: O reumatismo nos contos de Machado de Assis. Bol Soc Reumatol RJ, 35 (124): 4-6, 2007.
2. Machado de Assis, Obras completas, Editora Globo, São Paulo, 1997.

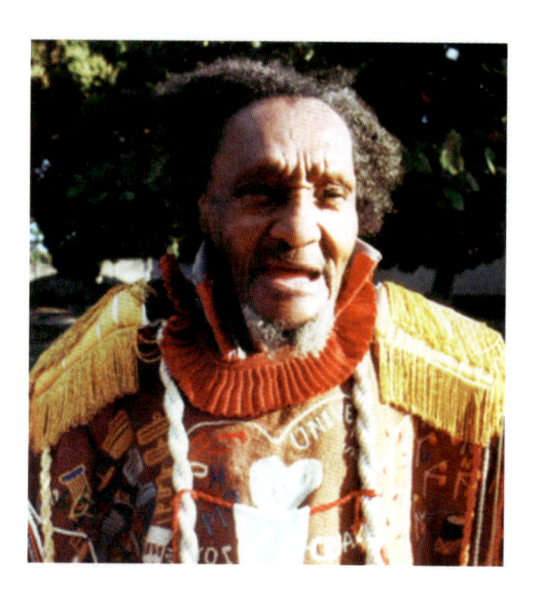

Arthur Bispo do Rosário

A fronteira entre genialidade e loucura não é fácil de definir e tem sido tema atraente de discussão. É clássica e sempre citada a frase de Edgar Allan Poe (Boston, 1809; Baltimore, 1849): "Muitas pessoas já me caracterizaram como louco. Resta saber se a loucura não representa, talvez, a forma mais elevada de inteligência." A partir dos anos 1970, o assunto tem sido cientificamente estudado por Nancy Andersen, professora da Universidade de Iowa, mas ainda permanece em debate. Há inúmeros exemplos de genialidade demonstrada por personalidades psicóticas. Entre os mais expressivos estão Antonin Artaud (Marselha, 1896; Ivry-sur-Seine, 1948), escritor e poeta francês que revolucionou o teatro, e Arthur Bispo do Rosário (1). Sobre Bispo do Rosário, o inglês Gerald Thomas, diretor, produtor e autor de teatro com permanência prolongada no Brasil, disse: "Vou escrever sobre um artista que me emociona mais do que qualquer um, que eu considero o mais original, o mais genial, o mais sensível e certamente o mais lúcido do Brasil (ou talvez do mundo). Não exagero, tenham certeza disso!" (2).

Crônicas dos Boletins

Arthur Bispo do Rosário era um sergipano de Japaratuba, pequena cidade localizada a 54 quilômetros de Aracaju. Nasceu em 1909, no dia 14 de maio, filho de Adriano e Blandina, segundo consta de seu registro na Marinha de Guerra do Brasil, onde ingressou em sua Escola de Aprendizes no Rio de Janeiro em 1925, vindo de Aracaju, permanecendo até 1926. Foi marinheiro e pugilista, na própria Marinha, de 1926 a 1933, chegando a ser campeão brasileiro e sul-americano de boxe por essa instituição na categoria peso leve. Seu desligamento da Marinha teria sido por indisciplina, mas segundo ele, por vontade própria. Durante quatro anos, a partir de 1933, trabalhou na Light, companhia de eletricidade, na função de lavador de bondes e borracheiro. Nessa atividade, sofreu um acidente de trabalho, tendo parte de seu pé direito esmagada, o que o fez mover uma ação judicial contra a companhia, ganhando uma indenização. Seu advogado foi o Dr. Humberto Leone, que depois o acolheu em sua residência, na Rua São Clemente, 321, onde foi trabalhar como empregado doméstico não aceitando qualquer espécie de pagamento. Fora essas informações, o passado de Bispo é desconhecido. Dizia: "Um dia eu simplesmente apareci", recusando-se a falar da família, de suas raízes. De qualquer forma, entretanto, suas obras registram fragmentos de lembranças de Japaratuba. Segundo Frederico Morais, "Bispo era preto, solteiro, de naturalidade desconhecida, sem parentes, sem profissão, alfabetizado, com antecedentes policiais". Depois de sua doença, quando foi internado no hospital psiquiátrico Colônia Juliano Moreira, é que existem mais informações sobre sua vida. A "Colônia Juliano Moreira" deixou de existir como hospital e foi transformada no Museu Bispo do Rosário, que abriga toda a produção do artista, tombada em 1992 pelo Instituto Estadual do Patrimônio Artístico e Cultural (1,3-6).

A obra de Arthur Bispo do Rosário passou a ser divulgada e conhecida em 1980, quando Samuel Wainer Filho apresentou seus trabalhos no programa Fantástico da TV Globo, e o psicanalista e fotógrafo Hugo Denizart produziu o filme O Prisioneiro da Passagem – Arthur Bispo do Rosário. Logo a seguir, em 1982, o crítico de arte Frederico Moraes incluiu seus trabalhos na exposição coletiva À Margem da Vida, do Museu de Arte Moderna do Rio de Janeiro. Em 1993, do dia 13 de janeiro até o dia 7 de maio, o MAM-RJ mostrou a maior retrospectiva de sua obra feita até aquela época. Além do Rio de Janeiro, outras capitais brasileiras (São Paulo, Belo Horizonte, Porto Alegre, Brasília e Vitória) também expuseram seus trabalhos. Bispo foi igualmente consagrado no exterior: em 1991 suas obras estiveram em sala especial de museu em Estocolmo, na Suécia; em 1995, na 46ª. Bienal de Veneza (Itália); em 1997, na Cidade do México (México), no Centro Cultural Arte Contemporânea; em 2001, em Nova York (Estados Unidos), no museu Solomon R. Guggenheim; em 2003, em Paris (França) na Galerie Nationale du Jeu de Paume (3-5,7).

Bispo foi um artista pioneiro. Precedeu os conceitos e produção das vanguardas artísticas que surgiram a partir de 1960. O mais extraordinário é que o foi intuitivamente, sem escola, sem qualquer orientação didática, sem o convívio com outros artistas ou ambientes de arte. Frederico de Moraes ligou-o à arte de vanguarda, à arte pop e ao novo realismo, principalmente a Marcel Duchamps (1887-1968), pintor e escultor francês e cidadão americano a partir de 1955, que criou a ideia de ready-made, o uso de objetos industrializados no âmbito da arte (1,4).

Num certo sentido, a produção de Bispo é complexa, não pode ser separada por fases. Frederico de Morais, utilizando a semelhança que algumas obras guardam entre si, dividiu seu trabalho em segmentos: 1) O texto, nos estandartes bordados; 2) As roupas, o Manto da Apresentação e os fardões; 3) Os objetos: ready-made mumificados (enrolados por linhas muitas vezes conseguidas ao desfiar seu uniforme hospitalar) e construídos (barcos, miniaturas); 4) As assemblages (ou vitrines, como ele as chamava) (5).

Milena Ninck expressou-se com grande propriedade ao dizer que "Na Colônia, Bispo do Rosário dedicou seus dias a construir um mundo e apresentá-lo a Deus no Dia do Juízo Final. Ele acreditava que sua arte salvaria sua alma. Criou, então, um universo em miniatura, um mundo sem dor, sem doença, sem miséria – igual ao existente do seu 'lado de dentro', repleto de coisas boas". Utilizava-se, por assim dizer, dos "restos" dispensados pela sociedade, pelos internos e funcionários da Colônia Juliano Moreira:

canecas, latas, sapatos velhos e outros trastes aparentemente imprestáveis. Tudo que se pode encontrar jogado por aí, faz parte de sua obra. A partir dessas sucatas surgem, pelas suas mãos, sob variadas formas, construções verdadeiramente artísticas: bordados, faixas, mantos, miniaturas, estandartes, fardões, faixas de miss, objetos domésticos. Para fazer seus bordados se valia de lençóis ou roupas e obtinha os fios que usava desfiando os uniformes azuis de interno. A palavra é forte participante de muitas das suas criações, formando um sistema de signos significativamente pessoal. Bispo começou a produzir suas obras de arte em 1939, mantendo-se ativo por 50 anos, até sua morte (3,4,5). "Seu vocabulário artístico, de extrema originalidade, ainda permanece um desafio aos intérpretes contemporâneos (7)." Não é estranho que isso aconteça, pois a obra de Bispo foi concebida para ser apresentada a Deus.

Fabiana Mortosa Faria (5) acentua que "A escrita é um código de linguagem frequentemente usado pelo artista, quando não faz parte direta da obra – como em rótulos de embalagens dos mais variados produtos – ele mesmo a escreve em seus bordados. Os conteúdos desses escritos são os mais variados possíveis: contam histórias, descrevem lugares, selecionam pessoas."

Das cerca de mil peças produzidas por Bispo, a obra mais conhecida, e talvez a mais admirada, é o "Manto da Apresentação", que ele confeccionou para vestir no Dia do Juízo Final. Nesse manto, estão bordados nomes de pessoas conhecidas, para que não se esquecesse de interceder por elas junto a Deus.

A obra de Bispo resulta de uma crença, a crença de ter sido enviado por Deus, resulta de sua obediência às ordens recebidas de criatura superior e de vozes que dizia ouvir.

Do mesmo modo que outros artistas, Bispo não permitia a venda dos objetos que produzia. Não aceitava, também, remuneração pelo trabalho executado. Trabalharia, se necessário, sem interrupção, tendo como pagamento somente alimentação e moradia; em seu conceito, dinheiro era fonte de perdição.

Os primeiros sintomas da doença mental de Bispo surgiram nas proximidades do Natal de 1938, no dia 22 de dezembro. Trabalhava, na ocasião, na casa do advogado Humberto Leone, que o acolhera na época que entrou em questão com a Light, quando afirmou ter visto sete anjos que lhe comunicaram ter sido ele escolhido por Deus para a missão de julgar os homens e recriar o mundo para o Dia do Juízo Final. Avisou ao seu protetor que iria se apresentar na Igreja da Candelária. A alucinação o fez perambular, durante vários dias, por várias ruas do Rio de Janeiro completamente atordoado. Chegou, por fim, ao Mosteiro de São Bento, declarando aos monges sua condição de enviado de Deus. Como era de se esperar, diante do ocorrido encaminharam-no inicialmente ao "Hospital dos Alienados", na Praia Vermelha, depois ao hospital psiquiátrico Colônia Juliano Moreira, no bairro de Jacarepaguá, no Rio de Janeiro. Foi internado no dia 25 de janeiro de 1939 e alojado no pavilhão destinado aos doentes mais agressivos. Tornou-se o paciente número 01662, registrado, com informações imprecisas, como "... preto, solteiro, de naturalidade desconhecida, sem parentes, sem profissão, alfabetizado, com antecedentes policiais. Diagnóstico: esquizofrenia paranoica."

Pelos seus antecedentes de pugilista, Bispo exerceu na "Colônia" a função de faxina ou "xerife", designação dada aos internos que colaboravam na disciplina. No período entre os anos de 1940 e 1960, não permaneceu sempre internado, tendo exercido algum trabalho em casas de família. No início de 1960 prestou serviços na Clínica Pediátrica Amiu, na Rua Muniz Barreto, em Botafogo, morando lá mesmo, no sótão, em pequeno aposento. Nessa ocasião já começa a trabalhar em miniaturas, com materiais rudimentares, construindo navios de guerra, automóveis e bordados. As casas da família Leone estavam sempre à disposição de Bispo, para onde ele ia constantemente. Permaneceu quase um ano em uma sala do escritório de advocacia do Dr. Humberto, na Avenida Rio Branco, "perseguido por fantasmas que não conseguia exorcizar." (3,4,6)

Uma atitude muito curiosa e excitante caracterizava o encontro de quem quisesse estabelecer contato com Bispo do Rosário; teria de responder à pergunta: "De que cor você vê a minha aura?" Dita uma cor, o visitante poderia penetrar em seu mundo, no seu quarto-ateliê, e participar de seu delírio. Refugiar-se nesse cubículo era a estratégia que usava para se livrar dos tratamentos que lhe seriam impostos, não só medicamentos como os temidos eletrochoques. Os neurolépticos, em moda desde 1950, diminuíam a capacidade de trabalho de Bispo que, ao perceber esse efeito, passou a recusá-los. Muitas vezes não aceitava a alimentação por supô-la "contaminada" com tais drogas. Era igualmente curioso seu procedimento em alguns momentos. Dizia ao guarda Altamiro, da Colônia: "Me prende porque eu estou me transformando." Perguntado em quê, respondia: "Em Rei. Me prende que eu vou entrar em guerra. Eu sou o Rei dos Reis." Respondendo a uma pergunta que lhe fez Hugo Denizart em entrevista sobre se iria se transformar em Jesus Cristo, disse: "Não vou me transformar não, rapaz, você está falando com ele. Tá mais do que visto. Mas pra quem enxerga, para quem não enxerga não dá pé." (3-6)

Bispo retornou à Colônia Juliano Moreira no dia 25 de março de 1964, instituição onde permaneceu por cinquenta e um anos, com interrupções, até sua morte, às dezenove horas do dia 5 de julho de 1989, com 80 anos de idade, vítima de um enfarto (6).

REFERÊNCIAS

1. Dicionário Enciclopédico Ilustrado Larousse, Editora Abril S/A, São Paulo, 2006.

2. THOMAS G.: O Globo, Segundo Caderno, 15 de novembro de 1996.

3. NINCK M.: Arthur Bispo do Rosário-Rei dos Reis: http://www.divirta.se.gov.br/noticias/arthur-bispo-do-rosario-rei-dos-reis.

4. Enciclopédia Itaú Cultural de Artes Visuais: Rosário, Arthur Bispo do (1911-1989).

5. FARIA F.M.: http://www.uem.br/~urutagua/005/12his_faria.htm.

5. CORRÊA M.C.Q.: Arthur Bispo do Rosário – Biografia Clínica, Casos Clin Psiquiatria 2001; 3(1,2):16-25.

6. Para ordenar o caos interior: O Globo, edição de 11/01/1993 (Segundo Caderno).

Hilton Seda

Eles merecem ser lembrados

Alguns clínicos, ou especialistas de outras áreas, merecem ser lembrados por se terem interessado por temas nitidamente reumatológicos. O exemplo mais significativo é o do **Professor Waldemar Berardinelli**, reconhecido como o iniciador da endocrinologia no Brasil, que acabou por ser o primeiro presidente da Sociedade Brasileira de Reumatologia. Assumiu a cátedra de Clínica Médica da Faculdade Nacional de Medicina da Universidade do Brasil, em 1941, defendendo a tese Periarterite Nodosa; publicou os primeiros casos de Síndrome de Sjögren e de Síndrome de Reiter no Brasil; escreveu o tratado intitulado Biotipologia, reconhecido internacionalmente e traduzido para vários idiomas; escreveu sobre ombro doloroso, dores escápulo-umerais, ciática. Já tivemos oportunidade de fazer sua biografia que foi publicada recentemente (1).

Outro exemplo é o de **Emiliano Lourenço Gomes**, que fez sua tese para obter a livre-docência de Clínica Médica na Faculdade Nacional de Medicina do Rio de Janeiro, em 1952, sobre Lúpus eritematoso sistêmico, designando-o "Eritematodes Maligno" (2). Nessa tese, foi feita revisão atualizada da literatura sobre o tema, com apresentação de seis casos observados no serviço do Professor Luiz Capriglione (5ª Cadeira de Clínica Médica, Hospital Moncorvo Filho) (Fig. 1). Emiliano Gomes, como era mais conhecido, nasceu no Rio de Janeiro no dia 9 de setembro de 1912. Formou-se em 1934, pela Faculdade Nacional de Medicina da Universidade do Rio de Janeiro, depois Universidade do Brasil e Universidade Federal do Rio de Janeiro. Faleceu em 3 de julho de 1994, no Rio de Janeiro (3). No período 1935-1946, foi assistente voluntário do Ambulatório de Cardiologia e da 20ª Enfermaria da Santa Casa da Misericórdia, encarregado do Gabinete de Eletrocardiografia da Policlínica Geral do Rio de Janeiro e obteve, por concurso, bolsa de estudo para Paris, interrompida pela guerra. De 1947 até deixar suas atividades, foi Assistente de Ensino da Faculdade Nacional

EMILIANO L. GOMES

Manifestações Viscerais

do

Eritematodes Maligno

Revisão da literatura e apresentação de 6 casos
com estudo anátomo-patológico

1952

Figura 1 - Manifestações viscerais do eritematodes maligno

de Medicina, passando a Professor Adjunto após o concurso de livre-docência a que se submeteu em 1952. Também exerceu clínica em ambulatório do Instituto Nacional de Previdência Social (INPS), onde ingressou por concurso (3). Exerceu várias atividades universitárias: de 1947 a 1953 foi chefe de enfermaria da 5ª Cadeira de Clínica Médica (Hospital Moncorvo Filho, Serviço do Professor Luiz Capriglione); de 1954 a 1959, chefe de enfermaria da 5ª Cadeira de Clínica Médica (Santa Casa da Misericórdia, serviço do Professor Edgard Magalhães Gomes); de 1958 a 1977 participou da organização do Departamento de Hematologia da 5ª Cadeira de Clínica Médica na Santa Casa da Misericórdia; em 1978 passou a chefe do Serviço de Hematologia do Hospital Universitário da Universidade Federal do Rio de Janeiro (UFRJ) (3). Publicou, entre 1935 e 1938, inúmeros trabalhos sobre diferentes assuntos, predominando os ligados à cardiologia e à hematologia, mas não faltaram outros de cunho reumatológico: Pneumonite Reumática – Estudo Clínico E Histopatológico (1950), Histopatologia do Tecido Conjuntivo e Conceito de Doenças do Colágeno, Patologia e Clínica do Lúpus Eritematoso disseminado, Patologia e Clínica da Esclerodermia difusa e Patologia e Clínica da Periarterite Nodosa (1954) (3). Ainda que não considerado formalmente como reumatologista, o Professor Emiliano Gomes poderia tê-lo sido. É interessante ressaltar que assinou a ata de fundação da Sociedade de Reumatologia do Rio de Janeiro, fundada em 24 de julho de 1958 (4).

O **Professor Vasco Escobar Azambuja** desempenhou papel importante nos primórdios da Reumatologia brasileira. O Professor Geraldo Gonçalves atribui a ele o primeiro curso de Reumatologia ministrado no Brasil quando diz, ao referir-se aos cursos que ministrava: "Nesses cursos, as doenças reumáticas sempre tiveram enfoque especial, mesmo porque seu interesse pela Reumatologia data de quando, em 1940, foi nomeado chefe de Clínica do Hospital Nossa Senhora do Socorro, em São Cristóvão, no Rio de Janeiro; ao que eu saiba, era sede de uma escola livre de Medicina. E, àquele ano, daria o primeiro curso de Reumatologia ministrado no país, a convite da Universidade do Brasil (5)." Esta afirmativa se contrapõe ao que geralmente se aceita, isto é, que Antônio Ribeiro Messias, de Porto Alegre,

VAIJA

VASCO AZAMBUJA

O REUMATISMO

RIO DE JANEIRO
1955

Figura 2 - O Reumatismo

foi o primeiro a realizar, em 1945, um curso de Reumatologia em nosso país, na Primeira Cadeira de Clínica Médica do Professor Tomaz Mariante, após retornar da Argentina, onde fora estagiar com o Professor Aníbal Ruiz Moreno (6).

Vasco Azambuja era figura polêmica. Assumiu posição que nos remetia de volta aos conceitos de Galeno, com sua teoria unicista dos reumatismos. Dizia em seu livro "O Reumatismo" (7), de quase quatrocentas páginas e 2270 citações bibliográficas (Fig. 2): "Defende esta monografia a concepção unicista do Reumatismo. Não é original nem recente a ideia. Começou provavelmente com Hipócrates e foi abertamente esposada por Galeno." Mais adiante escrevia: "Procuramos incorporar fatos clínicos, anatomopatológicos e experimentais, antigos e modernos, em doutrina resumida na seguinte sentença: só existe um reumatismo; os demais são formas clínicas." Essa postura, na contramão dos conceitos mais recentemente aceitos, fazia com que tivesse muitos opositores e críticos.

Vasco Azambuja nasceu em Porto Alegre, no dia 26 de agosto de 1907. Graduou-se em Medicina pela Faculdade de Medicina do Rio de Janeiro em 1929. Quando estudante foi interno da 20ª enfermaria da Santa Casa da Misericórdia, sede da cátedra do Professor Antônio Austregésilo. Em 1927 foi auxiliar da Primeira Cadeira de Anatomia Humana do Professor Álvaro Fróes da Fonseca. Nos anos de 1928 e 1929, frequentou a primeira enfermaria do Hospital São Francisco de Assis. Tornou-se Livre-Docente de Clínica Médica em 1949, com a tese O Diagnóstico dos Reumatismos. Lecionou cursos equiparados por trinta anos, na Faculdade Nacional de Medicina, na Escola de Medicina e Cirurgia (Instituto Hanemaniano) e na Faculdade de Ciências Médicas (atualmente do Estado do Rio de Janeiro) (5). Foi também livre-docente de Clínica Médica da Faculdade de Ciências Médicas e de Propedêutica Médica da Faculdade Nacional de Medicina e da Escola de Medicina e Cirurgia do Rio de Janeiro. Escreveu alguns livros, dos quais possuo: Estudo Patogênico das Doenças por Autoagressão (Fig. 3), tese de concurso para Professor Catedrático da 4ª Cadeira de Clínica Médica da Faculdade Nacional de Medicina da Universidade do Brasil (1956); "Subsídio

Vasco Escobar Azambuja

Livre docente de Clínica Médica da Faculdade Nacional de Medicina e da Faculdade de Ciências Médicas. Livre docente de Clínica Propedêutica Médica da Faculdade Nacional de Medicina e da Escola de Medicina e Cirurgia do Rio de Janeiro

Estudo Patogênico das Doenças por Auto-Agressão

Tese de Concurso para Professor Catedrático da 4.ª Cadeira de Clínica Médica da Faculdade Nacional de Medicina da Universidade do Brasil.

RIO DE JANEIRO
1956

Figura 3 - Estudo patogênico das doenças por auto-agressão

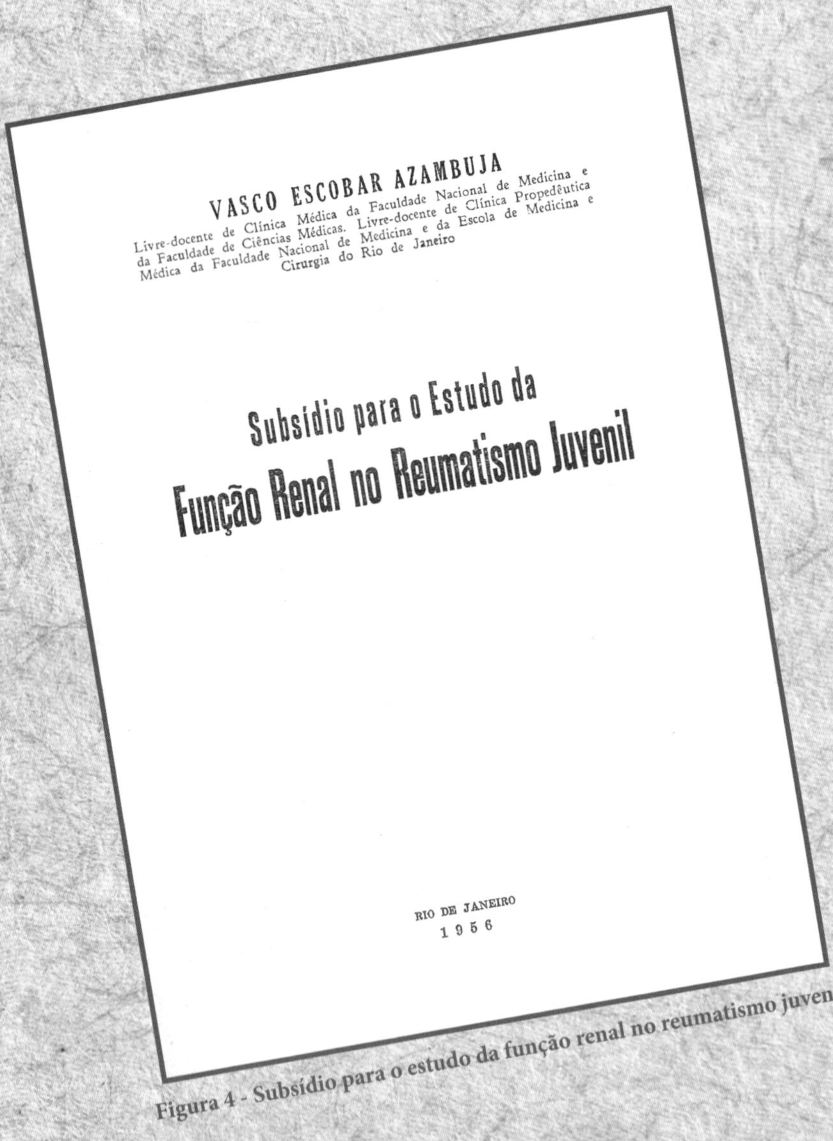

VASCO ESCOBAR AZAMBUJA

Livre-docente de Clínica Médica da Faculdade Nacional de Medicina e da Faculdade de Ciências Médicas. Livre-docente de Clínica Propedêutica Médica da Faculdade Nacional de Medicina e da Escola de Medicina e Cirurgia do Rio de Janeiro

Subsídio para o Estudo da Função Renal no Reumatismo Juvenil

RIO DE JANEIRO
1956

Figura 4 - Subsídio para o estudo da função renal no reumatismo juvenil

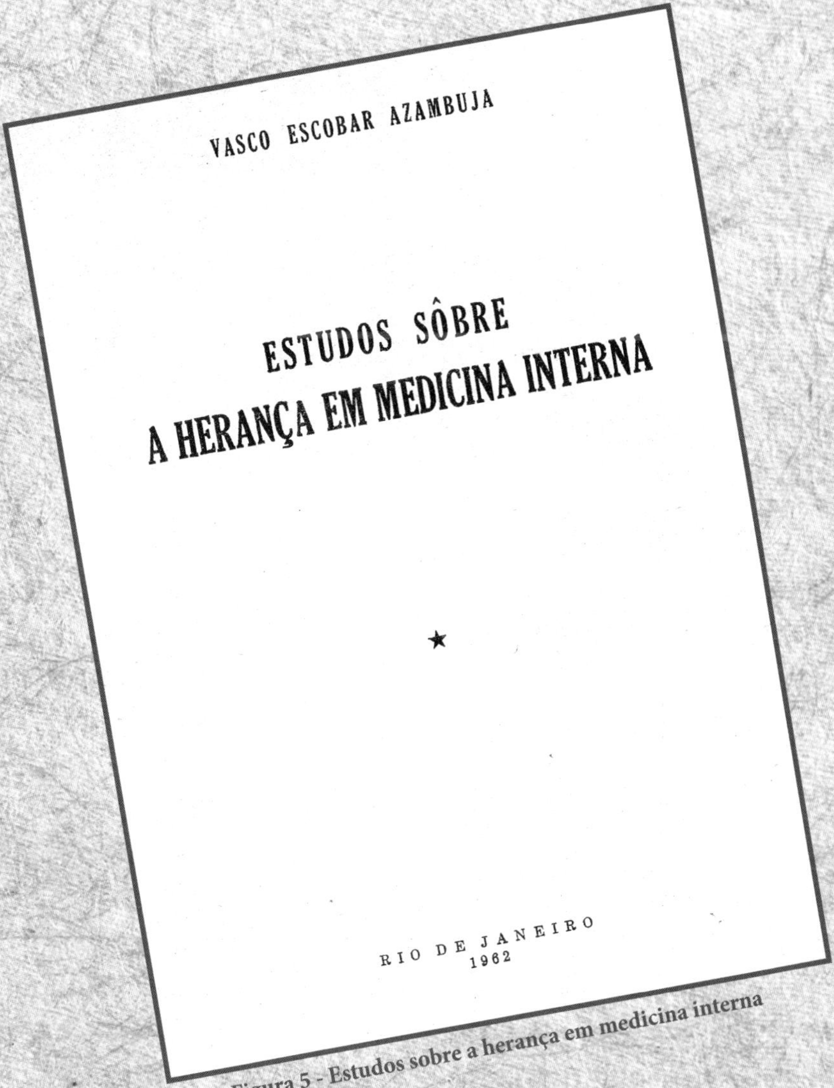

VASCO ESCOBAR AZAMBUJA

ESTUDOS SÔBRE
A HERANÇA EM MEDICINA INTERNA

★

RIO DE JANEIRO
1962

Figura 5 - Estudos sobre a herança em medicina interna

para o Estudo da Função Renal no Reumatismo Juvenil" (1956) (Fig. 4) e "Estudo Sobre a Herança em Medicina Interna" (1962) (Fig. 5).

É possível que Vasco Azambuja tenha estado na reunião que fundou a Sociedade Brasileira de Reumatologia em 15 de julho de 1949, ainda que não tenha assinado a ata respectiva. É certo que pertenceu à Sociedade Brasileira de Reumatologia como membro efetivo, conforme consta da relação de sócios publicada na Revista Brasileira de Reumatologia (volume 2, número 2, junho de 1958). Mais ainda, nessa relação aparece como um dos vice-presidentes da diretoria do período 1957-1960.

Apesar das restrições que se lhe possam fazer, em virtude de conceitos muito pessoais que defendia, é inegável que o Professor Vasco Azambuja foi um dos pioneiros da Reumatologia Brasileira e merece ser lembrado como tal.

Carlos da Silveira é outra figura que não pode ser esquecida, mas nem sempre é lembrada, pela importância que teve na Reumatologia Brasileira, sendo um de seus pioneiros indiscutíveis. Nasceu no Ceará, em Fortaleza, em 1907. Foi estudar em Portugal, tendo-se formado pela Faculdade de Medicina de Lisboa, em 1937 (5). Voltando ao Brasil, revalidou seu diploma em 1944, sendo muito elogiado pelo seu desempenho. A partir daí, participou ativamente das atividades reumatológicas que ocorriam no Rio de Janeiro, trabalhando intensamente até falecer, em 21 de março de 1993, aos 86 anos de idade (5). Ocupou posições em diretorias da Sociedade da Sociedade Brasileira de Reumatologia desde logo, tendo sido um dos secretários na gestão de Décio Olinto (1951-1955), sucessor de Waldemar Berardinelli na presidência. Participou também, como vice-presidente, da diretoria presidida por Waldemar Bianchi (1957-1960). Fez parte da Comissão Organizadora do I Congresso Pan-Americano de Reumatologia e I Congresso Brasileiro de Reumatologia, na qualidade de membro do Comitê Científico (8) e da Redação dos Anais. Nesse Congresso apresentou trabalho pioneiro que relacionava parasitoses intestinais com manifestações reumáticas (9). Em 1959, Carlos da Silveira publicou "Reumatologia e Hidroclimatismo" (Fig. 6), um dos primeiros livros editados no Brasil sobre

CARLOS DA SILVEIRA

CHEFE DE CLÍNICA DO SERVIÇO DE REUMATOLOGIA DO H. S. E.
VICE-PRESIDENTE DA SOC. BRASILEIRA DE REUMATOLOGIA
MEMBRO DA SOCIEDADE BRASILEIRA DE FISIOTERAPIA

REUMATOLOGIA E HIDROCLIMATISMO

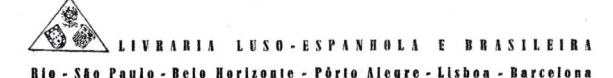

CLÍNICA E PRÁTICA

LIVRARIA LUSO-ESPANHOLA E BRASILEIRA
Rio - São Paulo - Belo Horizonte - Pôrto Alegre - Lisboa - Barcelona

Figura 6 - Reumatismo e Hidroclimatismo

a especialidade. O texto, de agradável leitura, distribuído em 600 páginas, mostra toda sua experiência e uma visão própria do assunto, onde se percebe, claramente, que o autor integra os reumatismos no contexto da Clínica Médica. É interessante a participação do hidroclimatismo na obra, tema quase nunca incluído nos tratados de Reumatologia, ocupando a metade do livro e abordando noções gerais, hidroterapia, crenoterapia, balneoterapia e climatologia médica.

Outro pioneiro, este de fora do Rio de Janeiro, de Porto Alegre, também merece ser lembrado: **Ennio Barcellos Ferreira**. Era irmão de Álvaro Barcellos Ferreira, ao qual já me referi anteriormente, como participante das primeiras jornadas do Congresso Latino-Americano de Reumatismo e Crenoterapia que se realizou, pioneiramente, em 1942. O Professor Álvaro Barcellos Ferreira nasceu no dia 25 de setembro de 1908, em Porto Alegre, e faleceu nessa mesma cidade em 15 de novembro de 1985. Formou-se muito cedo, aos 21 anos, em 1927, na Faculdade de Medicina de Porto Alegre, tornando-se livre-docente de Clínica Propedêutica em 1933. Assumiu a cátedra de Propedêutica Médica da Faculdade de Medicina de Porto Alegre em 1934, aos 28 anos de idade, e em 1945, a de Clínica Médica. Foi um grande mestre e renomado cardiologista. Chefiou a 21ª e, posteriormente, a 37ª Enfermaria da Santa Casa da Misericórdia. Foi diretor da Faculdade de Medicina da Universidade Federal do Rio Grande do Sul e publicou mais de 40 trabalhos em revistas nacionais e estrangeiras (10).

Ennio Barcellos Ferreira nasceu em 1924 e faleceu em 1973, com 49 anos de idade (11). Teve, portanto, uma vida curta mas muito produtiva, sendo um dos pioneiros da Reumatologia gaúcha. Formou-se em Medicina em 1948 e doutorou-se em 1954. Recebeu grande estímulo de seu irmão para dedicar-se à Reumatologia, tendo estado com o Professor Fernando Herrera Ramos, do Uruguai, grande figura da Medicina e da especialidade. Sua tese para o concurso de livre-docência da Faculdade de Medicina de Porto alegre, datada de 1961 (Fig. 7), foi sobre Esclerose Sistêmica Progressiva (Estudo Clínico), estudo abrangente da doença, indo desde seu histórico até seu tratamento, passando por sua classificação, etiopatogenia, quadro clínico, exames subsidiários, diagnóstico, evolução e prognóstico.

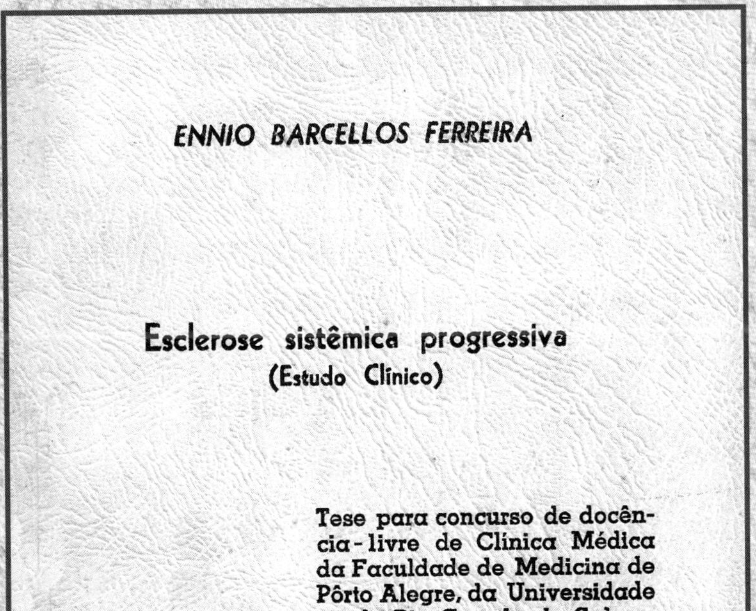

ENNIO BARCELLOS FERREIRA

Esclerose sistêmica progressiva
(Estudo Clínico)

Tese para concurso de docência-livre de Clínica Médica da Faculdade de Medicina de Pôrto Alegre, da Universidade do Rio Grande do Sul.

◆

PÔRTO ALEGRE
1961

Figura 7 - Esclerose sistêmica progressiva

Reuniu nove observações pessoais, todas muito bem documentadas para a época. Como professor adjunto de Clínica Médica, ficou responsável pelo ensino da Reumatologia e criou um Centro de Referência da Especialidade na 37ª Enfermaria da Santa Casa da Misericórdia de Porto Alegre. Pouco antes de falecer, transferiu o serviço para o Hospital das Clínicas (11), onde a Reumatologia teve grande desenvolvimento. Interessou-se sempre pelas doenças difusas do tecido conjuntivo, tendo apresentado trabalhos sobre o assunto em congressos de Reumatologia no Brasil e no Uruguai.

Os irmãos Barcellos, como eram conhecidos, contribuíram de maneira inequívoca para o engrandecimento da Reumatologia gaúcha e brasileira, merecendo ter suas memórias preservadas.

REFERÊNCIAS

1. SEDA H.: Waldemar Berardinelli: o primeiro presidente da Sociedade Brasileira de Reumatologia. Bol Soc Reumatol RJ, 35 (124): 7-12, 2007.

2. GOMES E.L.: Manifestações viscerais do eritematodes maligno, Rio de Janeiro, 1952 (tese).

3. Ivan Gomes: comunicação pessoal.

4. SEDA H.: Reumatologia do Rio de Janeiro in Sociedade Brasileira de Reumatologia – 50 anos, H Seda (ed.), BG Cultural, São Paulo, 1999, p 30-33.

5. GONÇALVES G.W.S.: Reumatologia brasileira – Precursores e pioneiros, Casa de José de Alencar, Fortaleza, 1996, p 369.

6. SEDA H.: História da Reumatologia Brasileira in Sociedade Brasileira de Reumatologia – 50 anos, H Seda (ed.), BG Cultural, São Paulo, 1999, p 7-18.

7. AZAMBUJA V.: O Reumatismo, Rio de Janeiro, 1955.

8. SEDA H.: Cinquentenário da realização do I Congresso Brasileiro de Reumatologia e do I Congresso Pan-Americano de Reumatologia, Bol Soc Reumatol RJ 33 (115): 5-10, 2005.

9. Anais do I Congresso Pan-Americano de Reumatologia e I Congresso Brasileiro de Reumatologia, Rio de Janeiro, 1955.

10. SEDA H.: A Pré-História da Reumatologia Brasileira. Bol Soc Reumatol RJ 35 (123): 6-12, 2007.

11. GONÇALVES G.W.S.: Reumatologia Brasileira – Precursores e Pioneiros, Casa de José de Alencar, Fortaleza, 1996, p 256.

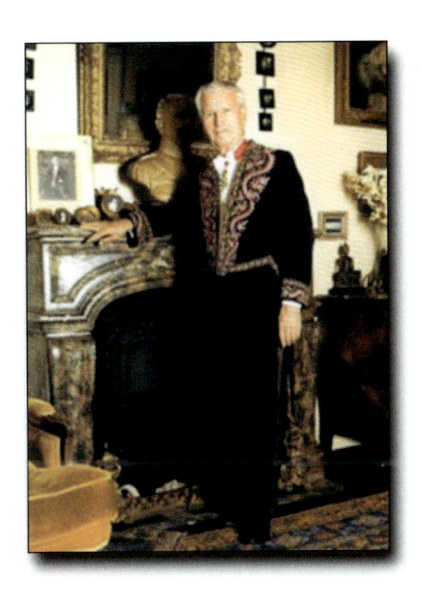

Stanislas de Sèze

Stanislas de Sèze foi o verdadeiro criador da reumatologia francesa (1). Nasceu em Paris em 1903 e faleceu no dia 26 de abril de 2000, aos 97 anos. Orientou-se inicialmente para a neurologia na Salpetrière, sob influência de Georges Guillain. Entretanto seu convívio diário com dores de origem nervosa, em particular com as ciáticas, despertou seu interesse, a partir de 1934, pela reumatologia, especialidade em vias de afirmação (1-3).

Stanislas de Sèze era descendente de uma longa linha de médicos. Iniciou seus estudos de medicina em 1920, doutorando-se em 1931 com tese que mereceu o prêmio Medalha de Prata. Foi externo em 1922, interno em 1925, chefe de clínica em 1931 e médico dos Hospitais de Paris em 1934. Tornou-se professor "agregé" de neurologia em 1946 (1-3). Sendo inimigo de confabulações e concessões, sua aura suscitou inimizades e ciúmes, o que fez com que alcançasse muito tarde os graus universitários mais elevados, só chegando a professor titular, e assim mesmo na cátedra de História da Medicina e Cirurgia, em 1960. Por ser um homem altamente culto, sua aula inaugural tornou-se um modelo no gênero. Mas os obstáculos se dissiparam e ele acabou por obter uma cadeira de clínica reumatológica (1).

Durante a Segunda Guerra Mundial, de Sèze serviu como capitão médico, tendo recebido a medalha de Cavalheiro da Legião de Honra por sua participação na "Resistência" (2). Sua atitude durante o conflito foi exemplar, protegendo seus colaboradores, tanto alunos e pacientes judeus, como espanhóis republicanos (1). Nesse período já era conhecido por seus trabalhos sobre patologia discal, mostrando, como contribuição original, que grande parte, se não a maioria, das ciáticas banais resultavam de afecção do disco. Seus trabalhos sobre o assunto foram publicados na Revue du Rhumatisme e depois, de modo exaustivo, na Presse Médicale de 10 de junho de 1940, ou seja, quatro dias antes da entrada dos alemães em Paris (1).

A respeito da Revue du Rhumatisme vale lembrar que Henri Dausset, fundador de uma associação cujo nome era L' Entraide des Rhumatisants, solicitou a de Sèze um artigo para a pequena revista dessa associação que já se chamava Revue du Rhumatisme. Pouco tempo após, Henri Dausset ficou gravemente enfermo e recomendou aos seus filhos que confiassem a de Sèze a direção da revista, após sua morte, o que ocorreu em 1936. Foi assim que, na metade dos anos 1930, desenvolveu-se a publicação de reumatologia mais antiga do mundo. Durante muitos anos, inclusive no período da guerra, de Sèze dirigiu direta e ativamente a revista, escrevendo numerosos artigos e solicitando outros de colaboradores. Posteriormente, passou a redator chefe de honra da publicação (1-3). A Revue du Rhumatisme tornou-se órgão oficial da Liga Francesa Contra o Reumatismo (posteriormente denominada Sociedade Francesa de Reumatologia) e também das sociedades italiana, suíça e belga até o momento em que criaram seus próprios órgãos. Stanislas de Sèze também participou da Semaine des Hôpitaux de Paris e da Revue Médicale Française (2).

A obra mais importante de Stanislas de Sèze deu-se no Hospital Lariboisière, onde começou a trabalhar em 1954 (3). Por sua fineza, capacidade e fama, tornou-se médico de personalidades importantes. Em 1952, recebeu grande doação de um de seus clientes. A partir daí estudou e projetou um centro de diagnóstico, tratamento e pesquisa que seria único na França e que veio a denominar-se Centro Viggo-Petersen, onde havia diferentes setores especificamente dedicados à patologia óssea e fosfo-cálcica, à imuno reumatologia, ao lado de considerável atividade didática (1). Vale ressaltar que de Sèze era um didata nato, sendo suas aulas muito apreciadas pelo seu conteúdo científico e inovador e pela maneira pessoal como eram apresentadas. De Sèze permaneceu no Centro Viggo-Petersen até sua aposentadoria em 1975.

Pelo seu carisma e competência, de Sèze pôde formar uma grande e competente equipe, reconhecida tanto nacional com internacionalmente, de tal sorte que muitos procuravam seu serviço para formação ou especialização em reumatologia. Número expressivo de médicos brasileiros passou pelo Centro Viggo-Petersen, como estagiários, visitantes ou alunos de cursos de especialização. Esteve no Brasil algumas vezes, sendo que em 1956, no período de 16 a 23 de novembro, a convite da Unidade de Reumatologia da Policlínica Geral do Rio de Janeiro e do Centro de Estudos do Hospital dos Servidores do Estado, ministrou curso sobre Patologia da Coluna Vertebral, que incluiu sete conferências: A verdadeira fisionomia da espondilartrite anquilosante ou pelve-espondilite reumatismal; Exploração radiológica da coluna vertebral; Deterioração estrutural do disco: lumbago agudo, lumbago crônico, ciática; A ciática paralisante; Síndromo doloroso trofo-estático da pós-menopausa; Diagnóstico precoce e tratamento médico cirúrgico do Mal de Pott do adulto; além de apresentação prática de doentes (3). Ministrou outro curso durante o VIII Congresso Brasileiro de Reumatologia, que ocorreu em Recife, Pernambuco, de 26 a 31 de julho de 1970. Desta feita com temas variados: As desmineralizações da coluna vertebral (osteoporose, osteólise, osteomalácia); Espondilodiscites microbianas (tuberculosas e não tuberculosas); Quadris dolorosos crônicos (coxartrose, coxites infecciosas, coxites reumáticas – espondilite anquilosante, artrite reumatoide –, coxites tuberculosas, necroses da cabeça do fêmur); Periartrite escápulo-umeral e Pelve-espondilite reumática (4). Ainda em 1970, no dia 3 de agosto, o professor de Sèze esteve no Rio de Janeiro pronunciando conferência a convite da Sociedade de Reumatologia da Guanabara, intitulada "Os problemas do ombro doloroso e da espádua bloqueada secundária" (3).

Stanislas de Sèze publicou centenas de trabalhos, inúmeros totalmente originais, principalmente abordando patologias da coluna vertebral. A partir de 1964, anualmente produzia as "Actualités Rhumatologiques", sempre muito esperadas, pois reproduziam o que de mais novo e importante estava sendo objeto de estudo na especialidade. Muito antes do reconhecimento do HLA B27, diferenciou a espondilite anquilosante da espondilite reumatoide e estabeleceu ligação entre esta afecção e variantes da psoríase, doenças inflamatórias intestinais e uretrite não gonocócica (5).

De Sèze pertenceu a várias sociedades médicas: Sociedade Médica dos Hospitais de Paris, instituição que muito respeitava e com a qual colaborou regularmente a partir de 1933, tendo sido seu presidente; Sociedade Francesa de Neurologia, desde 1938; Liga Francesa de Reumatologia (Sociedade Francesa de Reumatologia), da qual foi presidente de 1962 a 1964. Foi eleito membro honorário da Union Internationale Therapeutique e das sociedades de reumatologia da Espanha (1951), Holanda (1955), Haiti (1953), Uruguai (1961), Itália (1961), México (1963), Suíça (1964), Brasil (1956) e da American Rheumatism Association (American College of Rheumatology) em 1962, o que foi interessante em virtude de Stanislas de Sèze se dizer alérgico ao inglês (1,2).

De Sèze recebeu inúmeros prêmios: Barbier, da Academie des Sciences, em 1941; Sicard, da Faculdade de Medicina de Paris, em 1943; Montyon de Medicina e Cirurgia, em 1946; Acqui, em 1954 e 1959 (2).

Foi um homem extremamente fino, liberal, culto, epicurista, porém crente. Amava a música, a pintura e a fotografia e, apaixonadamente, Charles Péguy (1873-1914), escritor francês de ideologia socialista que se converteu ao catolicismo e deixou obra de grande força e espiritualidade, tendo morrido na frente de batalha da Primeira Grande Guerra Mundial (1,6).

Apoiado por sua família nos momentos difíceis, notadamente por sua esposa, deixou um legado inigualável para a posteridade; deixou também inúmeros seguidores, um filho e um neto, este atuando na Revue du Rhumatisme, dando continuidade à sua obra.

Marcel-Kahn afirmou que Stanislas de Sèze "Era o inverso de um mandarim autocrata e soube, como chefe de escola, suscitar não somente a admiração e respeito de seus alunos, mas também uma afeição jamais desmentida (1)."

REFERÊNCIAS

1. KAHN M.F.: Stanislas de Sèze (1903-2000), Rev Rhum (Ed Fr) 67:405-407,2000.
2. GONÇALVES G.W.S.: Reumatologia Brasileira - Precursores e Pioneiros, Casa de José de Alencar, Fortaleza, 1996.
3. Conferências de Prática Reumatológica, Brasil Médico 71: 69 -70,1957.
4. Anais do VIII Congresso Brasileiro de Reumatologia, Recife, 26-31 de julho, 1970.
5. RAKIK M.: Stanislas de Sèze, Clin Exper Rheumatol 19: 115,2001.
6. Dicionário Enciclopédico Ilustrado Larousse, Abril, São Paulo, 2006.

Hilton Seda

Os pais da Reumatologia

A reumatologia tem dois pais, um clássico (Guillaume Baillou) e um moderno (Jan van Breemen)

Guillaume Baillou (Ballonius)

Galeno – que viveu entre os anos 130 e 200 da era cristã – exerceu importante e prolongada influência sobre o pensamento médico. Suas ideias só vieram a ser enfrentadas e discutidas no século XVI. Um dos que tiveram a coragem de fazê-lo, foi o médico francês Guillaume Baillou (Ballonius, em latim), que nasceu em Paris em 1538 e faleceu nessa mesma cidade em 1616. Ballonius foi o fundador da epidemiologia moderna, tendo compilado dados epidemiológicos de grande importância entre 1570 e 1579. Em 1578, relatou a epidemia de coqueluche que ocorreu em Paris, tendo sido, provavelmente, o primeiro a descrever a tosse característica causada pela Bordetella pertussis ("tosse convulsa") sob o nome de "quinta" ou "quintana", posteriormente chamada de coqueluche. Descreveu também, em 1574, sob o nome de "rubiola", uma doença com as características de escarlatina, antecipando-se, assim, à descrição mais conhecida de Sydenham. Foi professor da Faculdade de Medicina de Paris e seu reitor em 1580. Sua formação médica foi inspirada em seu mestre Jean Fernel (1497-1558), de Amiens, professor de medicina em Paris. Fernel foi figura importante no combate à autoridade de Galeno na França, e publicou uma obra em 1554 que se tornou padrão em toda a Europa, a Universa Medicina, incluindo fisiologia, patologia e terapêutica (1-2).

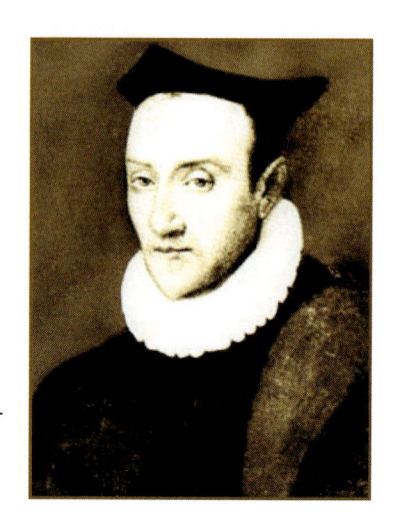

Guillaume Baillou, contrariando Galeno, reviveu a prática médica hipocrática na Renascença Europeia. Hipócrates admitia um dualismo clínico, separando a podagra das artrites. Galeno, um cultor da concepção médica topográfica e anatômica, era unicista: tudo que afetasse as articulações teria de estar reunido em uma única entidade. Com sua volta a Hipócrates, Ballonius pôde criar uma nova visão das entidades reumáticas, pluralista e multifária. Revivendo a teoria dos humores do pai da Medicina, em sua obra Reumatismo e Dor Lombar", publicada postumamente em 1642, concebia o reumatismo como um dos humores nóxios, diferente do catarro. Pitorescamente dizia que, até que tivéssemos melhores termos, que o reumatismo seria uma precipitação, um enjoo dos vasos que vomitariam. Em sua concepção, o reumatismo não se limitaria a sintomas musculoesqueléticos. Foi quem primeiro delineou uma classificação dos reumatismos e os considerou como doenças sistêmicas, comprometedoras de toda a economia (1,4,5).

Nava (5), comparando os reumatismos apontados por Baillou com os modernos conhecimentos da época, concluiu que ele já distinguia quatro tipos:

1. Crônicos, incapacitantes, contraturantes, contínuos, sem tréguas (artrite reumatoide);

2. Passageiros, de recaída (reumatismo poli articular agudo, febre reumática);

3. Sobrevindo no decurso de doença crônica (reumatismos metastáticos);

4. Com dores não articulares (reumatismos de partes moles).

A contribuição de Guillaume Baillou não se restringiu à sideração das ideias unicistas de Galeno, pois valorizou também a importância etiológica do terreno, salientando a preferência dos reumatismos pelos cacochymos, ou seja, em termos mais atuais, os incluídos no biótipo astênico (5).

Pelo exposto, **Guillaume Baillou merece o título de Pai da Reumatologia.**

Jan van Breemen

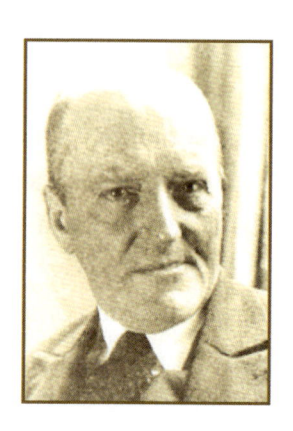

Jan van Breemen, nascido em 1875, era um médico holandês muito interessado e ativo no estudo e tratamento dos reumatismos crônicos nas primeiras décadas do século XX (6). Seu desejo, quando jovem, era ser oficial da marinha, mas sua aspiração não se pôde realizar em virtude de um problema de visão. Apesar disso, como frisou W. H. D. de Haas, secretário da "The Nederlandse Vereniging van Rheumatologen", ao comunicar seu falecimento ocorrido no dia 7 de fevereiro de 1961, aos 81 anos: "Entretanto ele provou ser um verdadeiro marinheiro, explorando províncias ainda não descobertas na reumatologia, com seus olhos vasculhando largos horizontes (7)."

Logo após formar-se, van Breemen demonstrou preocupação com o fato de os médicos de sua época só darem atenção às doenças infecciosas agudas, desprezando quase totalmente as crônicas, entre elas os reumatismos. Coerente com essa preocupação instalou, em Amsterdam, um ambulatório com a finalidade de tratar pacientes reumáticos. Àquela época, os recursos terapêuticos para as essas doenças eram muito escassos, razão pela qual tinha de valer-se, basicamente, dos meios oferecidos pela medicina física (3).

O interesse de Jan van Breemen pelos reumatismos o levou a desenvolver intenso trabalho internacional que redundaria na criação da Liga Internacional contra o Reumatismo.

A campanha para a luta contra as doenças reumáticas foi concebida durante o First International Congress on Physical Treatment, realizado em Berlim em 1913 (8). Nesse congresso, van Breemen apresentou o trabalho French and german rheumatism and its treatment, no qual relatava o problema dos reumatismos na França e na Alemanha e como lá eram tratados, e propôs que fosse feito um grande esforço mundial no sentido do estudo e controle das doenças reumáticas. Além disso, sugeriu a criação de um Instituto Internacional para pesquisa científica das doenças reumáticas, no intuito de facilitar a obtenção de informações sobre o problema nos diferentes países, a serem apresentadas no próximo congresso que deveria realizar-se em São Petesburgo em 1917. A Primeira Grande Guerra Mundial frustrou, entretanto, esses planos, pela impossibilidade da realização do encontro.

Van Breemen era obstinado e, quando houve a reunião anual de 1925 da Sociedade Internacional de Hidrologia Médica em Paris, voltou ao tema, renovando sua proposta. Foi criado, então, o Comitê Internacional sobre Reumatismo, com os seguintes objetivos:

1. Ser o órgão consultivo central na campanha internacional contra o reumatismo;

2. Encorajar e dar assistência à formação de comitês nacionais contra o reumatismo;

3. Preparar e fazer circular estatísticas com a prevalência das várias doenças reumáticas e outras informações pertinentes nos Archives of Medical Hydrology e outras revistas apropriadas.

O Comitê Internacional sobre Reumatismo estava assim constituído: presidente: J. Fostercue

Fox, de Londres; secretário: Jan van Breemen, de Amsterdam; membros: V. Coates, de Bath; F. Korman, de Ragaz; e L. Schmidt, de Pistany.

Dois anos mais tarde, em 1927, em Paris, no encontro da Sociedade Internacional de Hidrologia, o relatório com as recomendações do Comitê foi aceito. No mesmo conclave, foi organizado o Comitê Internacional contra o Reumatismo, com escritório central em Amsterdam, que adotou como regra: "Todas as doenças sociais importantes devem ser combatidas em sua origem e não no seu término" (9).

O Comitê manteve o Dr. J. Fostercue Fox na presidência e o Dr. J. van Breemen como secretário.

Há uma famosa frase do Dr. Fostercue Fox perfeitamente aplicável aos reumatismos: "Uma enfermidade se transforma em um problema social quando o indivíduo enfermo é um perigo e uma carga para os seus concidadãos. A enfermidade chega a ser um problema social quando conduz à desorganização da indústria ou é causa do abandono frequente e prolongado do emprego." (10)

Com esse impulso, o interesse pelo estudo das doenças reumáticas cresceu enormemente na Europa, contagiando muitos países, não só no Velho como no Novo Mundo, culminando, em 1928, com a definitiva criação da Liga Internacional contra o Reumatismo (ILAR) e, posteriormente, ainda sob a influência de van Breemen, da Liga Pan-Americana contra o Reumatismo (PANLAR), em 1944, e da Liga Europeia contra o Reumatismo (EULAR), em 1947, da qual também foi primeiro secretário. Posteriormente, em 1963, foi criada a Liga Asiática e do Pacífico (SEAPAL) (11).

Jan van Breemen foi secretário geral e editor da revista Acta Rheumatologica Scandinavica durante os anos que precederam a II Guerra Mundial. Em 1949, foi eleito membro honorário da ILAR e ao completar 80 anos foi homenageado na Holanda, com a criação de uma fundação que recebeu seu nome, para combater as doenças reumáticas e dar apoio a pesquisas científicas nesse campo (12).

Durante o I Congresso Pan-Americano de Reumatologia, realizado no Rio de Janeiro e São Paulo em 1955, van Breemen apresentou um relatório intitulado Pamphlet International Study Center for Rheumatic Diseases, Amsterdam (I.S.R.A.), subdividido em dados históricos, organização, finanças, economia; objetivos do estudo; questões linguísticas; respostas; pequeno comentário sobre as cartas e respostas para o problema (Prof. Dr. P. Muntendam e outros); apêndice (13).

Crônicas dos Boletins

Jan van Breemen sempre foi um amigo leal. Em seu consultório uma frase recepcionava os visitantes: "Do que um homem pode orgulhar-se a não ser dos seus amigos." (7)

Jan van Breemen dedicou praticamente toda sua vida ao combate das doenças reumáticas e, como muito bem o assinala Geraldo Gonçalves (3), merece o título que muitos lhe atribuem de Pai da Reumatologia Moderna (14).

REFERÊNCIAS

1. SEDA H.: reumatismos: conceito, história, nomenclatura, classificação, epidemiologia. In Reumatologia, vol. 1, 2ª ed., H Seda (ed.), Cultura Médica, Rio de Janeiro, 1982.

2. CASTIGLIONI A.: História da Medicina, vol. 1, Companhia Editora Nacional, São Paulo, 1947.

3. GONÇALVES G.W.S.: Reumatologia Brasileira. Precursores e Pioneiros, Casa de José de Alencar, Fortaleza, 1996.

4. BENEDECK T.G., RODNAN G.P.: A brief history of the rheumatic diseases. Bull Rheum Dis 32: 59-68,1982.

5. NAVA P.: Quadros sinópticos de Reumatologia. Brasil Médico 74:45,1960.

6. SMYTH C.J., FREYBERG R.H., MCEWEN C.: History of Rheumatology in the United States, Arthritis Foundation, Atlanta, 1985.

7. HAAS W.H.D.: Jan Van Breemen, 1875-1961, Ann Rheum Dis 20:115,1961.

8. GONÇALVES G.W.S.: Reumatologia Brasileira – Precursores e Pioneiros, Casa de José de Alencar, Fortaleza, 1996.

9. Van Breemen J: Le Ligue International contre le Rhumatisme, 2nd. Edition, 1955.

10. STECHER R.M.: Historical background of the Ligue International contre le Rhumatisme, Yearbook, 4th ed., 1967.

11. Americano Freire DE: Os reumáticos e seu reajustamento, tese, Rio de Janeiro, 1953.

12. ENGLEMAN E.P.: International League Against Rheumatisme, A brief history and update, Arthr Rheum 29: 929-931,1986.

13. EDSTRÖM G.: Jan Van Breemen, Acta Rheum Scand 7:89,1961.

14. Anais do I Congresso Pan-Americano de Reumatologia, Rio de Janeiro e São Paulo, 1955.

15. COPEMAN W.S.C.: Jan van Breemen, Ann Rheum Dis: 20:115-116, 1961.

Hilton Seda

O reumatismo do senhor Pickwick

O Clube Pickwick era presidido por Samuel Pickwick, personagem dos mais intrigantes e figura central da obra de Charles Dickens intitulada Pickwick Papers, conhecida entre nós como "As Aventuras do Sr. Pickwick" (1). Essa história, na realidade um verdadeiro romance com inúmeros personagens, nasceu de um fato inusitado. O famoso artista Robert Seymor fez vários desenhos para ilustrar as reuniões de um clube de esportes e os editores do Morning Chronicle, o jornal londrino de maior circulação, tiveram a ideia de acrescentar textos a essas gravuras, criando uma publicação seriada mensal. Convidaram Boz (pseudônimo usado por Charles Dickens), que estava com muita popularidade em virtude do sucesso dos seus artigos sobre a vida da classe média londrina. Dickens, entretanto, impôs uma condição: os desenhos é que ilustrariam seus escritos e não o contrário. Foi assim que nasceu a série sobre o Clube Pickwick. Roberto Seymor sofria de "ataques nervosos" e só ilustrou os dois primeiros episódios, assim mesmo com grande dificuldade, suicidando-se a seguir, em 1836, muito moço, pois nascera em 1800. De início, a publicação não despertou grande interesse no público, o que levou Dickens a modificar sua estrutura, criando a figura de Samuel (ou Sam) Weller, o criado notável do Sr. Pickwick, às vezes comparado ao Sancho Pança de Dom Quixote. Essa mudança caiu nas graças do público e o sucesso da série foi total (2).

O Sr. Pickwick era reumático, mas não há informações que permitam definir um diagnóstico, ainda que aproximado, do tipo da doença. Não são muitas as referências ao seu reumatismo. A primeira está no capítulo XVII, cujo título é "Em que se evidencia que um acesso de reumatismo pode, em certos casos, obrar como estimulante do engenho inventivo" e que se inicia dizendo: "O organismo do Sr. Pickwick, embora capaz de suportar uma soma assaz considerável de exercício e de fadiga, não estava à prova

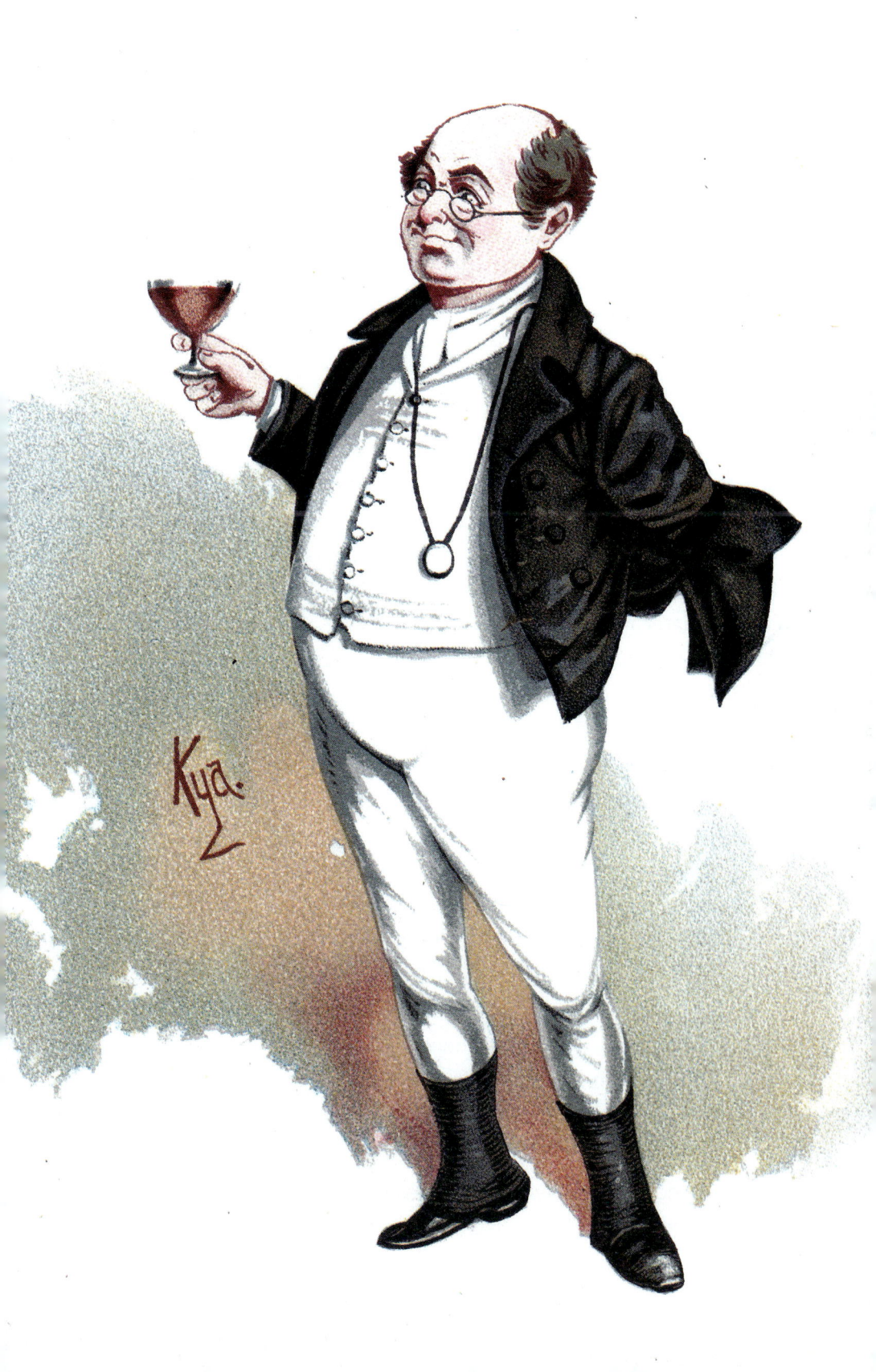

de uma combinação de ataques como os que sofrera na noite memorável, referida no capítulo anterior. O sistema de lavar-se à noite, ao ar livre, e de enxugar-se depois num gabinete fechado, é tão perigoso quanto singular. O Sr. Pickwick foi acometido de um acesso de reumatismo." No referido capítulo anterior (XVI), o Sr. Pickwick metera-se em uma aventura para tentar salvar uma jovem de ser levada de um internato por um cidadão inescrupuloso, sofrendo bastante para pular o muro do jardim, mas verificando, por fim, que fora logrado, ao acreditar em uma história fantasiosa.

No capítulo XVIII, nova menção ao seu reumatismo: "- É, o reumatismo que apanhei naquele jardim – rematou o Sr. Pickwick – deixou-me coxo neste momento." Um diálogo a seguir confirma que o Sr. Pickwick estava coxo: "- Mas hei de esclarecer tudo isso – disse o Sr. Pickwick, erguendo a cabeça e martelando a mesa. – Vou procurar esses Dodson e Fogg! Irei a Londres amanhã. – Amanhã, não – disse Wardle. – Você está mancando muito." Esclareça-se que Dodson e Fogg eram advogados que o estavam processando por um suposto assédio a uma senhora. No capítulo XXX, o Sr. Pickwick afundou em um local onde seu grupo de amigos patinava: "Um grande pedaço de gelo desaparecera; a água borbulhava sobre ele; o chapéu, as luvas e o lenço do Sr. Pickwick flutuavam na superfície; e eram os únicos vestígios visíveis de seu dono." O Sr. Pickwick foi salvo, voltou a pisar terra firme, foi embrulhado em xales, correu para onde estava hospedado e meteu-se na cama. Seu quarto foi aquecido e serviram-lhe ponche à vontade. "... e quando o Sr. Pickwick despertou na manhã seguinte, não apresentava um único sintoma de reumatismo; o que prova (...) que não há nada como o ponche quente nesses casos; e que, se este deixava, às vezes, de obrar como preventivo, era apenas porque o paciente incidia no erro vulgar de não tomar a dose necessária (1)." O Sr. Pickwick passou uma temporada em Bath, cidade inglesa às margens do Avon, famosa como estância termal (3), mas não há referência que para lá tenha ido por causa do seu reumatismo.

Além do reumatismo do Sr. Pickwick, há em Pickwick Papers outras situações interessantes, curiosas e até inusitadas relacionadas a esse conjunto de doenças.

No capítulo XIV há "A História do Caixeiro-Viajante." Tom Smart, chegando a certo local onde se iria acomodar, "foi conduzido através de um labirinto de quartos e corredores ao aposento que lhe fora destinado. ... Era um quarto espaçoso...; mas o que mais lhe chamou a atenção foi uma cadeira esquisita, de sinistro aspecto, costas altas, talhada de fantástica maneira, com uma almofada estampada de damasco, e com os pés arredondados cuidadosamente envolvidos num pano vermelho, como se tivesse gota nos dedos. ...Sentou-se diante do lume e, durante meia hora, cravou o olhar na velha cadeira; diabos a levassem, era uma velharia tão esquisita que não conseguia desviar os olhos dela." Depois de acordar de um sonho confuso, "Tom olhou para a cadeira e, de repente, enquanto olhava para ela, pareceu-lhe presenciar extraordinária alteração. Os entalhes das costas assumiam gradualmente os traços e a expressão de um velho rosto humano encarquilhado; a almofada de damasco se converteu num colete antigo, com bicos; os pés arredondados de madeira transmudaram-se em pés humanos, envoltos em chinelos vermelhos; e a velha cadeira se tornou semelhante a um velho muito feio, do século anterior (1)." Este velho tanto podia ter gota como artrose!

No capítulo XX, há uma passagem muito interessante onde é proposto um tratamento infalível para a gota. É em um diálogo entre Sam Weller, criado do Sr. Pickwick, e seu próprio pai: "- Muito bem, pai – disse Sam, tome cuidado, ou ainda terá notícias da sua velha doença, a gota. – Achei um remédio soberano para isso, Sammy – disse o Sr. Weller, colocando o copo sobre a mesa. Um remédio soberano para a gota? – perguntou o Sr. Pickwick, tomando do livrinho de notas. Qual é? – A gota, senhor, - retrucou o Sr. Weller -, a gota é uma doença que vem de um excesso de luxos e comodidades. Se for alguma vez atacado de gota, senhor, case-se com uma viúva que tenha uma boa voz e muita vontade de usá-la, e nunca mais lhe voltará a moléstia. É uma excelente receita, senhor. Uso-a regularmente e posso garantir-lhe que acaba com todos os achaques causados pelos excessos de alegria." No último capítulo do livro (LVI): "O velho Sr. Weller andou a guiar uma diligência durante um ano, mas viu-se obrigado a aposentar-se, depois de um forte ataque de gota." (1).

No capítulo XXIV, em virtude do processo que contra ele era movido, o Sr. Pickwick deveria ser levado à casa do prefeito. "...e, precisamente no instante em que os beleguins se dispunham a vencer as objeções do Sr. Pickwick por meio do expediente comum de carregá-lo à força, alguém lembrou que havia no pátio uma velha cadeirinha, originariamente construída para um senhor gotoso e abastado, capaz de comportar o Sr. Pickwick." (1).

O capítulo XXIX conta o episódio dos duendes que roubaram o coveiro: "Infelizmente, porém, foram essas histórias algo prejudicadas pela reaparição inesperada do próprio Gabriel Grub uns dez anos depois, quando era um velho esfarrapado, reumático, mas contente. ...visto haver Gabriel Grub sofrido de reumatismo até o fim de seus dias, essa história tem, pelo menos, uma moral à falta de coisa melhor: quando um homem de mau gênio bebe sozinho na véspera de Natal, pode ter certeza de que não há de sentir-se melhor por causa disso." (1).

No capítulo XXXII, nova referência a um objeto que lembrava a gota. Em uma festa, "Os copos da casa eram finos e delgados e os que haviam sido pedidos por empréstimo à taberna eram grandes, hidrópicos e inchados, cada qual apoiado sobre um enorme pé gotoso." (1)No capítulo XXXIII, o pai de Samuel Weller esclarece: "A sua madrasta ia à reunião, Sammy, mas ficou com reumatismo e não pode ir." (1).

No capítulo XXXVIII, o Dr. Bob Sawyer, sucessor de Nockemorf (era comum essa informação àquela época), usa do expediente de enviar, por um menino, remédios de sua farmácia para endereços errados, recuperando-os depois com pedido de desculpas pelo engano, como forma de sugerir que tinha uma vasta clientela. Por causa desse expediente, pergunta ao garoto se entregou: " - Os pós para a criança, na casa grande para onde se mudou aquela família nova, e as pílulas que devem ser tomadas quatro vezes por dia em casa do velho rabugento que sofre de gota?"

No capítulo XLI, o Sr. Pickwick tomou uma atitude drástica quando estava na prisão por não aceitar uma decisão da justiça no caso que era movido contra ele, ao investir sobre um cidadão que lhe arrancara da cabeça o barrete de dormir. Saltando da cama, desferiu-lhe forte murro no peito e recuperou a peça que lhe havia sido tirada. Disse o agredido: "- Muito bem; o senhor é valente, hein? ... Agora pule outra vez para a cama, pois do contrário apanha reumatismo." (1)

REFERÊNCIAS

1. DICKENS C.: As aventuras do Sr. Pickwick, Abril Cultural, São Paulo, 1970.
2. SEDA H.: A gota de Charles Dickens, Bol Soc Reumatol RJ, 36(130): 4-6, 2008.
3. Dicionário Enciclopédico Larousse Ilustrado, Editora Abril, São Paulo, 2006.

Hilton Seda

Panorama da medicina no século XVI, quando foi fundada a cidade de São Sebastião do Rio de Janeiro

Estácio de Sá, sobrinho do governador geral Mem de Sá, fundou no dia 1º de março de 1565, portanto há 450 anos, em uma península que ficava na entrada da baía de Guanabara, junto ao Pão de Açúcar, no morro Cara de Cão, uma povoação sob a invocação de São Sebastião, padroeiro do rei de Portugal, D. Sebastião. Em 1567, depois da expulsão dos franceses, os portugueses abandonam a "Cidade Velha" e instalam-se, por razões estratégicas, no morro de São Januário - que passou a chamar-se morro do Castelo – o verdadeiro berço da cidade do Rio de Janeiro. O morro do Castelo foi derrubado em 1922, ficando em seu lugar uma esplanada. (1)

Ainda que seja difícil precisar, é possível dizer que o Renascimento durou do fim do século XIV até o início do século XVII. Se assim foi, a Cidade de São Sebastião do Rio de Janeiro foi fundada em pleno Renascimento, movimento que teve influência em todas as artes, incluindo a arte e ciência médicas.

No século XVI houve, entre outros, dois fatos importantes, sobre os quais iremos falar, que muito influenciaram a evolução da Medicina: o desenvolvimento da anatomia e a derrubada do predomínio das ideias de Galeno que dominavam o conhecimento médico havia quinze séculos.

Cláudio Galeno nasceu em Pérgamo, na Ásia Menor, cidade que abrigava famoso templo de Esculápio. Viveu no século II depois de Cristo (c. 128 – c. 200). Sua biografia pôde ser conhecida através de seus próprios trabalhos, pois incluía relatos de sua vida em seus escritos médicos. Estudou inicialmente filosofia, depois medicina. Instruiu-se em anatomia em

Alexandria. Permaneceu em Pérgamo por dez anos, depois foi para Roma. Tornou-se cirurgião dos gladiadores, posição muito disputada na época. Adquiriu, em pouco tempo, reputação extraordinária, sua fama ultrapassando os limites da cidade. Examinava os pacientes com muito cuidado. Foi médico do imperador Marco Aurélio (121-180 d.C.) que o reconhecia como um verdadeiro médico, além de honesto. Tinha ar autoritário, considerava-se onisciente e tinha desprezo pelos colegas de profissão. Deu a si próprio os títulos de "O maior doutor desde Hipócrates" e "Pai da fisiologia". A fisiologia galênica tinha como princípio fundamental o "pneuma" que se manifestava de três formas e atividades diferentes: o espírito animal ou "pneuma psychion" (com sede no cérebro, centro das sensações e dos movimentos), o espírito vital ou "pneuma zoticon" (com sede no coração, que regulava o fluxo do sangue e o calor do corpo), o espírito natural ou "pneuma physicon" (localizado no fígado, centro da nutrição e das trocas).

Galeno analisou minuciosamente as obras de Hipócrates. Escreveu em grego cerca de 400 volumes. Suas obras mais importantes e que continham todo o saber médico da época foram: Do Médico Ideal, Da Filosofia Ideal, Dos Elementos Conforme Hipócrates, Das Preparações Anatômicas ou Eucheirases, Da Dissecção das Veias e das Artérias, Do Movimento dos Músculos, Dos Ensinamentos de Hipócrates e Platão, Dos Lugares das Doenças, Do Uso das Partes do Corpo Humano, Da Arte Médica, e Do Método de Tratamento. Exerceu também a cirurgia com eficiência. Galeno não era cristão, mas era monoteísta, o que o fez ser apoiado por cristãos, hebreus e muçulmanos, fato que permitiu que suas teorias não fossem alteradas e que sua obra dominasse o mundo científico por séculos, perpetuando erros fundamentais e provocando longa estagnação no pensamento médico (2).

O primeiro grande passo para a evolução da Medicina se deu através do conhecimento da anatomia e quem o deu foi Leonardo da Vinci (1452-1519) no século XV e início do século XVI, quebrando um tabu de vários séculos que impedia o estudo da anatomia em humanos. "Leonardo executou dissecções cuidadosas; segundo as memórias do cardeal de Aragon ele dissecou trinta homens e mulheres de várias idades, das quais dez só para o estudo das veias. Segundo o ambicioso programa de Leonardo, seu tratado de anatomia devia constar de cento e vinte livros: do nascimento do homem até sua morte e da cabeça à planta dos pés, e devia incluir fisiologia e anatomia comparadas" (3). Seus desenhos representam a faceta mais admirável de sua obra. Foram feitos com perfeição e fidelidade jamais ultrapassadas.

Um fato que merece ser salientado, na evolução dos conhecimentos da anatomia, é a importância do livro de Giovanni Baptista Canano (1515-1579), da cidade de Ferrara, intitulado *Musculorum Humani Corporis Dissectio*, precursor de Andreas Vesálio, considerado o Pai da Anatomia, pois a inaugurou como ciência. Vesálio nasceu em Bruxelas no dia 31 de dezembro de 1514. Depois de algum tempo, passou a viver na Itália. Era fervoroso adepto de Galeno, que teve sua obra profundamente contestada e rejeitada no século XVI, inclusive pelos trabalhos do próprio Vesálio, que afirmava que os postulados de Galeno só se aplicavam aos animais. Vesálio publicou em 1538 as seis *Tabulae Anatomicae* e, em 1543, "*De humani corporis fabrica libri septem*", obra que, junto à de Andreas Oporinus, provocou grandes e exacerbadas discussões. Os galenistas - que predominavam nas universidades - negavam com veemência o valor das descobertas de Vesálio que faleceu em 2 de outubro de 1564 de provável tifo exantemático (3-5). Gabriele Fallopio (1523-1562), o mais ilustre anatomista italiano do século XVI, igualmente atacou Galeno, de modo até mais incisivo que Vesálio, mas também a este corrigiu a respeito do trajeto das artérias vertebrais. Começou seus estudos em Ferrara. Sua obra mais importante – *Observationes Anatomicae* – foi publicada em Veneza em 1561. "*Opera Omnia*" também o foi em Veneza, em 1584. É considerado precursor de Marcello Malpighi (1628-1694) e Marie-François-Xavier Bichat (1771-1802) por seus estudos de tecidos. Entre outros, merecem ser citados ainda por suas contribuições ao desenvolvimento da anatomia: Gerolamo Fabrizio d'Acquapendente (1533-1619), discípulo de Falópio, Giulio Cesare Aranzio (1539-1580) e Bartolomeu Eustacchio (1520-1574). Durante a Renascença, a liderança da anatomia pertenceu à Itália (3).

Um dos primeiros a contestar Galeno foi Philippus Aureolus Theophrastus Bombastus Von Hohenheim, ou seja Paracelso. Sua contestação foi tão violenta que chegou a causar escândalo, pois queimou, em praça pública, obras de Avicena (Ibn Sina, 980-1037) e as daquele que era, até aquela época, considerado intocável (3, 4, 6). Paracelso nasceu em Einsiedeln, perto de Zurich, na Suíça, no dia 10 de novembro de 1493 e faleceu em 24 de setembro de 1541, portanto aos 48 anos de idade, provavelmente de câncer, ou assassinado, na cidade de Salzburgo. Aprendeu muito com seu pai que também era médico. Estudou na Faculdade de Medicina da Basileia. Recebeu o grau de doutor em Ferrara, onde foi muito influenciado por Nicolò Leoniceno (1428-1524). Paracelso teve o mérito de tornar-se um clínico no verdadeiro sentido da palavra (de *klinike* ou de *Kline*, leito), acumulando importante experiência oriunda da prática diária e não da simples leitura de livros de medicina. Os textos de Paracelso muitas vezes são confusos e a debilidade de suas teorias vem da circunstância de buscar apoio para seu misticismo simbólico na magia, na astrologia e na alquimia. Suas teorias atualmente só têm valor histórico. No seu entender, a doença era devida a cinco "entia": as estrelas, os alimentos e venenos, as diáteses, o espírito e a intenção divina. Em seu livro *Paragranum*, publicado pela primeira vez em 1530, afirmava que os estudos médicos deveriam basear-se na natureza e suas leis físicas. Na obra *Paramirum* fez referências muito específicas aos reumatismos (3,6).

Jean Fernel (1497-1558), de Amiens, contemporâneo de Paracelso, também teve grande papel no combate ao predomínio de Galeno. Ilustre professor de medicina em Paris, é autor de "Universa Medicina" (1554), obra padrão para toda a Europa, que incluía fisiologia, patologia e terapêutica. Um de seus alunos – Guillaume Baillou (Ballonius, em latim - Paris, 1538-1616) – seguindo sua linha, derrubou o conceito unicista de Galeno e ampliou a proposta dualista de Hipócrates sobre os reumatismos, criando uma visão pluralista e uma classificação para esse grupo de doenças que via como entidades sistêmicas. É considerado o Pai da Reumatologia. Baillou nasceu em Paris em 1538 e faleceu nessa mesma cidade em 1616. Era filho de um famoso matemático e arquiteto. Estudou na Universidade de Paris, com interesse particular em latim, grego e filosofia. Só depois se formou em medicina. Viveu em terrível período do século XVI, em que havia perseguições, violência, degradação, imundície e pestilências gerando epidemias. Essas circunstâncias propiciaram a Ballonius compilar dados epidemiológicos importantes entre 1570 e 1579 e tornar-se o fundador da epidemiologia moderna. Em 1578, relatou a epidemia de coqueluche que ocorreu em Paris, tendo sido, provavelmente, o primeiro a descrever a tosse característica causada pela *Bordetella pertussis* (tosse convulsa) sob o nome de "quinta" ou "quintana', posteriormente chamada de coqueluche. O nome "quinta" seria oriundo da onomatopeia formada pelo som e estertor da tosse. *Quintna*, em latim, porque a tosse é repetida com determinados intervalos, aparece com quatro a cinco horas de intermitência. Baillou caracterizou, também, em 1574, sob o nome de "rubiola", uma doença com as características da escarlatina, antecipando-se à descrição de Sydenham. Em 1580, publicou o livro *Epidemiorum* (sobre as epidemias), que continha relação completa das epidemias de sarampo, difteria e peste bubônica que ocorreram na Europa entre 1570 e 1579. Também foram de seu interesse as doenças mentais. Baillou foi professor da Faculdade de Medicina de Paris e seu reitor em 1580 e 1581 (6,7)

Como acentuou Castiglioni: "Foi o progresso em anatomia que determinou em fisiologia os primeiros avanços dignos de nome. Depois de conhecida a anatomia dos ossos, das articulações, das cartilagens e dos músculos, suas funções foram investigadas com conceitos diferentes dos teleológicos que então dominavam (3)." A fisiologia do movimento foi muito estudada por Fabrício D'acquapendente (1533-1619). No período renascentista, o estudo da fisiologia da circulação talvez tenha sido o mais interessante. Foi quando o fígado deixou de ser o centro da circulação do sangue. A quem se deve o conhecimento mais exato da circulação do sangue? Quem destruiu as ideias de Galeno a esse respeito? Sem dúvida cabe a Harvey essa glória, mas seria injusto não reconhecer o papel importante de dois precursores: Michael Servetus (1511-1553), espanhol que estabeleceu que o septo interventricular não era perfurado e descreveu a "pequena circulação" ou "circulação pulmonar"; Realdo Colombo (1494-1559) que, em seu livro *De Re Anatomica* estabeleceu o conceito de circulação.

William Harvey, uma das figuras mais importantes da Medicina, nasceu no dia 2 de abril de 1578 em Folkestone e faleceu em Londres em 3 de junho de 1657. Educou-se na *The King's School*, em Cantebury, Gonville, e no *Caius College* de Cambridge. Recebeu o diploma de *Bachelor of Arts* em 1597. Valendo-se de um estatuto especial que permitia aos estudantes de Cambridge transferirem-se para determinadas universidades, foi estudar na Universidade de Pádua, onde foi aluno do grande anatomista Girolano Fabrizi D'acquapendente ou Hieronymus Fabricius. Graduou-se em 1602, aos vinte e quatro anos de idade. Tornou-se um grande médico tendo atendido a realeza. Iniciou sua carreira no *St. Bartholomew's Hospital* de Londres, onde permaneceu de 1609 a 1643. Tornou-se *Fellow* do *Royal College of Physicians*. Harvey foi o primeiro a estabelecer, com clareza, através de método científico, a teoria da circulação sanguínea que pode ser vista nas veias do antebraço humano. Suas comprovações incluem a prova dos sistemas internos, arterial e venoso, em animais, com a sugestão de que o sangue era bombeado pelo coração para todo o corpo, antes de retornar para ele próprio. Publicou seu trabalho, que havia anunciado em 1616, sob o título de *Exertiatio de Motu Cordis et Sanguinis in Animalibus*, somente em 1628. Havia, entretanto, uma falha na demonstração de Harvey, pois não descobriu de que forma o sangue completava seu percurso circular, através de sua passagem das artérias para as veias, ainda que admitisse tal possibilidade. Na cadeia proposta faltava um elo para explicá-la totalmente, isto é, a demonstração da existência de capilares sanguíneos, o que só foi feito pelo italiano Marcello Malpighi (1628-1694), de Bolonha, autor de *De Pulmonibus*, em 1661, usando um microscópio. As descobertas de William Harvey foram revolucionárias, pois serviram para destruir a preponderância das ideias de Galeno que estavam na base do ensino da medicina à época (8).

Na cirurgia do século XVI há uma figura que se destaca como uma das maiores da Renascença: Ambroise Paré. Filho de um barbeiro, nasceu em torno do ano de 1510 em Bourg-Hersent, perto de Laval, em Mayenne, na França. Foi para Paris como aprendiz de cirurgião-barbeiro. Instalou-se, a seguir, no *Hotel-Dieu* como cirurgião-residente. Era um enorme hospital medieval, único em Paris à época, que lhe possibilitou adquirir grande experiência. Com 26 anos iniciou sua carreira como cirurgião militar. As campanhas na Itália, entre 1536 e 1545, permitiram que se desenvolvesse em cirurgia militar. Nessa época não havia cuidados médicos organizados para os soldados em campanha, pois os cirurgiões estavam ligados aos generais e personalidades importantes. Em 1554, apesar da resistência dos professores da *Sorbonne* pelo fato de Paré não saber latim, tornou-se membro do Colégio de S. Cosme. Foi cirurgião de reis. A primeira contribuição de Ambroise Paré nasceu de um fato inusitado. Giovanni da Vigo (1460-1525), cirurgião do Papa Júlio II, continuava recomendando o uso de azeite fervente para a cauterização de feridas destruídas com pólvora. Na guerra entre a França e o Sacro-Império Romano-Germânico, o azeite que havia era pouco para a quantidade de feridos. Sem azeite para todos, só havia, como substituto, um unguento de gema de ovo, mel rosado e terebentina. Paré, que era o cirurgião encarregado do trabalho, temeu o que aconteceria, mas para sua surpresa, verificou que os soldados a quem tinha administrado azeite fervente estavam em estado lamentável comparados com os outros que tinham tido noite tranquila e seus ferimentos exibiam bom aspecto. Paré, em seu livro *Methode de Traiter les Plaies*, também mostrou que as hemorragias pós-amputação deviam ser tratadas por simples laqueação dos vasos sanguíneos e não pelo uso de cautério ao rubro. Em 1573 publicou *Deux Livres de Chirurgie*. Faleceu em Paris no dia 20 de dezembro de 1590 (3,4).

No século XVI ocorreram vária epidemias, conforme já referido. Nesse século também foram observadas ou estudadas, pela primeira vez, algumas doenças, como o tifo exantemático. A sífilis era na época um importante problema e tinha como tratamento padrão o uso perigoso de mercúrio (3,4). As grandes pestes e epidemias produziam grande temor. Deve-se ao médico italiano Girolamo Fracastoro (c.1478-1553), em latim Hieronymous Fracastorius, o estudo das causas e a forma de como se espalhavam as epidemias. Formado na Universidade de Pádua, foi testemunha de uma peste na sua cidade natal de Verona. Escreveu *De Contagione et Contagionis Morbis et Curatione*, sobre o contágio e as doenças contagiosas, que foi publicado em Veneza em 1546. Reconhecia o contágio por contato, por objetos como o vestuário, e o contágio à distância (3,4).

Um fato muito interessante ocorreu em 1540 na Inglaterra: a criação da Corporação dos Barbeiros-Cirurgiões, que existiu durante duzentos anos, até 1745, resultado da fusão da "Corporação dos Barbeiros", que praticava cirurgias menores, como sangrias e extração de dentes, com a "Corporação dos Cirurgiões" que se considerava superior (4). Essas categorias tiveram grande atuação no Brasil.

E no Brasil, como era a medicina no século XVI? Precária. Na realidade, a situação da medicina em nosso país só começou a modificar-se com a chegada da corte portuguesa. D. João VI e sua comitiva desembarcaram, inicialmente, na Bahia, no dia 22 de janeiro de 1808, trazendo médicos formados na Europa, segundo os padrões da medicina científica da época, como Manoel Vieira da Silva (1753-1826) e José Correia Picanço (1745-1828). Picanço, pernambucano, formara-se na Faculdade de Montpellier e tornara-se lente na Universidade de Coimbra. Por sua influência, o príncipe regente criou, pela Decisão Régia de 18 de fevereiro de 1808, o primeiro curso de Medicina do Brasil, uma escola de cirurgia no Hospital Real Militar da Bahia, antigo Colégio dos Jesuítas, no Largo do Terreiro de Jesus. Pouco depois da chegada ao Rio de Janeiro, no dia 7 de março de 1808, D. João VI, por decreto de 2 de abril de 1808, também criou uma cadeira de Anatomia no Hospital Real Militar da Corte, antigo prédio dos Jesuítas, localizado no Morro do Castelo. Outro decreto, de 5 de novembro de 1808, fundou oficialmente a Escola Anatômica, Cirúrgica e Médica do Rio de Janeiro. Em 1818, as escolas da Bahia e Rio de Janeiro passaram a denominar-se Academia Médico-Cirúrgica da Bahia e Academia Médico-Cirúrgica do Rio de Janeiro. O ensino passou a ser feito nos hospitais da Santa Casa da Misericórdia, em ambos os estados.

Em 1810, o exercício da medicina e a venda de medicamentos foram regulamentados. Vê-se, assim, que a presença atuante do médico só se tornou realidade no Brasil no século XIX. Antes, pouquíssimos médicos, chamados físicos, vinham para cá. Em maior quantidade existiam os "cirurgiões-barbeiros", os "cirurgiões-aprovados" e os "cirurgiões-diplomados", com predomínio dos cirurgiões-barbeiros, entre os quais havia os nativos, mestiços ou mulatos. Os cirurgiões-barbeiros tratavam de fraturas, luxações e feridas, extraiam dentes, faziam sangrias e aplicavam ventosas e sanguessugas. Além desses profissionais, ainda existiam os barbeiros, os mais humildes de todos, procurados pela população mais pobre, e que cortavam o cabelo, faziam curativos e sangrias, aplicavam ventosas, sanguessugas, clisteres e lancetavam abscessos. Somente a partir de 1832 começaram a se formar médicos brasileiros que, aos poucos, foram assumindo o exercício da medicina no lugar dos cirurgiões-barbeiros (9).

Analisado o panorama médico no Brasil no século XIX, pode-se deduzir que no século XVI a situação ainda era mais precária, com predomínio do curandeirismo, da medicina baseada na religiosidade. Um fato importante nessa época foi o início da construção, pelo fidalgo português Braz Cubas (1507-1592) em 1542, no povoado de São Vicente, da Santa Casa de Misericórdia de Santos. Até o final do século XVI haviam sido criadas Santas Casas no Espírito Santo, Bahia, Rio de Janeiro e São Paulo. A Santa Casa do Rio de Janeiro foi fundada em 1551. As Santas Casas eram responsáveis por todo atendimento de saúde, ainda que precário (10).

Crônicas dos Boletins

REFERÊNCIAS

1. ENDERS A.: A História do Rio de Janeiro, Gryphus, Rio de Janeiro, 2002.

2. SEDA H.: Cláudio Galeno in Quem foi quem na história das doenças reumáticas, Viana de Queiroz M, Seda H (Eds), Lidel, Lisboa, 2008.

3. CASTIGLIONI A.: História da Medicina, volume 1, Companhia Editora Nacional, São Paulo, 1947.

4. PORTER R.: Medicina: A história da cura, Livros e Livros, Lisboa, 2002.

5. QUEIROZ M. Viana de: Andreas Vesálio in Quem foi quem na história das doenças reumáticas, Viana de Queiroz M, Seda H (Eds), Lidel, Lisboa, 2oo8.

6. SEDA H.: Philippus Aureolus Theophrastus Bombastus Von Hohenheim (Paracelso) in Quem foi quem na história das doenças reumáticas, Viana de Queiroz M, Seda H (Eds), Lidel, Lisboa, 2008.

7. SEDA H.: Guillaume Baillou (Ballonius) in Quem foi quem na história das doenças reumáticas, Viana de Queiroz M, Seda H (Eds), Lidel, Lisboa, 2008.

8. SEDA H.: William Harvey in História da gota e de gotosos famosos, Viana de Queiroz M, Seda H (Eds), Lidel, Lisboa, 2010.

9. SEDA H.: O conhecimento das doenças reumáticas no Rio de Janeiro do século XIX, Boletim da Sociedade de Reumatologia do Rio de Janeiro, volume 39, números 139 a 141, 2011.

10. Santa Casa de Misericórdia, Wikipédia, a Enciclopédia livre.

Hilton Seda

O conhecimento das doenças reumáticas no Rio de Janeiro do século XIX

O presente artigo está dividido em duas partes:
a) Panorama da medicina no século XIX;
b) O conhecimento das doenças reumáticas no Rio de Janeiro do século XIX.

Crônicas dos Boletins

Panorama da medicina no século XIX

A evolução do saber médico tem sido lenta, mas houve momentos em que o progresso se fez mais rápido com o acúmulo simultâneo de novas descobertas, como aconteceu no século XIX. Mário Viana de Queiroz foi enfático ao dizer: "O século XIX foi um período de mudança acelerada, com avanços a ocorrerem tão rapidamente que começou a ser impossível a um só médico abarcar com todos os conhecimentos da medicina, abrindo caminho ao aparecimento das especialidades" (1).

Realmente, foi nesse período, para citar alguns exemplos, que Charles Robert Darwin (1809-1882) lançou sua teoria sobre o processo da evolução das espécies, que François Magendie (1783-1885) chamou a atenção para a necessidade de uma base experimental para as pesquisas fisiológicas, que Rudolf Ludwig Karl Virchow (1821-1902) estabeleceu a doutrina da patologia celular, que Claude Bernard (1813-1878) introduziu o princípio da observação e da experimentação em medicina, que René Théophile Hyacinthe Laënnec (1781-1826) criou os métodos semiológicos de auscultação e percussão, que Wilhelm Conrad Röentgen (1845-1923) descobriu os raios X, que Ignaz Phillip Semmelweis (1818-1865) valorizou a assepsia, que Crawford Long (1815-1878) usou o éter como anestésico em uma cirurgia, que Carl Wanderlich (1815-1877) fundou a termometria clínica moderna, que Wilhelm Roux (1850-1924) lançou as bases da embriologia experimental, que Pierre (1859-1906) e Marie Curie (1867-1934) descobriram o rádio, que Gregor Mendel (1822-1884) abriu o campo da genética, que Jean-Marie Charcot (1825-1893) estabeleceu novas concepções para as doenças mentais, que Sigmund Freud (1856-1939) criou a psicanálise, que Louis Pasteur (1822-1895) acabou com a ilusão da geração espontânea e identificou os micro-organismos, que Robert Koch (1843-1910) descobriu o bacilo da tuberculose, que a vacinação criada por Edward Jenner em 1796 começou a ser aplicada, que foram descobertas a morfina (1806), a estricnina (1818), a quinina (1820), a atropina e a beladona (1833), e a aspirina (1899) (2,3). Essas conquistas permitiram que, nos séculos XX e XXI, a medicina se desenvolvesse com rapidez jamais alcançada. Nesse ambiente de desenvolvimento, incluiu-se o conhecimento das doenças reumáticas que teve o seu grande salto em meados do século XX, sendo uma de suas principais causas a introdução, por Philip Showalter Hench (1896-1965) e seus colaboradores, da cortisona no tratamento da artrite reumatoide.

Para que possa ser feita comparação com o que ocorria no Brasil e, especialmente, no Rio de Janeiro na mesma época, vale a pena lembrar, ainda que de modo breve, como se encontrava o conhecimento das principais doenças reumáticas no século XIX. A osteoartrite (osteoartrose), o mais frequente dos reumatismos, já estava razoavelmente individualizada, ainda que só tivesse sido realmente separada da artrite reumatoide por Archibald Edward Garrod (1857-1936) em 1907 e por Edward H. Nichols e Frank Richardson, do ponto de vista anatomopatológico, em 1909. Em 1859, Alfred Baring Garrod (1819-1907), pai de Archibald, criara a designação de artrite reumatoide. Anteriormente, William Heberden (1710-1801) já descrevera, em 1802, os nódulos que se desenvolviam nas articulações interfalangianas distais das mãos, que receberam o seu nome, e Charles Jacques Bouchard (1837-1915) já relatara, em 1884, os nódulos que apareciam nas juntas interfalangianas proximais, que levam, igualmente o seu nome (4).

A artrite reumatoide ainda era, no século XIX, frequentemente confundida com a osteoartrite. Mesmo depois da separação feita por Archibald Garrod, o termo, em pleno século XX, englobava as chamadas "variantes", entre as quais se encontrava a espondilite anquilosante, descrita por Pierre-Marie (1853-1940) em 1893. Só depois de algum tempo, a artrite reumatoide adquiriu sua verdadeira identidade. A febre reumática (doença reumática) ou reumatismo poli articular agudo já estava bem estudada no século XIX. Com Thomas Sydenham (1624-1689) começou, em 1676, a adquirir foros de independência; Jean Baptiste Bouillaud (1796-1881) estabeleceu, em 1835, a relação reumatismo-cardiopatia e Germain-Sée (1818-1896) utilizou o salicilato de sódio em seu tratamento, em 1876. A gota, velha conhecida desde Hipócrates (460-380 a.C.), foi descrita magistralmente por Thomas Sydenham, ele próprio sofredor da doença, mas passou muitos anos ainda sendo confundida com outras patologias articulares até que Alfred Baring Garrod a relacionou com o excesso de ácido úrico em 1884 (5).

O conceito de doenças difusas do tecido conjuntivo ou "colagenoses" só surgiu em 1942, com o trabalho de Klemperer, Pollack e Baher (6), mas as patologias reunidas nesse grupo já eram parcialmente conhecidas. A designação *lúpus eritematoso* foi introduzida por Cazenave em 1851 e o conceito de *lúpus eritematoso discoide* deveu-se a Morris Kaposi em 1869. Kaposi também descreveu manifestações sistêmicas da doença. Um conhecimento maior dessa patologia se deu com William Osler (1849-1919) em 1904. A esclerose sistêmica foi reconhecida no século XIX, por Giovanni Fantonetti (1836), Heinrich Auspitz (1863), Maurice Raynaud (1862) e outros (7). A polimiosite também foi descrita no século XIX, a primeira vez possivelmente por Potain (1875), mas a designação de polimiosite foi criada por Ernest Wagner em 1886. Heinrich Unverrricht descreveu o primeiro caso de dermatomiosite em 1891. Seu conhecimento mais detalhado só veio no século XX (8). Não vamos cuidar aqui de outras formas de doenças reumáticas.

O conhecimento das doenças reumáticas no Rio de Janeiro do século XIX

A medicina no Brasil nos primórdios do século XIX era bastante precária. No início do século XIX eram os físicos ou licenciados, os cirurgiões-barbeiros, os cirurgiões-aprovados e os cirurgiões-examinados que praticavam a medicina de cunho acadêmico. Havia por aqui poucos médicos, todos formados em Portugal. Os cirurgiões também vinham da metrópole ou eram preparados em terras coloniais (9). A maior parte dos habitantes, contudo, recorria a curadores populares, fossem de origem indígena, africana ou portuguesa, em cujas concepções de doença e de cura destacava-se a dimensão espiritual. Até fins do século XIX, a reduzida corporação médica brasileira se concentrava na Corte do Rio de Janeiro e em Salvador, com expressão secundária nas capitais de algumas províncias. Havia uma completa carência de médicos nas vastas regiões rurais por onde se dispersava a maioria da população brasileira (9).

A situação da medicina no Brasil só começou a modificar-se com a vinda para o país da corte portuguesa. D. João VI e sua comitiva desembarcaram inicialmente na Bahia, no dia 22 de janeiro de 1808. Com o Príncipe Regente vieram médicos e cirurgiões formados na Europa, segundo os padrões da medicina científica da época. Entre eles, Manoel Vieira da Silva (1753-1826) e José Correia Picanço (1745-1824). José Correia Picanço, nascido em Pernambuco, formou-se pela Faculdade de Montpellier e tornou-se lente na Universidade de Coimbra. Por sua influência, D. João VI criou, pela Decisão Régia de 18 de fevereiro de 1808, o primeiro curso de medicina do Brasil, uma escola de cirurgia no Hospital Real Militar da Bahia, antigo Colégio dos Jesuítas, no Largo do Terreiro de Jesus. O ensino foi entregue aos cirurgiões Manoel José Estrela (cirurgia especulativa e prática) e José Soares de Castro (anatomia e operações cirúrgicas).

Pouco depois da chegada ao Rio de Janeiro, no dia 7 de março de 1808, D. João VI, por decreto de 2 de abril de1808, também criou uma cadeira de anatomia no Hospital Real Militar da Corte, antigo prédio dos Jesuítas, localizado no Morro do Castelo. Ocupou a cadeira o cirurgião português Joaquim da Rocha Mazarem. Um outro decreto, de 5 de novembro de 1808, fundou oficialmente a Escola Anatômica, Cirúrgica e Médica do Rio de Janeiro, sendo Joaquim da Rocha Mazarem substituído pelo cirurgião Joaquim José Marques. Em 1813, as escolas da Bahia e do Rio de Janeiro passaram a denominar-se Academia Médico-Cirúrgica da Bahia e Academia Médico-Cirúrgica do Rio de Janeiro. O ensino passou a ser feito não mais nos hospitais militares e sim nos hospitais da Santa Casa da Misericórdia, tanto da Bahia como do Rio de Janeiro. Vale a pena ressaltar que desde o período colonial e ao longo de grande parte do século XIX, a assistência médico-hospitalar já se realizava no Rio de Janeiro, basicamente, em dependências das Santas Casas da Misericórdia. Os cursos foram reformulados e ampliados para cinco anos e davam o título de "aprovado em cirurgia". Para ser "formado em cirurgia" e ter vários direitos, inclusive o de exercer a clínica médica, o aluno deveria repetir os anos 4º e 5º. Também foram criadas regras para obter o título de doutor. Em 1826, as Academias Médico-Cirúrgicas da Bahia e do Rio de Janeiro conseguiram autonomia para expedir a carta de cirurgião (9,10).

Apesar do primitivismo de nossa medicina, as práticas médicas exercidas por aqui, de origem indígena e africana, despertaram o interesse de médicos e cirurgiões formados na Europa, não só pela existência de doenças que não conheciam, como também pela abundância das plantas com fins medicinais que encontraram.

Em 1810, foi feita uma regulamentação para o exercício da arte de curar e da venda de medicamentos. A partir de 1828, quem não tinha formação acadêmica passou a perder aos poucos o reconhecimento oficial.

O padrão médico do Rio de Janeiro melhorou gradativamente. Um passo importante foi a criação da Sociedade de Medicina do Rio de Janeiro em 30 de junho de 1829, tendo como modelo a Academia de Medicina de Paris, com fins científicos e filantrópicos. Parcela importante de seus fundadores era de médicos formados na França, como José Martins da Cruz Jobim (1802-1878), Francisco Freire Alemão (1797-1874) e Joaquim Cândido Soares de Meirelles (1797-1868), ou de origem francesa, como Joseph François Xavier Sigaud (1796-1856) e Isidore Geoffroy Saint-Hilaire (1805-1861). Em 1832, foi aprovado um plano dessa Sociedade transformando as escolas de medicina do Rio de Janeiro e da Bahia em Faculdade de Medicina do Rio de Janeiro e Faculdade de Medicina da Bahia, ampliando a duração dos cursos para seis anos. Para receber o título de doutor havia necessidade de defender uma tese.

Em 1835, a Sociedade de Medicina do Rio de Janeiro passou a denominar-se Academia Imperial de Medicina e, com a República em 1889, Academia Nacional de Medicina. A Academia Imperial de Medicina divulgava suas atividades através de publicações. A primeira foi o Seminário de Saúde Pública que circulou entre 1831 e 1833 (9). A partir de 1827 surgiram diversos periódicos médicos, de vida não muito longa: Propagador das Ciências Médicas (1827-1828), Semanário de Saúde Pública (1831-1833), Diário de

Saúde (1835-1836), Revista Médica Fluminense (1835-1841), Revista Médica Brasileira (1841-1843), Anais de Medicina Brasiliense (1845-1859), Anais Brasileiros de Medicina (1849-1885), A Homeopatia: Periódico de Doutrinas Médicas e Ciências Acessórias (1850), O Acadêmico: Periódico Científico, Literário, Essencialmente Médico (1855-1856), Revista Homeopática da Congregação Médica Homeopática Fluminense (1859-1860), Gazeta Médica do Rio de Janeiro (1862-1864), Boletim do Imperial Instituto Médico Fluminense (1867), Revista do Ateneu Médico (1867), Brasil Médico (1887 até o século XX) (9-13).

Além da Sociedade de Medicina do Rio de Janeiro, outras instituições também apareceram no Rio de Janeiro, como o Instituto Homeopático e o Instituto Vacínico, ambos em 1843 (13).

Em 1850 foi criada, pelo Ministro do Império José da Costa Carvalho (Marquês de Monte Alegre), a Comissão Central de Saúde Pública (depois Junta Central de Higiene Pública), cuja finalidade era a de planejar as medidas sanitárias necessárias para combater as epidemias, notadamente a febre amarela. Participavam da comissão José Pereira Rego (1816-1894), médico da Corte, médicos da Academia Imperial de Medicina e da Faculdade de Medicina. A febre amarela surgiu entre nós em fins de 1849, vinda de Nova Orleans, aqui se radicando até 1867, com alto índice de mortalidade. Marco importantíssimo no combate às "endemias rurais" foi a instalação, em 1897, da Diretoria Geral de Saúde Pública, que unificou os serviços (9, 10,14).

Pelo exposto, percebe-se que no Brasil a presença atuante do médico só se tornou realidade no século XIX, depois da chegada de D. João VI. Antes, pouquíssimos médicos vinham para cá. Eram chamados físicos. Em maior quantidade apareciam os "cirurgiões-barbeiros", os "cirurgiões aprovados" e os "cirurgiões diplomados", havendo predomínio dos "cirurgiões-barbeiros". Os nativos, mestiços ou mulatos aprenderam o ofício e se tornaram, igualmente, "cirurgiões-barbeiros", que tratavam de fraturas, luxações, feridas e extraíam dentes. Além do mais, faziam sangrias e aplicavam ventosas e sanguessugas Havia também os boticários. Aprendiam o ofício nas próprias boticas, pois não havia curso de farmácia no país (15). Esse curso só veio a existir em 1813, com a reforma que criou as Academias Médico-Cirúrgicas do Rio de Janeiro e da Bahia (9). Nesse grupo de atuantes na área de saúde ainda existia o "barbeiro", o mais humilde deles, procurado pelos mais pobres. Cortavam o cabelo, mas também faziam curativos, sangrias, aplicavam ventosas, sanguessugas, clisteres e lancetavam abscessos (15). Na realidade, somente a partir de 1832, quando as duas escolas foram transformadas em Faculdades de Medicina, começaram a se formar médicos brasileiros, os quais, aos poucos, foram assumindo o exercício da medicina em concorrência com os "cirugiões-barbeiros" e os curandeiros (15).

Desde o século XVI já existiam no Brasil manuais de medicina dirigidos a médicos e leigos, como o Tratado Único das Bexigas e Sarampo, do médico Simão Pinheiro Morão, que o editou sob o anagrama de Romão Mosia Reinhipo, escrito em 1683 e reeditado em 1859. O cirurgião português Luís Gomes Ferreira publicou em 1735 o Erário Mineral, obra que teve grande circulação. O livro dirigia-se ao povo, aos pobres, descrevia as doenças mais comuns no interior do país e seu tratamento, inclusive com a utilização de medicamentos mais baratos que os das boticas. Outros manuais escritos por médicos europeus também aqui circulavam no século XVIII: *Domestic Medicine*, de William Buchan (1729-1805); *Aviso ao povo a respeito da sua saúde*, de Samuel Auguste Tissot (1728-1797); *Medicina prática*, de William Cullen (1710-1790). No século XIX também foram publicados manuais, em geral por autores ligados a Academia Imperial de Medicina. O francês Jean-Baptiste Alban Imbert escreveu o Manual do Fazendeiro ou Tratado Doméstico Sobre a Enfermidade dos Negros, que saiu em 1835, o Ensaio Higiênico Sobre o Clima do Rio de Janeiro, de 1837, e o Guia Médico das Mães de Família, de 1843. O igualmente francês Luiz Francisco Bonjean (1808-1892) lançou duas obras: O Médico e o Cirurgião da Roça e Primeiros Socorros, de 1866. Theodoro Langgaard (1813-1883) escreveu Dicionário de Medicina Doméstica Popular (16). Algumas publicações sobre as doenças que havia no país também apareceram, como a importante obra de J. F. X. Sigaud, *Du Clima e des Maladies du Brésil*, editada em Paris em 1844, a de Joaquim José da Silva, A Elefantíase dos Gregos, editada no Rio de Janeiro em 1847, a organizada por José Maria Bomtempo, Compêndios de Matéria Médica, também editada no Rio de Janeiro e feita por ordem de Sua Alteza Real (9, 10).

De todos os livros médicos publicados no Brasil no século XIX, os que tiveram maior influência, e por maior tempo, sobre a população foram os de Pedro Luiz Napoleão Czerniewicz, nascido na Polônia, em Lukov, próximo a Varsóvia, em 11 de setembro de 1812. Em 1830 estudava medicina na Universidade de Varsóvia, mas teve de exilar-se na França quando as forças da Rússia, que dominava a Polônia, esmagaram uma rebelião liderada por intelectuais e estudantes, indo residir em Montpellier, onde obteve licença para matricular-se no segundo ano da Faculdade de Medicina, vindo a diplomar-se em 1837, com 25 anos de idade. Passou a exercer a profissão em Genolhac, vilarejo perto da cidade de Nimes. Essa passagem pela França foi a razão da mudança de seu nome, feita com autorização do Conselho do Estado, para Chernoviz, uma vez que o aborrecia o fato de o chamarem de "doutor polaco" ou pronunciarem seu nome de modo incorreto. Chernoviz era a corruptela que mais se aproximava da maneira como os franceses o designavam. Apesar de bem-sucedido em suas atividades em Genolhac, Chernoviz queria horizontes maiores.

Influenciado pela fama do Brasil como país promissor e pelo fato de muitos médicos brasileiros também se terem formado em Montpellier em 1837, decidiu mudar-se para o país que poderia oferecer-lhe boas possibilidades de progresso. Dedicou-se a estudar português com afinco e, após três meses já era capaz de falar e escrever em nossa língua. Os bons ventos o ajudaram nessa mudança, pois o representante do rei da França junto ao imperador do Brasil estava prestes a partir e necessitava que um médico o acompanhasse. Assim, Chernoviz embarcou nessa comitiva, em 1840, saindo do Havre em um veleiro e chegando ao Rio de Janeiro após setenta dias de viagem (14)." Seu diploma foi reconhecido em dezembro do ano de sua chegada pela Academia Imperial de Medicina, após escrever a memória O Uso do Nitrato de Prata nas Doenças das Vias Urinárias. Chernoviz recebeu, em 25 de janeiro de 1855, a cidadania brasileira, mas nesse mesmo ano voltou para a Europa, falecendo em Paris no dia 30 de agosto de 1881, vítima de problema cardíaco (14,16).

Chernoviz escreveu duas obras: Formulário e Guia Médica e Dicionário de Medicina Popular. Primeiro, o Formulário, um ano depois o Dicionário. O Formulário era destinado também aos profissionais ligados à medicina, o Dicionário basicamente aos leigos. A primeira edição do *Formulário* saiu em 1841, impressa no Rio de Janeiro. No total foram 19 edições, a última em 1924. A 16ª apareceu depois de sua morte (14,16).

O Formulário era atualizado a cada edição. Dividia-se em várias seções, continha a descrição dos medicamentos, de suas propriedades e doses, as doenças em que deveriam ser utilizados, fazia referência às plantas medicinais brasileiras e às suas águas minerais, orientava na arte de formular etc. (17).

O Formulário era citado como um livro obrigatório nas farmácias, o que ocorria em virtude de somente em 1926 ter aparecido a farmacopeia brasileira, enquanto o "Chernoviz" já adotava, desde a 8ª edição de 1868, o novo Código Farmacêutico Francês de 1866 (16).

O Formulário e Guia Médica de Chernoviz foi o manual médico mais difundido e o que permaneceu disponível por mais tempo no Rio de Janeiro do século XIX, chegando inclusive ao século XX. Por isso, o escolhemos como uma das fontes de ajuda para avaliar o nível de conhecimento das doenças reumáticas naquela época. A edição selecionada para análise foi a 11ª, publicada em Paris em 1884 (17), escolhida por permitir visão mais ampla do período, uma vez que a obra foi publicada quase no fim do século. Conforme já foi acentuado, o "Chernoviz" era dividido em seções. A primeira de que vamos nos valer é a intitulada Formas Farmacêuticas dos Medicamentos, com a finalidade de identificar os remédios nela contidos que eram utilizados, àquela época, na terapêutica das doenças reumáticas.

O primeiro medicamento que aparece na lista, dentro desse contexto, é o ácido salicílico, indicado, em uso interno, para o reumatismo agudo, angina diftérica, crupe, febres palustres, tifoides, escarlatina, em uma palavra, em todas as moléstias infectuosas, em todas as epidemias. Há uma advertência: porém as propriedades irritantes e a fraca solubilidade do ácido salicílico fazem-lhe preferir, sobretudo no reumatismo agudo, o salicilato de soda, sal muito solúvel na água. Dose indicada: de 1g a 5g.

Como a relação apresentada nessa seção é em ordem alfabética, o verbete seguinte que nos chama a atenção é acupuntura, definida como "operação que consiste na introdução de uma agulha em qualquer parte do corpo, com o intento de aliviar ou curar moléstias". O método tem sido aconselhado nas dores reumatismais e nevralgias, no lumbago e na gota.

A seguir vêm as águas minerais, ou seja, "todas as águas que contêm substâncias estranhas à composição natural deste líquido, e em quantidade tal que podem exercer na economia uma ação especial, dependente da natureza destas substâncias e de suas proporções." Há uma descrição minuciosa dos tipos de águas minerais existentes no mundo e de suas indicações nos reumatismos crônicos.

A *arnica montana*, planta da Europa, é aconselhada em infusão ou tintura, entre outras indicações, no reumatismo crônico.

A *codeína*, "substância que se obtém do ópio previamente privado da morfina", não tem conotação de analgésico.

O *colchico (Colchicum autumuale)* está bem estudado. "O colchico faz desaparecer por uma ação específica a inflamação e a dor da gota." É acentuada a ação tóxica do medicamento na dependência da dose.

O *enxofre sublimado* é indicado para catarros crônicos, tosses úmidas, dores reumáticas e gotosas. No século XX, durante certo período, esse medicamento foi prescrito no tratamento da osteoartrose / osteoartrite, em virtude do enxofre integrar a composição dos proteoglicanos.

Mais uma vez, uma indicação não farmacológica: *hidroterapia*. Diz: "Esta palavra, de origem grega, significa o tratamento das moléstias pela água." Deve-se notar, entretanto, que o conceito de hidroterapia daquela época difere do atual. Usava-se o envoltório úmido, o envoltório seco, a fricção com lençol molhado, o chamado banho de ar, duchas locais, ducha escocesa, ingestão de água fria e exercícios. As indicações eram: gota, reumatismo crônico, além de inúmeras outras.

Há um verbete muito curioso sobre *imã, magnete ou pedra de cevar*. Através dele é obtido o *imã artificial*. Este pode servir para extrair do olho ou feridas as partículas de ferro que ali se tenham introduzido. Mas o interessante é que também era empregado contra dores de dentes, gastralgias etc., além de diversas nevralgias.

A *tintura de iodo* aparece indicada para muitas doenças, incluindo "as dores reumáticas", sem qualquer especificação.

O verbete sobre o *leite* chama a atenção para um aspecto bem atual: "... contém uma quantidade notável de fosfato de cal (óxido de cálcio), substância indispensável para o desenvolvimento dos ossos." Diz mais: "Segundo as recentes observações, o raquitismo não tem outra causa de que a privação desse alimento natural..." Nessa época não se conhecia a vitamina D, que só foi identificada no século XX.

Outra informação não medicamentosa refere-se a *maçadura*: "Dá-se este nome à compressão metódica e intermitente, produzida por fricções manuais a princípio brandas, depois fortes, por fim muito enérgicas, feitas de baixo para cima, e cujo efeito imediato é a diminuição do volume da parte maçada." Inicialmente, o procedimento só era praticado por curandeiros, mas em vista dos resultados, os médicos a adotaram. Eram utilizadas várias manobras: fricções simples ou unções, muito leves; fricções fortes; malaxações (movimentos parecidos com o de espremer uma esponja); movimentos artificiais das articulações (flexão, extensão, abdução, adução, circundução). A *maçadura* era indicada nas luxações, na rigidez articular, nas rupturas musculares, no lumbago, no torcicolo, na hidrartrose, nas contusões e para recuperação de movimentos pós-fratura.

A *mostarda* ou *mostarda negra* era aprovada na terapêutica "principalmente para uso externo, como sinapismo" (cataplasma cuja base é formada por mostarda), contra a gota, dores reumatismais e pleurodinia, além de outras.

A infusão das folhas e da casca exterior da *nogueira* era empregada, internamente, contra as escrófulas e raquitismo.

O *ouro* aparece entre os medicamentos da época. "Reduzido a pó impalpável, foi aconselhado por alguns médicos nas moléstias sifilíticas rebeldes ao mercúrio, nas escrófulas, morfeia etc., mas geralmente é considerado como inerte. Emprega-se com proveito para obturar as cavidades dos dentes cariados." Como é natural, não se fala em sua indicação para a artrite reumatoide, pois essa indicação só foi consagrada depois que Jacques Forestier (1890-1978) a introduziu em 1929 (18), mas é curiosa sua indicação nas escrófulas. Sabe-se hoje que a escrófula tem etiologia tuberculosa; naquela época sua causa era desconhecida, pois o bacilo da tuberculose só foi identificado por Robert Koch em 1882 e ele só descobriu que o ouro inibia esse bacilo em 1890.

O *fez de borgonha* (branco ou amarelo) era usado sob "forma de emplasto como derivativo nas afecções reumatismais, pleurodinia, certas dores vagas etc."

O *salicilato sódio* está muito bem descrito, salientando-se que é muito solúvel na água e foi introduzido na terapêutica em 1877, sendo indicado, principalmente, no reumatismo articular agudo, na dose de 6 a 8g por dia, dividida em três a quatro tomadas, e para a gota. Refere-se às recomendações do professor Sée, de Paris, e acentua que "o medicamento deve ser administrado dissolvido em uma grande quantidade de água", não devendo passar de 10g por dia, pois seu uso excessivo pode ocasionar "graves inconvenientes: zunidos nos ouvidos, faíscas luminosas diante dos olhos, dores de cabeça, delírio e uma surdez mais ou menos completa." O *sulfato de quinina* (combinação do ácido sulfúrico com quinina) é apresentado como excelente febrífugo, sendo sua ação antifebril muito mais pronta e mais segura que a da casca da quina. Para além das febres simples e perniciosas, está indicado nas enxaquecas periódicas e no reumatismo articular agudo, na dose de 1 a 2g por dia. Pode produzir dores de cabeça e surdez, como fenômenos passageiros. Deve ser suspenso logo que surgirem zunidos.

O óleo *essencial de terebentina* ou *essência de terebentina* (água-raz) é apresentado como de grande vantagem, quando empregado internamente, contra a ciática e outras nevralgias. "Tem sido também usado contra o reumatismo, tétano, gota... Externamente administra-se em fricções contra o lumbago, ciática..."Aconselhada contra o reumatismo agudo e crônico, porém pouco empregada, foi a *trimetilamina* ou *propilamina*. A dose sugerida era de 50 centigramas a 2 gramas, em poção, tomada às colheres de sopa, durante o dia.

Um fato muito curioso era a *cura pelas uvas*: "Consiste no uso metódico e graduado das uvas recentes como alimento principal durante um tempo suficiente para produzir na economia importantes modificações." A lista de indicações era longa e incluía a gota.

A *veratrina*, um "veneno enérgico quase tão deletério como a estricnina", era indicada no "tratamento da endocardite, do reumatismo articular agudo, da amaurose e da paralisia da face, ...mas devia ser administrado com muita cautela."

O *veratro verde* está assinalado na obra como terapêutica admitida na América do Norte, mas que produzia efeitos colaterais importantes e graves. Aparece aconselhado para uso interno nas "febres inflamatórias, reumatismo, na pneumonia, bronquite, pleuris, peritonite e cerebrite."Vale a pena acentuar que no Formulário, ao lado dos medicamentos aparecem métodos terapêuticos não medicamentosos como *acupuntura, águas minerais, hidroterapia', maçadura* e até um *imã magnético* que faz lembrar as "pulseiras magnéticas usadas hoje.

Na seção "Classificação dos Medicamentos", assinalada como "debaixo do ponto de vista da prática médica", não há um verbete intitulado "antirreumáticos".

Na seção "Compêndio Alfabético das Águas Minerais", há referência específica àquelas indicadas para "reumatismo articular e muscular": todas as águas minerais quentes, administradas em banhos e duchas, são consideradas úteis; as caldas, cuja mineralização é fraca, dão resultados favoráveis quando estão providas de aparelhos hidro terapêuticos convenientes.

As caldas se empregam com vantagem contra o reumatismo crônico. São citadas várias distribuídas pelo mundo. No Brasil, *Caldas*, da província de Minas Gerais, é a indicada.

Uma seção de grande interesse, por fazer referência específica a determinadas doenças, é Memorial Terapêutico, que se reporta à "indicação abreviada dos sintomas das moléstias", igualmente apresentada em ordem alfabética.

Em a*rterite*, a primeira moléstia que nos chamou atenção pelas implicações atuais, não há, como era de se esperar, referência a qualquer das entidades hoje conhecidas. Simplesmente é referida como "inflamação das artérias", que surge "espontaneamente ou sucede a violências exteriores e ligadura do vaso."A seguir vem *artrite*, definida como inflamação das articulações. "É aguda ou crônica, primitiva ou consecutiva, de causa interna ou traumática, isto é, externa. A dor e a inflamação da junta são os sintomas da artrite." Aparecem, sob esse termo, a *artrite aguda espontânea*, a *artrite blenorrágica* e a *artrite traumática*. Sobre a artrite aguda espontânea, lê-se: "Desenvolve-se depois de um resfriamento pelo ar ou pelo contato de umidade, depois da supressão dos mênstruos; em consequência de sarampo, escarlatina, de parto (*artrite puerperal*), enfim pode sobrevir sem causa evidente. É caracterizada pela dor, inchação, calor da junta, dificuldade dos movimentos, às vezes cor rósea da pele. O reumatismo e a gota apresentam os mesmos sintomas, mas ocupam, quer ao mesmo tempo, quer sucessivamente, muitas juntas; desaparecem numa junta para declarar-se na outra; a artrite pelo contrário, ocupa sempre a mesma junta; é moléstia contínua e regular." Sobre o tratamento há referência a todos os medicamentos e métodos já descritos antes na seção Formas Farmacêuticas dos Medicamentos / Formulário. A artrite blenorrágica é dita aparecer no curso de uma blenorragia, comprometendo joelho, punho, cotovelo ou ombro, com dor e características inflamatórias, ao lado de dificuldade de movimento. Como de se esperar, o tratamento era puramente sintomático: cataplasmas de linhaça ou fécula, às vezes bichas (sanguessugas), panos molhados em tintura de iodo; internamente, infusão de linhaça. A artrite traumática, ocasionada por ferimento ou contusão era tratada por aplicação de panos molhados em água fria, em água vegetomineral ou em água misturada com aguardente canforada. Mais tarde, cataplasmas de linhaça ou de fécula. As bichas também podiam ser usadas.

Um verbete curioso é *artrodinia*. Definido como "dor nas juntas, sem vermelhidão nem inchação; é o resultado do crescimento, do histerismo, da gota." Como tratamento, uma variedade de fricções. Na realidade, *artrodinia* não é nada mais que *artralgia*, dizem os dicionários.

Entre os *cancros* está descrito o *osteossarcoma*. Quanto ao tratamento, dependendo das circunstâncias, é sugerida a "excisão do osso afetado."

O curioso verbete *cárie vertebral* remete o leitor para *Mal de Pott*.

A *coreia* ou *dança de S. Vito* é descrita como "movimentos irregulares e involuntários, parciais ou gerais do sistema muscular e, mais especialmente, dos músculos dos membros e do rosto." Claro que não é feita nenhuma ligação com a febre (doença) reumática, pois os critérios de Jones apareceram na década de 1940.

Há um verbete muito vago sobre *contratura muscular* que nada esclarece de positivo.

Vale a pena ressaltar que, no item *coração*, no qual são descritas as lesões das válvulas e dos orifícios do órgão, na dependência de endocardite, não há a menor referência ao reumatismo poli articular agudo (febre reumática) como causa dessas lesões. Entretanto, quando da descrição da endocardite, como inflamação do endocárdio, está textualmente dito: "Raras vezes é moléstia primitiva: aparece de ordinário no decurso de outras moléstias e, sobretudo, no reumatismo articular agudo, na escarlatina e na febre puerperal." Essa informação bem demonstra como o Formulário estava sempre atualizado, pois Jean Baptiste Bouillaud havia estabelecido essa relação em 1835.

A *coxalgia* tem como sinônimos: dor de cadeiras, dor de quadril, dor da coxa, luxação do fêmur. É descrita como uma "moléstia complexa da articulação coxofemoral, de natureza escrofulosa, que se aproxima muito, debaixo do ponto de vista anatômico, ao tumor branco articular." Apesar de não ter sido relacionada à tuberculose, pois não podia visto que Robert Koch só descreveu o bacilo causador da doença em 1882, portanto dois anos antes desta edição do Formulario, e pelo fato de, nessa época, não estar estabelecida essa conexão. O tratamento proposto é, naturalmente, sintomático.

No item *dores*, há referência a dores ditas osteócopas: "dores agudas que atacam os ossos e que são ocasionadas pela sífilis." O tratamento é feito com ópio, cicuta, meimendro, cáusticos no lugar da dor, ao lado da terapêutica para a sífilis

Na descrição da *epistaxe* (*epistaxis*), como era de esperar, por razões antes expostas, não é feita nenhuma ligação com o reumatismo articular agudo.

O conceito de *exostose* que aparece é: "Tumor ósseo que se levanta, mais ou menos, acima da superfície natural de um osso", sem ser relacionado a qualquer doença.

Febre reumatismal é conceituada como "Febre que acompanha o reumatismo agudo".

Não é assunto para aqui ser tratado, mas não custa salientar o esmero com que é cuidado o assunto *fraturas* em geral, onde se pode encontrar de como diversas delas ocorrem e como tratá-las, cada uma descrita separadamente. Em *fratura das vértebras* não há referência, naturalmente, à osteoporose, nem mesmo é levantada a hipótese de sua possível fragilidade. É chamada a atenção para as possíveis complicações graves, com lesões da medula.

Assunto especialmente estudado é a *gota*, definida como: "Moléstia caracterizada pela dor, inchação e vermelhidão das pequenas articulações, ocupando quase sempre, a princípio, a junta do dedo grande do pé." Diz a seguir: "É aguda ou crônica. Aparece sob a forma de acessos, em número de três ou quatro, que constituem um ataque de gota, tendo cada ataque uma duração média de quatorze dias. Durante esses ataques, as urinas contêm grande quantidade de ácido úrico, que se deposita, quando as urinas estão frias, sob forma de areias." Continua sua descrição e, mais abaixo, acrescenta: "Na gota crônica, a febre é menor; os ataques menos dolorosos, porém muito mais prolongados. A gota crônica é seguida, muitas vezes da deformação das juntas e das incrustações (tofos) que se depositam no seu interior, que são compostos de ácido úrico, soda, cal e cloreto de sódio." O tratamento proposto para os acessos inclui o colchico. Para a crônica, exercícios, entre eles a equitação, como importante, alimentação composta na maior parte de vegetais, legumes, frutas, pouca carne, pouca bebida alcoólica e uso diário de 10 a 20 gotas de tintura de colchico. Na época ainda não eram conhecidos os uricossúricos e uricorredutores. Acentue-se que a edição do livro é de 1884 e já fala claramente no conhecimento recente da ligação ácido úrico / gota.

Sob a designação de *hidartrose* (hidrartrose) *da articulação* é descrita a *hidropsia da articulação* como sendo a "acumulação de serosidade nas articulações." Descreve o quadro clínico muito bem, salientando que pode ocorrer em qualquer junta, mas é mais comum no joelho. Entre as causas: contusão, exercícios violentos, blenorragia. Hidrartroses agudas sobrevêm no reumatismo agudo. Chama a atenção para "evitar a imobilidade absoluta e prolongada, como podendo produzir a rijeza muscular." Aconselha, se as medidas simples não forem eficazes, "evacuar a serosidade que distende a articulação" e injetar dentro: água 40 g, iodo 5g, iodureto de potássio 10g. O volume é de 10 a 30g. Ensina o local onde introduzir o *trocate* e alerta que "a injeção é seguida de inflamação articular que cessa pouco a pouco." Vê-se, portanto, que naquela época já se faziam infiltrações.

Lumbago ocupa pouco espaço. Só está dito que é "dor reumática nos músculos da região lombar" e é tratada com sinapismo local, fricções com aguardente canforada, uma fórmula denominada *opodeldoch*, essência de terebentina com linimento terebentinado e opiado, maçadura e banhos quentes.

Lupo é definido como "tubérculos lívidos, indolentes, solitários ou em grupos, que aparecem principalmente no rosto e nariz, seguidos ou de úlceras corrosivas ou de alteração da pele sem ulceração." Não há qualquer referência ao lúpus eritematoso sistêmico.

Há um verbete sobre *luxações*, alentado e com descrição das técnicas de tratamento em diferentes articulações.

O *Mal de Pott* está descrito como "amolecimento e cárie de uma ou mais vértebras, seguida de gibosidade, de abscesso por congestão e, às vezes, paralisia." O tratamento descrito é sintomático, incluindo óleo de fígado de bacalhau internamente, fricções e pontas de fogo sobre a coluna vertebral. É claro que não há menção à etiologia tuberculosa, por razões óbvias.

Na descrição de *miosite* (inflamação de qualquer músculo) não há nenhuma menção à polimiosite ou dermatomiosite. Nada mais natural, pois o conceito de polimiosite só apareceu em 1886, criado por Ernest Wagner (19). A única informação é que sobrevêm em consequência de ferida, contusão, fadigas corporais, esfriamento. Caracteriza-a dor viva e fixa, que aumenta durante os esforços musculares, não há vermelhidão, salvo no caso de se formar abscesso.

Osteíte aparece como inflamação dos ossos e *osteossarcoma* como cancro dos ossos.

A *osteomalacia* está assinalada como "amolecimento dos ossos na idade adulta." É considerada diferente do *raquitismo* "porque este é o amolecimento dos ossos na infância." Os sintomas iniciais são dores em todos os ossos, depois os ossos curvam-se, o tronco encurta-se pelo achatamento das vértebras, o úmero toma a forma de um "S", sobrevêm fraturas nas pernas ou coxas, as urinas são carregadas de fosfato de cálcio que se reconhece pelo pó amorfo. O tratamento: alimentação suculenta, substâncias farinhentas por conterem muito fosfato de cálcio; internamente, fosfato de cálcio (1 a 5g por dia), ossos calcinados (2 a 10g por dia), óleo de fígado de bacalhau. É evidente o desconhecimento do papel da vitamina D na doença, o que só veio a ser compreendido no século XX.

Um aspecto curioso abordado no Formulário é a *paralisia reumatismal*, assim descrita: "Sob a influência da diátese reumatismal, depois da impressão súbita ou contínua do frio úmido, desenvolvem-se às vezes paralisias mais ou menos intensas. Ordinariamente são precedidas ou acompanhadas de dores reumáticas." Quadro de difícil interpretação.

Há um espaço dedicado aos defeitos posturais dos pés, com descrição de cada tipo e orientação a ser seguida.

A *periostite* está dividida em *aguda* e *crônica*. A primeira "é primitiva ou consecutiva. Umas vezes depende da alteração do perióstio debaixo da influência das lesões físicas ou de reumatismo; outras vezes segue a inflamação dos órgãos vizinhos." A segunda "é ocasionada pelo vício escrofuloso, sifilítico ou reumático." O tratamento proposto é sintomático ou dirigido a causas reconhecidas.

A *pleurodinia* está definida como "dor reumática dos músculos das paredes torácicas." O tratamento terá por base sinapismos, fricções com essência de terebentina, com óleo canforado etc. e banho geral quente. Vesicatório (medicamento externo que, aplicado à pele no lugar dolorido, provoca a formação de bolhas).

A *psoríase* está presente no livro, definida como "moléstia da pele caracterizada por manchas salientes, cobertas de escamas duras, cor de madrepérola. Situa-se nos membros, na vizinhança das articulações, na palma das mãos, no prepúcio, nas pálpebras." Não há, entretanto, nenhuma referência à artrite psoriásica, pois a doença ainda não era bem conhecida, só havendo uma menção ao quadro feita por Jean Louis Alibert (1766-1837) em 1818. Em 1888, depois da edição desse livro, é que Charles Bourdillon fez a tese "Psoríase e Artropatia" (20).

O *raquitismo* é definido como "moléstia própria da infância, caracterizada pela alteração na direção, comprimento, volume e estrutura dos ossos, com enfraquecimento da constituição." O tratamento proposto é um "regímen exclusivamente lácteo para as crianças de peito, aleitamento preferível a qualquer outra alimentação, nada de carnes e de sopas gordas." Também exposição ao sol e óleo de fígado de bacalhau, internamente e em fricções. É interessante lembrar que, apesar de na época não se saber da deficiência de vitamina D, tanto na osteomalacia como no raquitismo, o óleo de fígado de bacalhau, que contém vitaminas A e D, era prescrito para as duas doenças.

No verbete *reumatismo*, estão descritos o *reumatismo articular agudo*, o *reumatismo articular crônico*, o *reumatismo muscular* e o *reumatismo nodoso*. O *reumatismo articular agudo* está definido como "moléstia primitiva e espontânea, caracterizada pela dor, inchação e, às vezes, vermelhidão de uma ou mais juntas, com febre intensa. Corre de uma à outra articulação, e regressa às que já foram ocupadas. A mobilidade das dores do reumatismo articular agudo distingue esta moléstia da artrite. O reumatismo articular agudo é muitas vezes acompanhado de pericardite ou endocardite, às vezes de pleuris e meningite." É curioso que no tratamento não seja salientado o uso de salicilato de sódio, introduzido por Germain Sée em 1877, como medida importante; mais curioso ainda porque na descrição do salicilato de sódio há minuciosas informações sobre seu uso na doença. Em relação ao *reumatismo articular crônico*, está escrito que "sucede às vezes ao reumatismo articular agudo; em alguns casos, entretanto, o reumatismo é primitivamente crônico; é caracterizado pela dor nas juntas, sem inchação nem febre." O tratamento está totalmente dirigido no alívio das dores, usando um enorme número de medicamentos e medidas gerais, incluindo ida às águas minerais de Caldas. O *reumatismo muscular* caracteriza-se por "dor mais ou menos viva, fixa ou errática, num ou em muitos músculos, que aumenta pela contração dos órgãos afetados". Tratamento com sinapismos, bálsamos. O *reumatismo nodoso* é uma "forma de reumatismo que não é nem a gota, nem o reumatismo agudo, nem o crônico. Esta moléstia acomete sobretudo as senhoras depois dos 40 ou 50 anos. É caracterizada pelo aumento gradual do volume das extremidades ósseas e dos ligamentos que concorrem às articulações, as dos dedos sobretudo. ...As articulações, a princípio deformadas, deslocam-se mais ou menos completamente, a sua mobilidade torna-se impossível." Tratamento com iodureto de potássio, via interna, e aplicações externas de terebentina, calor etc. O que se deduz do que foi exposto é que, à época, no Brasil, eram conhecidos, como entidades distintas, o reumatismo articular agudo (febre ou doença reumática), a gota e os nódulos de Heberden. A osteoartrite / osteoartrose, a artrite reumatoide e outros reumatismos ainda eram confundidos entre si.

A *ciática* (*sciatica*) também está incluída como "dor nevrálgica que parte da chanfradura ciática, estende-se à face posterior da coxa e segue a margem peroneal da perna até a planta do pé." Não se fala em causas, não se distinguem os dois tipos de irradiação e o tratamento proposto se baseia em fricções com óleo essencial de terebentina etc.

Há uma referência curta à *sinovite* como inflamação da membrana sinovial e cujos sintomas e tratamento são os da artrite. O *torcicolo* é definido como dor reumática nos músculos do pescoço que obriga o doente a ter a cabeça inclinada para diante ou para o lado, sendo seu tratamento fricções com essência de terebentina etc.

É útil saber o conceito da época a respeito do *tumor branco*: "Inchaço das grandes articulações, sem mudanças de cor na pele, de consistência mais ou menos sólida, que depende da alteração das partes ósseas ou partes moles articulares. A constituição escrofulosa é a causa mais frequente."

Finalmente, uma curiosidade: *reumatismo do útero*: "caracterizado pela dor parcial ou geral do útero, de intensidade variável. Durante a gravidez, pode provocar o parto ou o aborto." Não é possível interpretar, atualmente, esse quadro como está descrito.

Não se deve terminar esta parte sem dizer que no Formulário há informações sobre as técnicas de auscultação e percussão, introduzidas por Laënnec. Há, também, um suplemento sobre as pesquisas de Pasteur. Grande curiosidade é o verbete *podridão hospitalar* que trata da "gangrena que sobrevém nas feridas ou nas úlceras, ordinariamente nos hospitais, quando o ar está ali corrompido pelo grande número de doentes ou por qualquer outra circunstância." É velha a infecção hospitalar!

Outra maneira de avaliar o estado do conhecimento da reumatologia no século XIX, é levantando os trabalhos publicados na época. Como no Rio de Janeiro, durante muito tempo, os principais problemas de saúde concentravam-se em endemias (sarna, erisipela, impigens, tuberculose, bouba, morfeia, elefantíase, bichos dos pés, leucorreia, dispepsia, hemorroidas, edema dos membros inferiores) e epidemias (febres intermitentes e varíola), era de se esperar que a atuação médica se concentrasse nessas patologias, deixando as doenças crônicas, entre elas os reumatismos, em segundo plano (9).

As teses, apresentadas para obter o grau de doutor, podem ser úteis no sentido de avaliar o interesse que despertavam os reumatismos e entidades afins no meio médico da época, mas como disse Geraldo Gonçalves no seu magnífico livro Reumatologia Brasileira - Precursores e Pioneiros (21): "em que pese, alguns dos autores e seus trabalhos merecerem algum destaque por razões logo reconhecidas, na grande maioria dos casos, as teses serviam tão somente para satisfazer obrigação regimental, no processo de graduação em medicina."Desde logo devo declarar que as informações sobre teses que se vão seguir, todas, sem exceção, foram recolhidas no livro de Geraldo Gonçalves.

O *reumatismo articular agudo* foi assunto de 15 teses, entre 1838 e 1898; a *coreia* de 4, entre 1846 e 1886; o chamado *reumatismo visceral*, do qual nos ocuparemos adiante, de 4, entre 1850 e 1874; *reumatismo articular crônico* do adulto 1, da criança 2, entre 1870 e 1891; *desvios da coluna*, 1, em 1878; *reumatismos infecciosos* (tuberculose, blenorragia), 6, entre 1873 a 1898; *nevralgias* em geral 6, entre 1875 a 1897; *gota úrica*, 5, entre 1844 e 1888; *terapêutica*, por *salicilato*, 3, por *antipirina*, 6, entre 1880 e 1890; *eletro fisioterapia*, 4, entre 1877 e 1898; temas gerais, inclusive cirúrgicos, 9, entre os quais se inclui um sobre *lupo*, mas da forma localizada. Uma tese que nos chamou a atenção foi a de Jacinto Pereira Machado sobre *coreia*, em que é ressaltada a sua coincidência com o *reumatismo articular agudo*.

A análise dessas teses leva à mesma conclusão que a análise do Formulário: no século XIX, no Rio de Janeiro, o conhecimento mais preciso no grupo das doenças reumáticas se concentrava em *reumatismo articular agudo* e *gota*. O que era reunido sob o título de *reumatismo crônico* ainda aparece confuso e não havia distinção adequada entre *artrite reumatoide* e *osteoartrite / osteoartrose*; os *nódulos de Heberden* representavam uma entidade aparte, denominada *reumatismo nodoso*, e as doenças hoje conhecidas como pertencendo ao grupo das *difusas do tecido conjuntivo* não eram referidas; descrevia-se o *lupo*, mas em sua forma localizada.

Geraldo Gonçalves chamou a atenção em sua obra (21) para o fato de três teses sobre *reumatismo articular agudo* (as de Antônio José da Costa e Sá, de Pedro Dias Carneiro e de José Vieira de Matos) terem sido influenciadas por Torres Homem, um nome do século XIX do maior interesse para a reumatologia brasileira, ao lado do de Carlos Arthur Moncorvo Figueiredo. Chernoviz citou Torres Homem em seu Formulário mais de uma vez.

João Vicente Torres Homem (1837-1887) nasceu e morreu no Rio de Janeiro. Graduou-se aos 21 anos, defendendo tese sobre coqueluche, tornou-se Lente Opositor de Ciências Médicas aos 23 anos, aos 26 ingressou na Academia Imperial de Medicina e aos 29 já era catedrático de clínica médica com a tese "Das Sangrias em Geral e em Particular na Pneumonia e na Apoplexia." (22)Torres Homem foi um pioneiro em diversas áreas da medicina: infectologia, neurologia, cardiologia e reumatologia. Entre 1867 e 1887 publicou suas Lições de Clínica Médica em três volumes. Nessa importante obra, encontram-se capítulos que demonstram seu interesse por temas reumatológicos e justificam o título de Patrono da Reumatologia brasileira, que lhe foi outorgado pela Sociedade Brasileira de Reumatologia. O volume 2, publicado em 1884, inclui dois capítulos dedicados aos reumatismos: Rheumatismo Articular (lição XXXVII) e Rheumatismo visceral (lição XXXVIII) (23). Na obra, alerta que o reumatismo crônico não é uma variedade do reumatismo agudo, é uma espécie nosológica distinta, rara em sua enfermaria. Essa é uma posição importante para a época. Aborda o reumatismo nodoso e salienta as manifestações articulares das moléstias infecciosas que não devem ser confundidas com o reumatismo. No capítulo sobre reumatismo visceral, dedica-se exclusivamente ao comprometimento dos órgãos pelo reumatismo agudo (febre ou doença reumática). Em outros, assinala as consequências do álcool no aparelho locomotor e do diabetes sacarino que pode produzir dores reumatoides e nevralgias em diversas regiões do corpo. É curioso que quase não tenha dado atenção à gota em sua obra.

Carlos Arthur Moncorvo de Figueiredo nasceu no Rio de Janeiro em 31 de agosto de 1846 e faleceu no dia 25 de julho de 1901, na mesma cidade. Formou-se pela Faculdade de Medicina do Rio de Janeiro, recebendo o título de doutor ao defender, brilhantemente, a tese Dispepsias e seu Tratamento, em 1872. Foi eleito membro titular da Academia Imperial de Medicina em 1884. Foi um dos principais artífices da criação da Policlínica Geral do Rio de Janeiro, em 10 de dezembro de 1881, instituição com as mesmas características da Policlínica de Viena, onde assumiu a direção da clínica Medicina da Criança. O Dr. Moncorvo Figueiredo mostrou interesse pela patologia osteoarticular, produzindo, em seu Serviço, trabalhos e dando lições sobre reumatismo articular agudo, reumatismo blenorrágico, raquitismo, coreia, mal de Pott, pseudoparalisia sifilítica (moléstia de Parrot), eritema nodoso palustre e coxalgia tuberculosa. Sua contribuição mais importante foi o trabalho pioneiro que antecedeu ao de George Frederic Still, intitulado *Du Rhumatisme Chronique Noueux des Enfants et de Son Traitement*, publicado em Paris em 1880 (24).

Apesar de no século XIX as doenças reumáticas não serem, no Rio de Janeiro, objeto de especial interesse, pelo menos uns poucos se dedicaram a elas.

REFERÊNCIAS

1. QUEIROZ M. Viana de: Do Renascimento ao início do século XX, in História da Reumatologia, Viana de Queiroz M, Seda H, Lisboa, 2006.

2. CASTIGLIONI A.: História da Medicina, Companhia Editora Nacional, São Paulo, 1947.

3. PORTER R.: Medicina. A História da Cura, Livros e Livros, 2002.

4. SEDA H.: Aspectos históricos da osteoartrite/osteoartrose, in História da Reumatologia, Viana de Queiroz M, Seda H. Lisboa, 2008.

5. QUEIROZ M. Viana de: Thomas Sydeham, in História da Gota e de Gotosos Famosos, Viana de Queiroz M, Seda H, Lidel, Lisboa, 2010. 2009.

6. KLEMPERER P., POLLACK A.D., BAHER G.: Diffuse Collagen Disease. JAMA: 119, 331, 1942.

Crônicas dos Boletins

7. QUEIROZ M. Viana de: História da Esclerose Sistêmica, in História da Reumatologia, Viana de Queiroz M, Seda H, Lisboa, 2008.

8. QUEIROZ M. Viana de: História das Miopatias Inflamatórias Idiopáticas, in História da Reumatologia, Viana de Queiroz M, Seda H, Lisboa, 2008.

9. SEVERO H. (curadora): Saúde e Medicina no Brasil e Portugal: 200 anos, Fiocruz, Rio de Janeiro, 2008.

10. Wikipédia, a Enciclopédia Livre.

11. FERREIRA L.O.: Negócio, política, ciência e vice-versa: uma história institucional do jornalismo médico brasileiro entre 1827 e 1843, História, Ciências, Saúde – Manguinhos 11 (supl. 1): 93-107, 2004.

12. PINHEIRO R.: As publicações em ciências na Corte de meados do século XIX: o que os nossos cientistas escreviam. Tese de doutorado, Campinas, Instituto de Geociência (UNICAMP), 2009.

13. RANGEL M.: Os periódicos científicos e os museus de história natural no Brasil do século XIX, 2009. Disponível na Internet.

14. SEDA H.: Chernoviz: um dos maiores médicos do Brasil no século XIX. Boletim da Sociedade de Reumatologia do Rio de Janeiro: 32 (112): 4-6, 2004.

15. RESENDE J.M.: O Ato Médico Através da História. Disponível na Internet.

16. GUIMARÃES M.R.C.: Chernoviz e os manuais de medicina popular no Império. História, Ciências, Saúde – Manguinhos 12: 501-514, 2005.

17. CHERNOVIZ P.L.N.: Formulário e Guia Medica, 11ª edição, Paris, Livraria de A Roger et F Chernoviz, 1884.

18. SEDA H.: A evolução do tratamento da artrite reumatoide, in História da Reumatologia, Viana de Queiroz M, Seda H, Lisboa, 2008.

19. QUEIROZ M. Viana de: História das miopatias inflamatórias idiopáticas, in História da Reumatologia, Viana de Queiroz M, Seda H, Lisboa, 2008.

20. QUEIROZ M. Viana de: História da artrite psoriática, in História da Reumatologia, Viana de Queiroz M, Seda H, Lisboa, 2008.

21. GONÇALVES G.W.S.: Reumatologia Brasileira. Precursores e Pioneiros, Premius-editora, Fortaleza, 2008.

22. SEDA H.: Torres Homem, Patrono da Reumatologia Brasileira, Boletim SRRJ:32(114): 4-6, 2004.

23. HOMEM J.V.T.: Lições de Clínica Médica, Rio de Janeiro, Lopes do Couto & C, 1884, v 2.

24. SEDA H.: Dr. Carlos Arthur Moncorvo de Figueiredo, autor do trabalho pioneiro "Du Rhumatism Chronique Noueux des Enfants", e a Policlínica Geral do Rio de Janeiro, Boletim SRRJ 31(107): 4-6, 2003.

Hilton Seda

Aspectos reumatológicos na Arte Brasileira

Parte 1

As relações entre arte e medicina são variáveis: o artista exagera ao expressar-se, sugerindo patologia; o artista dá contornos à sua obra que podem parecer doença; a medicina busca na arte modo de expressar-se por comparação; a arte retrata aspectos médicos.

Em quadros modernos, a deformidade pode não corresponder a uma doença e sim a um exagero da forma para acentuar determinado aspecto, frequentemente social. É o caso de "Retirantes" de Cândido Torquato Portinari (Brodowski, SP, 1903; Rio de Janeiro, 1962) (fig. 1). O artista pode também dar contornos à sua pintura que lembram doença, como se vê no óleo de João Câmara Filho (João Pessoa, 1944) "Homem com livro negro", no qual a deformidade das mãos sugere artrite (fig. 2).

A medicina pode buscar na arte um modo de expressar-se por comparação. A mão diabética em forma de prece é um bom exemplo, como pode ser visto na imagem de Nossa Senhora da Conceição que está no Mosteiro de São Bento (1) (fig. 3).

Antonio Castillo-Ojugas e Sonsoles Castillo Aguira em sua obra *"La Reumatologia en el Arte"* acentuam *"que existen pocas representaciones de enfermos reumáticos en Arte, a pesar de la enorme el Arte, a pesar de la enorme frequencia de estos padecimientos, si bien nosotros vamos a circunscribirnos casi exclusivamente a la Pintura; pero no hay tampoco muchos ejemplos em otras Bellas Artes." (2)*

Bem documentados na pintura universal há cerca de meia centena de quadros com aspectos reumatológicos propriamente ditos, a gota sendo a mais representada. Por esse motivo, não é de se esperar que sejam encon-

Figura 1

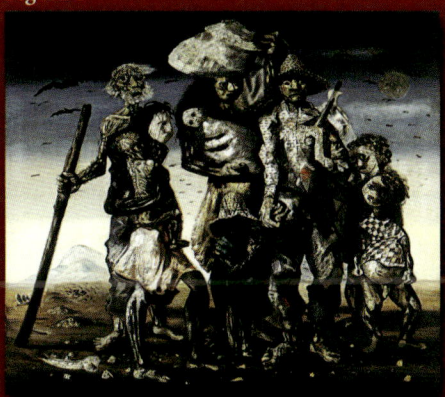

Figura 2

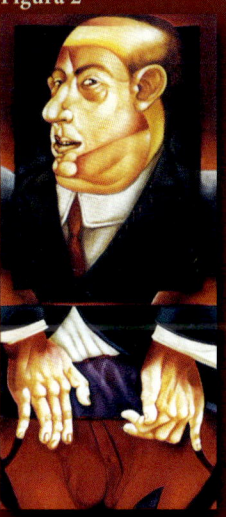

Figura 3

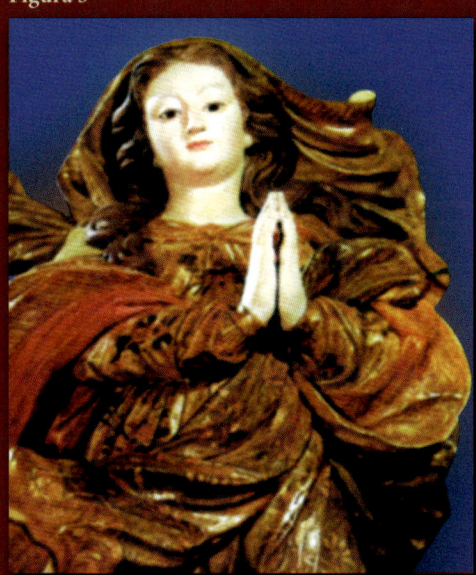

trados na arte brasileira muitos exemplos. De qualquer forma, há alguns bem interessantes, como veremos. Vale lembrar que os artistas, ao receberem encomendas para pintar seus patrocinadores, podem muitas vezes encontrar um modo de disfarçar um defeito ou uma doença de que sejam portadores, diminuindo, assim, os exemplos que poderiam ser encontrados. Bem ilustrativo desse fato, é o quadro que representa Tomasso Fedra Inghirani, bibliotecário do Vaticano que era estrábico, mas que no seu retrato, pintado por Raffaelo di Urbino (Urbino, 1483; Roma, 1520), que se encontra na Galeria Palatina em Florença, tem essa sua característica bem disfarçada (fig. 4).

Vamos mostrar, a seguir, alguns exemplos clássicos de patologias reumatológicas encontrados na arte universal. Um dos mais conhecidos e citados é o quadro Retrato de Miguel Ângelo, de autoria do pintor florentino Jacopino del Conte (1510-1598) (fig. 5), que se encontra na Galeria Uffizi de Florença, no qual nitidamente se distingue uma rizartrose (artrose trapézio-metacarpiana) e uma artrose metacarpo-falangiana do primeiro dedo (2). Esta obra, eventualmente, é citada como um autorretrato de Miguel Ângelo (3), o que é um engano. Um bom exemplo de nódulos de Heberden e Bouchard está no quadro do holandês Franz Hals (Amberes, 1580/85; Barlen, 1666) que retrata Maritge Claesdr Vooght, uma senhora de 62 anos, esposa de Pieter Jacobsz Olycan, um rico cervejeiro de Barlen (fig. 6). Como curiosidade, a figura 7 mostra a fotografia que fiz de uma estátua que se encontra no Jardim Chinês de Hong Kong, em que podem ser vistos nódulos de Heberden e Bouchard (fig. 7).

A artrite reumatoide aparece no quadro Família do Pintor, do artista flamengo Jacob Jordaens (Amberes, 1593-1687), que se encontra no Museu do Prado: nas mãos da empregada da família são vistos nítidos sinais inflamatórios nas metacarpo falangianas e interfalangianas proximais (fig. 8).

Uma especulação pode ser feita sobre a possível existência de uma artrite temporal no "Retrato de Francesco Giamberti da Sangallo", um músico, executado por Piero de Cosimo (Florença, 1462-1521), que se encontra no Rijksmuseum de Amsterdam (fig. 9).

Figura 4

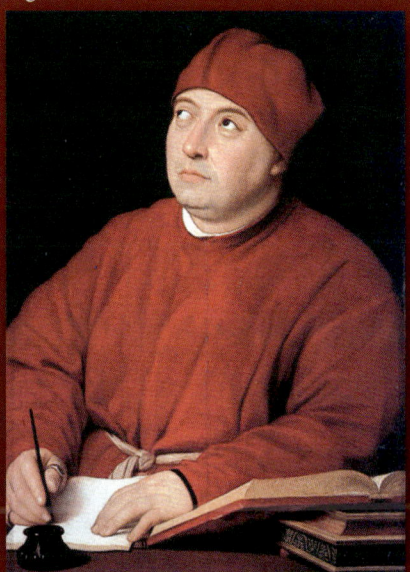

Figura 5

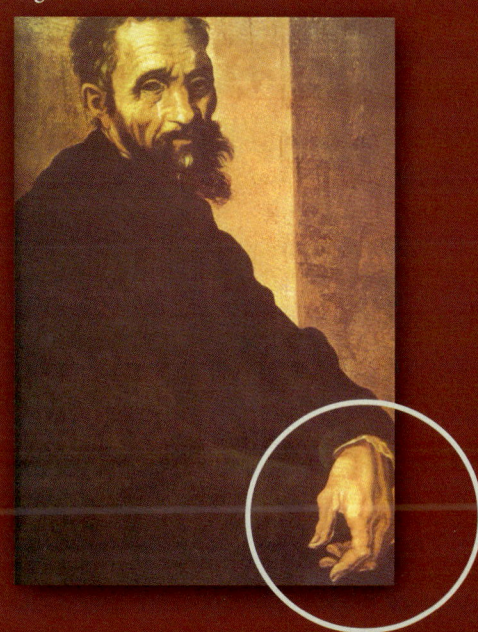

Figura 6

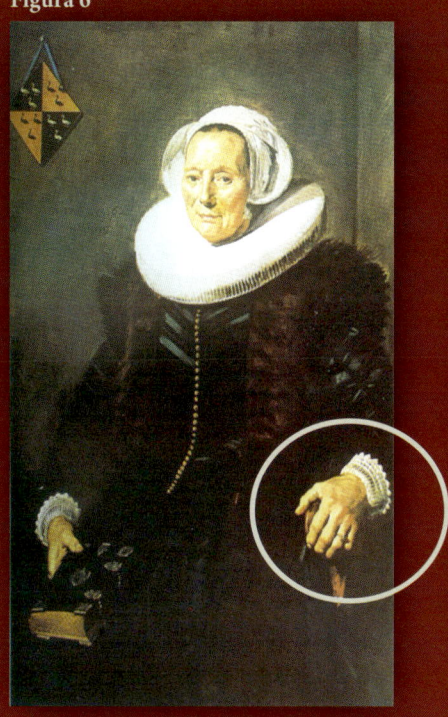

Figura 7

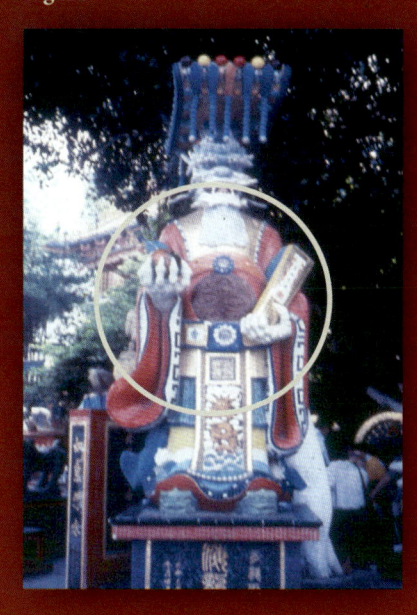

Figura 8

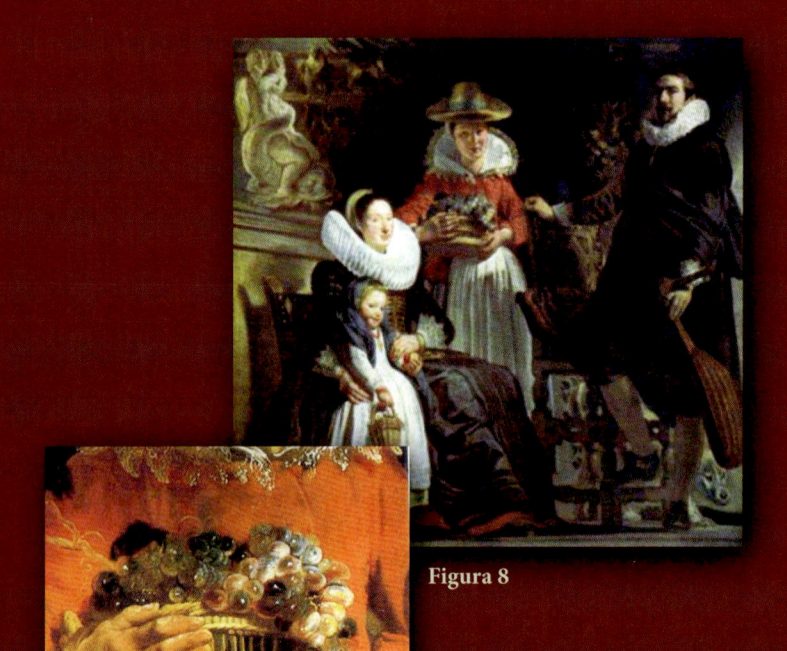

Figura 9

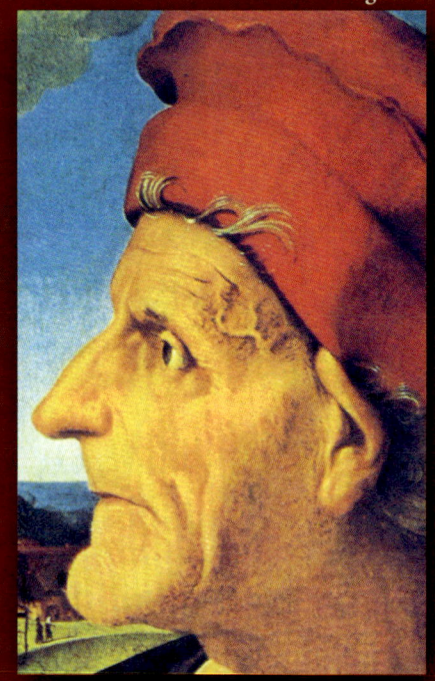

Figura 10

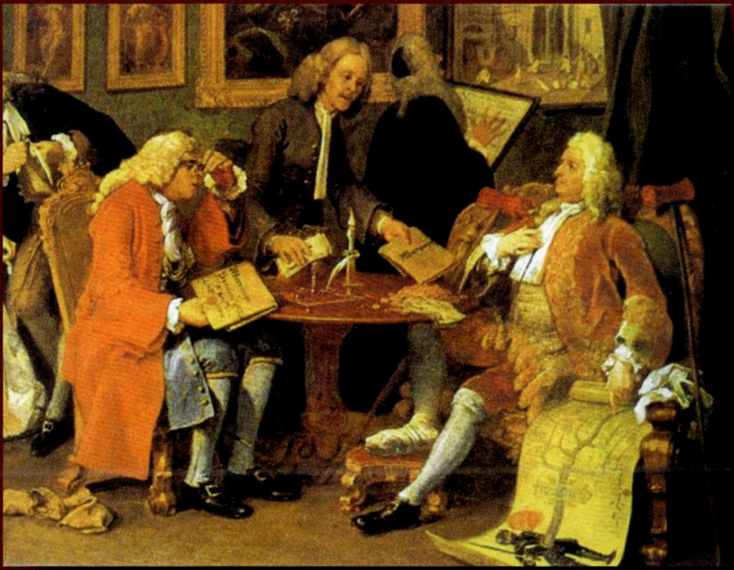

Figura 11

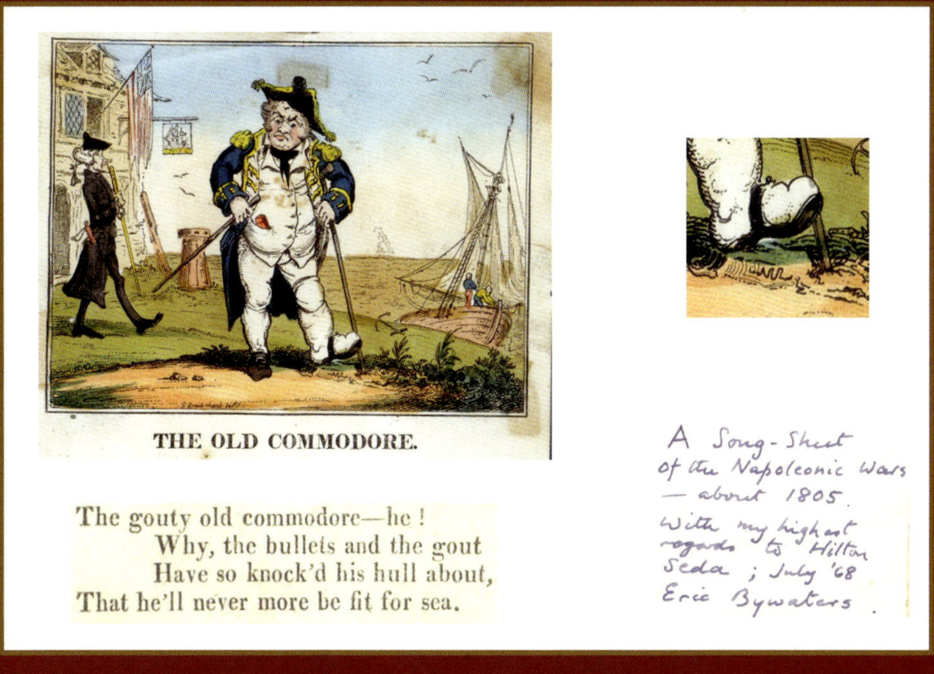

THE OLD COMMODORE.

The gouty old commodore—he!
  Why, the bullets and the gout
  Have so knock'd his hull about,
That he'll never more be fit for sea.

A Song-Sheet
of the Napoleonic Wars
— about 1805.
With my highest
regards to Hilton
Seda; July '68
Eric Bywaters

Gota típica está representada no quadro de William Hogarth (Londres, 16987-1764) intitulado *The Marriage Settlement* (fig. 10), que se encontra na *The National Gallery* de Londres. A gota também está muito bem explícita na gravura *The Old Commodore*, que tive a honra de receber de presente de Eric Bywaters, que além de excelente reumatologista, era um arguto colecionador. É de em torno de 1805 e mostra um capitão que se dizia nocauteado por projeteis e pela gota (fig. 11).

Nas artes brasileiras não encontrei tão grande variedade de reumatismos, mas alguns exemplos são bem caraterísticos.

REFERÊNCIAS

1. O Mosteiro de São Bento do Rio de Janeiro, 1590/1990, Studio HMF, Rio de Janeiro, 1991.
2. CASTILLO-OJUGAS A., CASTILLO AGUIRA A.: La Reumatologia em el Arte, Editorial Médica Internacional S. A., Madrid, 1987.
3. BEZERRA A.J.C.: As Belas Artes da Medicina, Conselho Regional de Medicina do Distrito Federal, Brasília, 2003.

Crônicas dos Boletins

Aspectos reumatológicos na Arte Brasileira

Parte 2

Na arte brasileira foi possível identificar com frequência significativa nódulos de Heberden e Bouchard, tanto na escultura como na pintura. Santo Inácio de Loyolla (Azpeitia, 1491; Roma, 1556), criador da Companhia de Jesus e que participou das Missões Jesuíticas no Sul do Brasil, mostra nítidos nódulos de Heberden e Bouchard em imagem de autor desconhecido (1, fig. 1). No quadro Interior Italiano, de Henrique Bernardelli, que se encontra no Museu Nacional de Belas Artes no Rio de Janeiro, a mão sobre o muro mostra-se caracteristicamente artrósica (fig. 2). Henrique Bernardelli nasceu em Valparaiso, no Chile, em 15 de julho de 1857, mas veio menino para o Brasil. Faleceu no Rio de Janeiro em 6 de abril de 1936. Foi aluno da Academia Imperial de Belas Artes, onde ingressou em 1870. Aperfeiçoou-se, por conta própria, em Roma, lá permanecendo de 1878 até 1886. Lecionou na Escola de Belas Artes (1891 a 1905). Era irmão do grande escultor Rodolfo Bernardelli (2).

Mais nódulos de Heberden e Bouchard podem ser observados na obra de Antônio Francisco Lisboa (Aleijadinho), Cristo Pregando (fig.3), nos púlpitos da Igreja de São Francisco em Ouro Preto (3). Antônio Francisco Lisboa nasceu em Vila Rica no dia 29 de agosto de 1730 e faleceu, nessa mesma cidade, a 18 de novembro de 1814. Era filho do arquiteto e mestre de obras português Manuel Francisco Lisboa com uma de suas escravas. O pai deu-lhe gosto artístico. Aleijadinho era arquiteto, escultor, entalhador e ornamentista. Pertenceu ao apogeu do barroco mineiro. Entre suas obras principais estão os Passos da Paixão e Profetas do Santuário de Bom Jesus

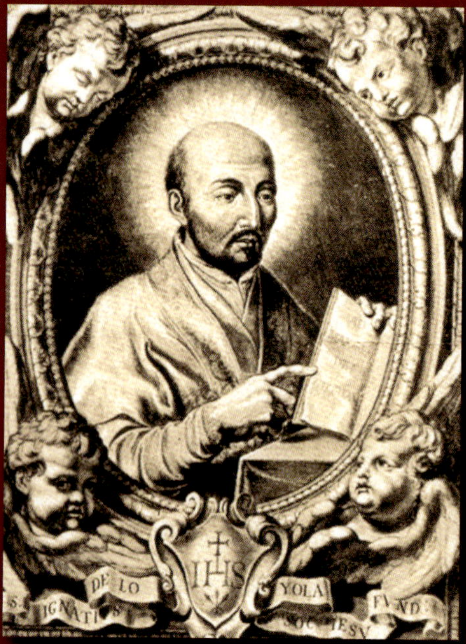

Figura 1

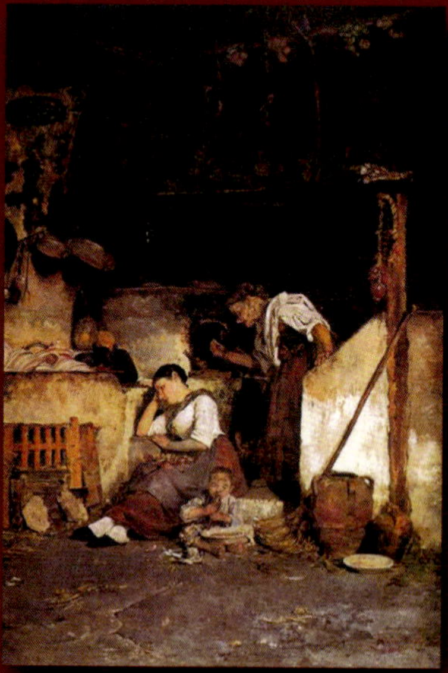

Figura 2

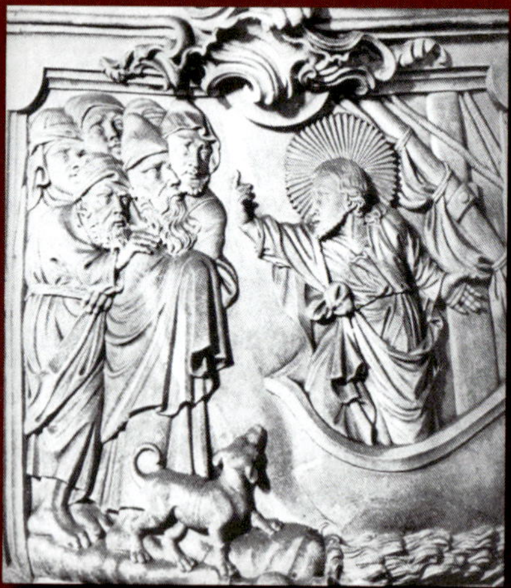

Figura 3

de Matosinhos, em Congonhas do Campo e Igrejas de Ouro Preto e São João del Rei. Seu estilo, com tendência expressionista, abrange o barroco e o rococó. Aos 47 anos, surgiu-lhe misteriosa doença que lhe deformou o corpo. Para trabalhar, mantinha o cinzel amarrado ao que lhe restava das mãos. Várias hipóteses foram levantadas sobre sua enfermidade, nenhuma ficou estabelecida com certeza, a mais provável seria porfiria cutânea tarda (4).

Gaspar Frois Machado (c. 1759-1796), desenhista e gravador português, em sua gravura em buril feita em 1793 e intitulada *Serenissimus Conjugibus Lusitaniae Delicius Joanni et Carlotae*, uma alegoria alusiva aos príncipes do Brasil D. João e Da. Carlota, que se encontra no Museu Histórico Nacional no Rio de Janeiro, nos mostra um velho sentado com a mão direita apoiada no chão na qual são observados nódulos de Heberden e Bouchard (fig. 4) (5). Típica rizartrose pode ser observada na tela de Samson Flexor em sua fase europeia (fig. 5). O pintor nasceu na Romênia, em Soroca, em 1907 e faleceu em São Paulo e 1971. Estudou na Escola Superior de Belas Artes e na Academia Ranson em Paris. A partir de 1920 aproximou-se de Matisse, Léger e André Lote. Veio para o Brasil em 1946, fixando-se em São Paulo. Em 1952 fundou em São Paulo o Atelier Abstração. Foi precursor da pintura abstrata no Brasil, marcando forte presença na vanguarda internacional. Participou da Bienal de Veneza de 1954 e de várias Bienais em São Paulo (2). Em 2003, o Instituto Moreira Salles do Rio de Janeiro dedicou-lhe uma retrospectiva. Na imagem de Nossa Senhora do Rosário (fig. 6), que se encontra no Mosteiro de São Bento do Rio de Janeiro (6), observa-se uma deformidade na interfalangiana distal do segundo dedo da mão direita, talvez para expressar o constante uso do rosário. Esta obra é atribuída a Frei Ricardo do Pilar que nasceu em Colônia, na Alemanha, entre 1630 e 1640. Frei Pilar chegou ao Brasil em meados da década de 1660, fixando-se no Mosteiro de São Bento do Rio de Janeiro, onde permaneceu até morrer em 1702. Fez promessa de obediência, castidade e pobreza, segundo as regras de São Bento. Deve ter aprendido sua arte de pintor em algum atelier alemão ou flamengo antes de vir para o Brasil. Sua obra é influenciada pela Escola de Colônia e por Rembrandt, seu contemporâneo. Sua obra prima, Senhor dos Martírios – que tem parentesco estilístico com pintores portu-

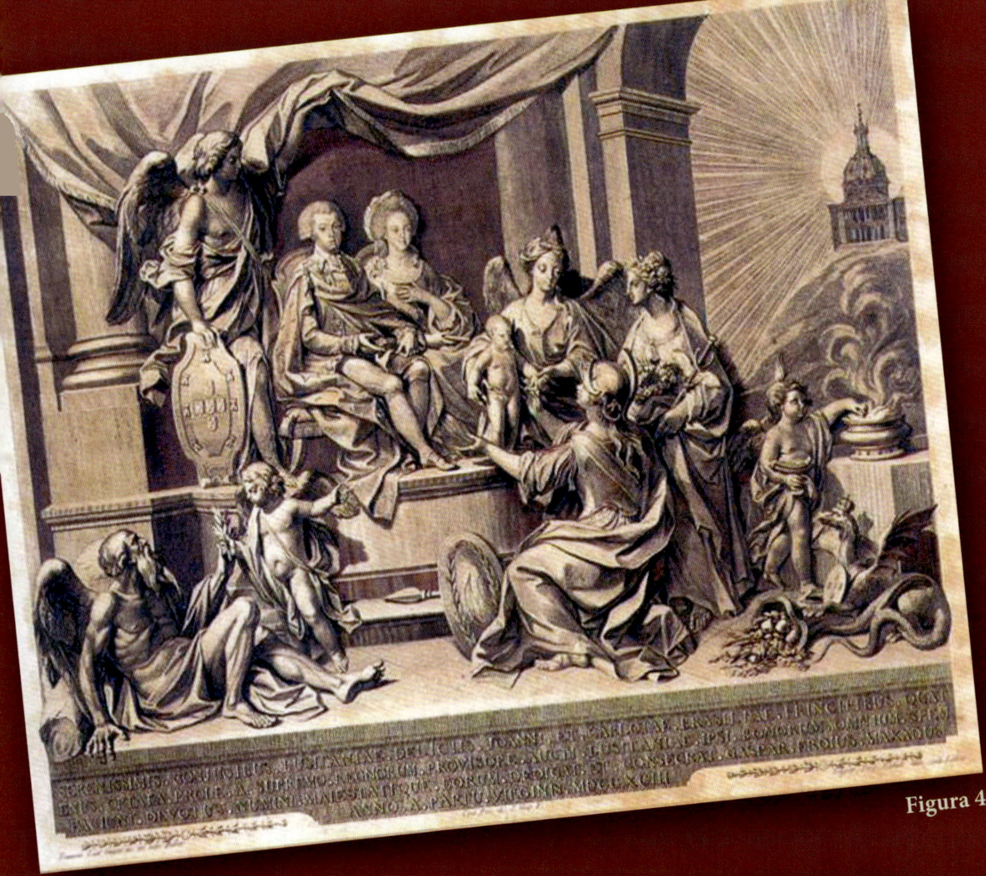

Figura 4

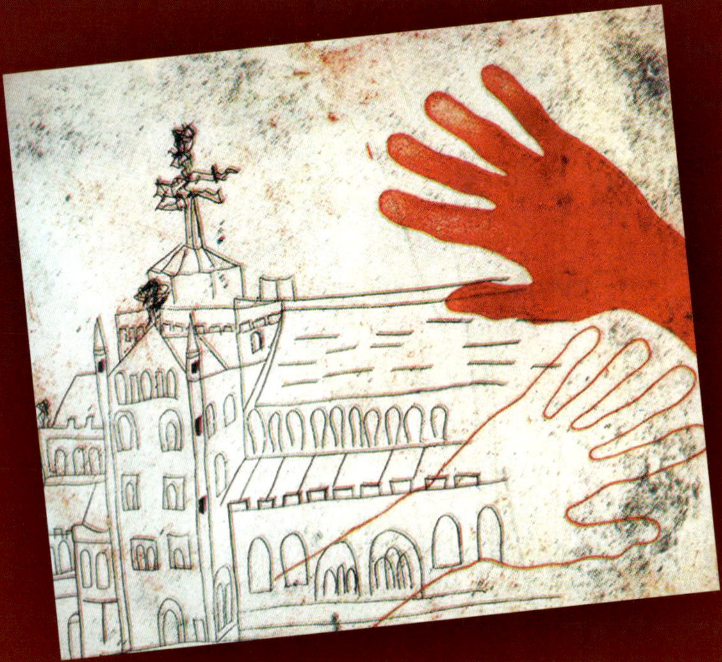

Figura 7

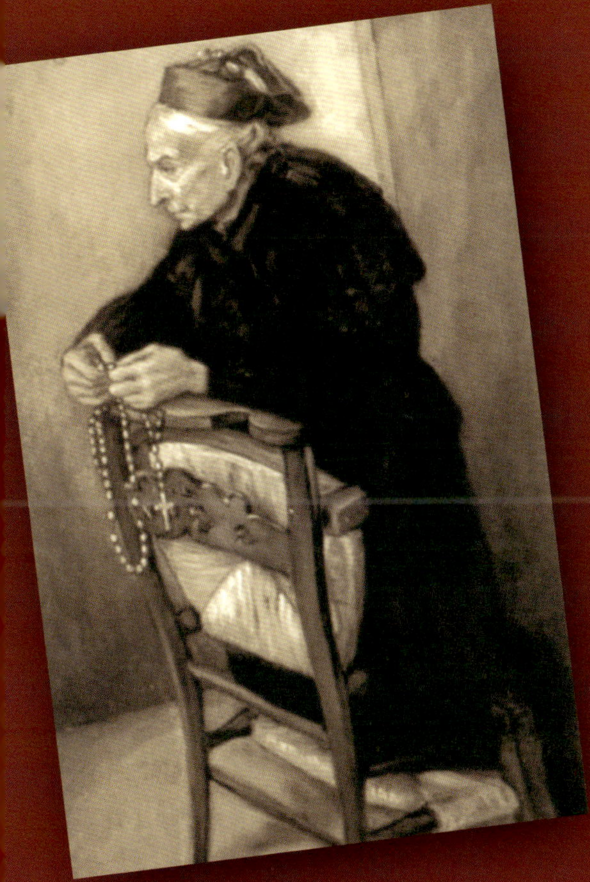

Figura 5

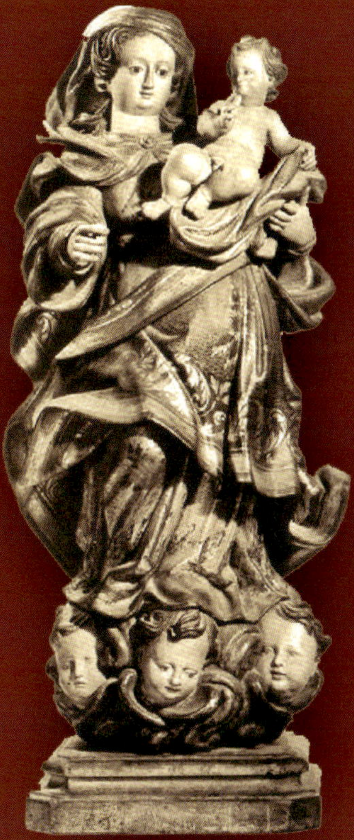

Figura 6

gueses dos séculos XV e XVI - é de 1690. Encontra-se no centro do altar da sacristia do Mosteiro de São Bento (6).

Uma pura especulação pode ser feita com o quadro sem título de Dora Basílio (fig. 7), onde a mão, em tom vermelho sobre um desenho, mostra dedos fusiformes sugerindo um quadro reumatoide. Dora de Sá Freire Basílio nasceu no Rio de Janeiro em 1924 e vive em Londres. Fez exposições individuais na Inglaterra, Portugal, Itália, Chile e Brasil. Estudou gravura e desenho no Museu de Arte Moderna do Rio de Janeiro (MAM). Cursou a *Slade School of Arts* e o *Royal College of Arts* de Londres (2).

REFERÊNCIAS

1. CIVITA V.: Arte no Brasil, Abril Cultural, São Paulo, 1979, volumes 1 e 2.
2. Wikipédia, a Enciclopédia Livre.
3. PIANZOLA M.: Brasil Barroco, Distribuidora Record, Rio de Janeiro-São Paulo, 1975.
4. SEDA H.: Antônio Francisco Lisboa, o Aleijadinho, in Medicina, Literatura e arte, Viana de Quairoz A, Seda H (eds.), Lidel, Lisboa, 2011.
5. O Museu Histórico Nacional, Banco Safra, São Paulo, 1989.
6. O Mosteiro de São Bento do Rio de Janeiro, 1590/1990, Studio HMF, Rio de Janeiro, 1991.

Crônicas dos Boletins

Aspectos reumatológicos na Arte Brasileira

Parte 3

Além das alterações observadas nas mãos, também foi possível identificá-las nos pés em algumas obras de arte brasileira. Na tela de Albert Eckout, Tipo Brasileiro, há nítidas deformidades nos pés da figura representada: pé plano, arco anterior achatado e *hallux varus* (1). Albert Eckout nasceu em Gronigen, Holanda, possivelmente em 1610, e faleceu em 1665. Veio para o Brasil em 1637, aqui permanecendo até 1644 a convite de Maurício de Nassau, Conde de Nassau (1604-1679), que governou a colônia holandesa no nordeste do Brasil exatamente todo esse período. Ao voltar para a Europa, Eckout fixou-se em Dresden, na Alemanha. Sua obra prima – Dança Tapuia – está no Museu Nacional da Dinamarca, assim como os oito grandes retratos, de corpo inteiro, de habitantes brasileiros e as doze naturezas mortas com frutas tropicais. Esses quadros foram presenteados ao soberano da Dinamarca Frederico III pelo Conde de Nassau (2).

Em uma das obras primas de Manuel Inácio da Costa, intitulada Senhor da Coluna (1, fig. 1), observa-se nitidamente pé plano e dedos em martelo. Manuel Inácio da Costa nasceu em Salvador, na Bahia, mas há dúvidas quanto ao ano, possivelmente em 1763. Morreu nessa mesma cidade em 1857. Foi um escultor muito ativo em seu Estado, sendo considerado o mais notável de seu tempo. Documentação a seu respeito é muito escassa. Outra obra de sua autoria muito significativa é Imagem do Senhor da Pedra Fria.

Jean Baptiste Debret nasceu em Paris em 1768 e faleceu em 1848. Veio para o Brasil com a Missão Francesa que chegou ao Rio de Janeiro

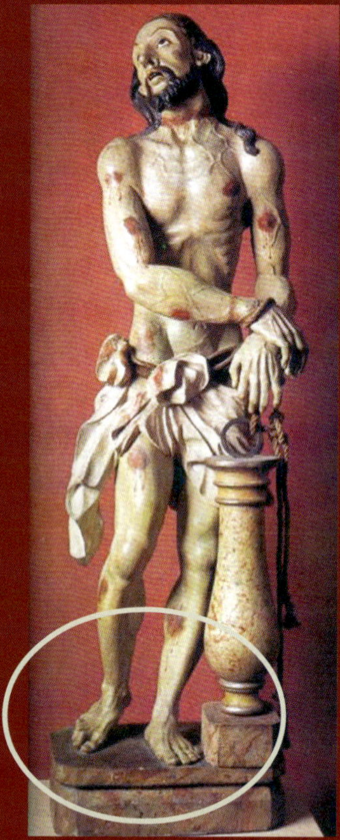

Figura 1

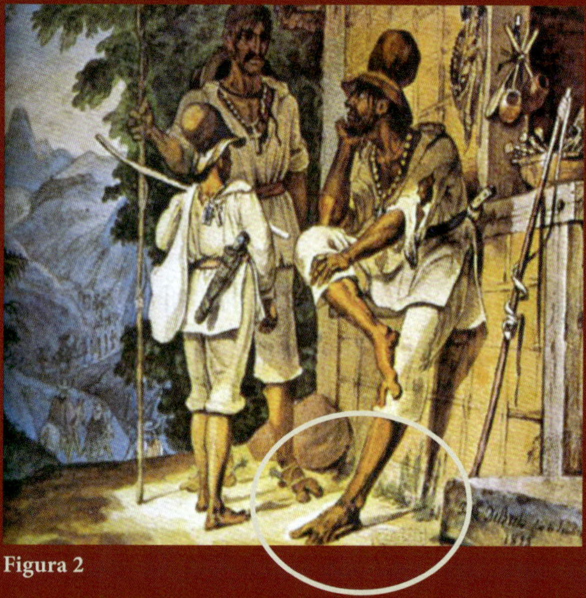

Figura 2

Figura 3

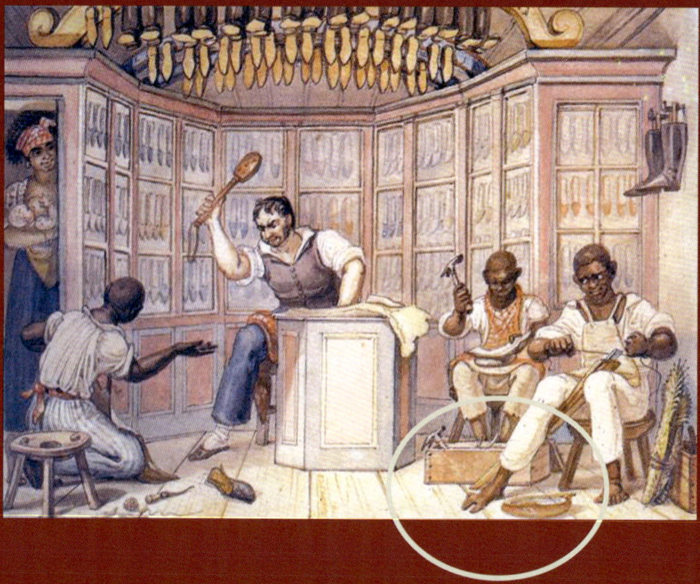

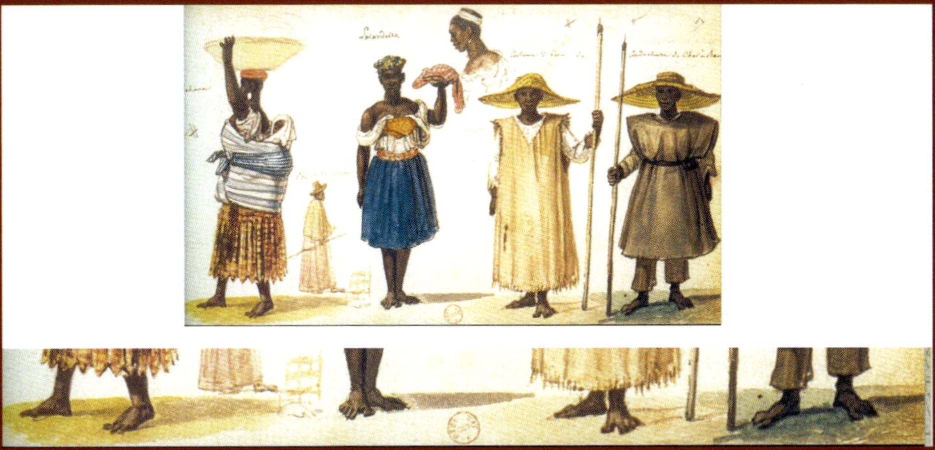

Figura 4

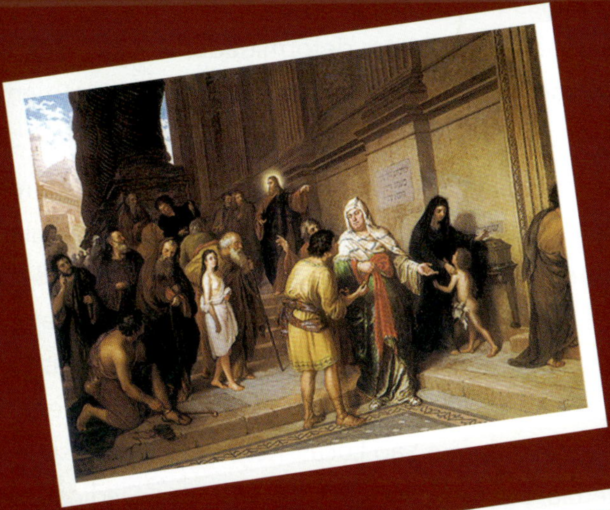

Figura 5

Figura 5b

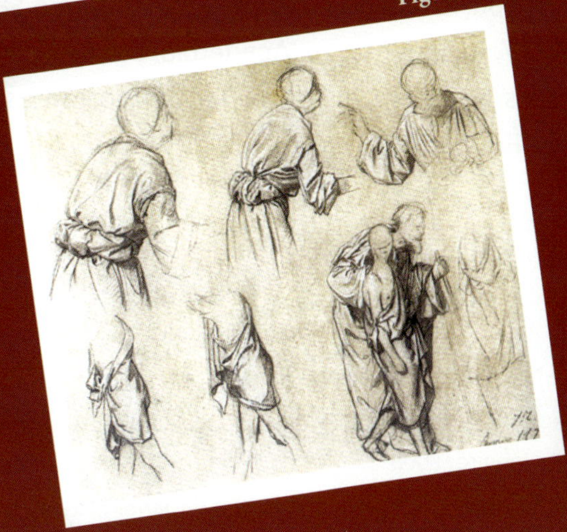

em 26 de março de 1816, chefiada por Joaquim Lebreton. Essa missão foi oficializada pela Carta Régia de D. João VI, datada de 12 de agosto desse mesmo ano. Debret era primo do grande pintor francês Jacques Louis David (1748-1825). Em 1785, matriculou-se na Academia de Belas Artes de Paris. Em 1791 conquistou o segundo Prêmio de Roma com a tela Régulo Voltando a Cartago. Viveu no Brasil até 1831, quando retornou à França. Organizou a primeira exposição pública de artes no Brasil, em dezembro de 1829, na Imperial Academia. Não foi considerado um grande pintor, mas suas quase 350 litografias coloridas que ilustram sua obra Viagem Pitoresca e Histórica do Brasil, que formam um retrato da sociedade brasileira à época, deram-lhe grande prestígio (2,3). Entre essas litografias há algumas, como Pobres Tropeiros de Minas (fig. 2), Lojas de Sapateiro (fig. 3) e Costumes do Brasil (fig. 4) nas quais se observam deformidades dos pés como pé plano, arco transverso plano, *hallux varus*, dedos em martelo, tanto em homens como mulheres.

Cifose em um velho pode ser observada no óleo Óbolo de Viúva (fig. 5 e 5b) de João Zeferino da Costa, que está Museu Nacional de Belas Artes do Rio de Janeiro. João Zeferino nasceu no Rio de Janeiro em 1840, onde faleceu em 1916. João Zeferino matriculou-se aos 17 anos na Academia Imperial de Belas Artes, onde permaneceu por onze anos. Conquistou sucessivas menções e medalhas, inclusive de ouro, e o Prêmio Viagem à Europa. Estudou em Roma, na Academia São Lucas. Regressou ao Brasil em 1877, lecionando na Academia. Foi discípulo de Vitor Meireles. Dedicou-se mais à pintura histórica. Tem importantes painéis na Igreja da Candelária do Rio de Janeiro (2).

REFERÊNCIAS

1. Arte no Brasil, 2 volumes, Abril Cultural, São Paulo, 1979.
2. Wikipédia, a Enciclopédia livre.
3. BANDEIRA J., XEXÉO P.M.C., CONDURU R.: A Missão Francesa, Editora Sextante Artes, Rio de Janeiro, 2003.
4. Museus Castro Maya, Agir, Rio de Janeiro, 1994.

Crônicas dos Boletins

Curiosidades e dúvidas na história da artrite reumatoide

Na história da artrite reumatoide devem ser considerados dois aspectos: sua descrição como entidade autônoma e a precedência de sua denominação. Como não é raro acontecer em relatos históricos, existem pequenas divergências em relação ao assunto.

Classicamente, afirma-se que a primeira individualização da doença foi feita por Augustin-Jacob Landré-Beauvais, em tese defendida em Paris em 1800, na qual foram descritos nove casos de mulheres que sofriam de uma doença considerada como variante da gota, por isto denominada *Goutte Asthenic Primitive*. Nessa tese foi estabelecida uma diferença básica: a "gota astênica primitiva" (artrite reumatoide) ocorreria mais nas classes pobres, com "fraqueza primária"; a gota propriamente dita, nas pessoas abastadas e robustas. Também foi mostrado que a doença era mais frequente no sexo feminino. Estudo histológico revelou destruição cartilaginosa provocada por tecido de granulação (1,2).

Contrariando o geralmente admitido, Jónsson e Helgason publicaram, em 1996, trabalho no qual afirmam que a primeira descrição da artrite reumatoide foi feita em livro texto da Islândia, datado de 1782, por Jón Pétursson (1773-1801). Jón Pétursson distinguia a *"arthritis fixa"* da *"arthritis vaga"*, descrita como uma artropatia inflamatória frequente, crônica, simétrica, destrutiva, poli articular, às vezes apresentando manifestações sistêmicas, acometendo pessoas de todas as idades, com maior incidência em torno dos 40 anos e predominância feminina (3). Suspeita-se que ele próprio tenha sofrido de artrite reumatoide para explicar sua excelente descrição.

Outras contribuições importantes foram aparecendo, gradativamente, para ampliar o conhecimento clínico sobre a artrite reumatoide. Em 1819, Benjamin Collins Brodie (1783-1862), fisiologista e cirurgião britânico, acentuou sua lenta evolução como também o fato de atingir, além das articulações, bolsas e tendões. Jean-Martin Charcot (1825-1893), consagrado clínico e psiquiatra francês, fez em 1867 excelente diferenciação entre gota, febre reumática, osteoartrite e "reumatismo crônico" (artrite reumatoide), salientando que este era mais comum que a gota no Hospital da *Salpêtrière*, onde atuava. É interessante lembrar que o prédio desse hospital foi construído, no século XVII, para abrigar inicialmente uma fábrica de pólvora. A designação artrite reumatoide só apareceu em 1858, criada por Alfred Baring Garrod (1819-1907), justificando sua escolha porque "o nome não implicaria em qualquer erro" (1). O filho de Alfred Baring Garrod, Archibald Baring Garrod (1857-1936), continuou a tradição do pai no estudo da artrite reumatoide, mas fez mais: demonstrou que a alcaptonúria era doença causada por um erro metabólico herdado (4). Em 1922, o *British Ministery of Health* adotou oficialmente a designação de artrite reumatoide para a doença e, em 1956, a *American Rheumatism Associacion (ARA)*, posteriormente denominada *American College of Rheumatology (ACR)*, criou o primeiro critério para o seu diagnóstico (1).

Um fato que desperta curiosidade, é saber se a artrite reumatoide é uma doença antiga ou relativamente moderna. Contrariamente ao que se sabe sobre a osteoartrite, já descrita em esqueletos pré-históricos (5), não há dados concretos que permitam estabelecer, com segurança, quando surgiram os primeiros casos de artrite reumatoide. Existiria já no século XVII? É possível, tendo em vista que Thomas Sydenham (1624-1689) já fazia referência a deformidades em pescoço de cisne nos dedos das mãos de reumáticos, alteração encontrada na artrite reumatoide, mas não patognomônica. Viana de Queiroz salienta que, à época, a febre reumática era muito prevalente e, por isso, essas lesões poderiam ser resultantes da síndrome de Jaccoud (2). Outra fonte que pode auxiliar em desvendar esse mistério é a iconografia. Realmente, em algumas pinturas podem ser vistas deformidades que lembram as encontradas na artrite reumatoide. Alguns exemplos: "Virgem", de Rogier van der Weiden (1400-1464); "Cristo benzendo São Pedro", de Jan Rombauts (1480-1535); "Retrato de um jovem" e "Madonna Bardi", de Sandro Botticelli (1445-1510); e "A família do pintor", de Jacob Jordaens (1593-1678) (6). Se essas pinturas representam realmente doentes reumatoides, é possível aceitar que a doença já existiria, pelo menos a partir do século XV, mas a pintura mais característica, de Jacob Jordaens, é do século XVII.

Viana de Queiroz (2) refere-se a uma teoria de Rothschild *et al*, publicada em 1992, que sugere que a artrite reumatoide nasceu na América e foi levada para a Europa no século XVIII. Nesse trabalho, os autores identificaram lesões ósseas características da doença em 36 esqueletos de índios americanos (ameríndios), do período compreendido entre 4300 e 5500 a.C. A doença ter-se-ia espalhado de uma região entre o Rio Verde (Kentuck) e um afluente do Tennessee para o resto do continente americano. Tinha como característica ser erosiva, mais frequente no sexo feminino, afetando em média 12 articulações periféricas simetricamente, mostrando erosões marginais nos ossos do carpo, metacarpo, das interfalangeanas proximais e das metatarso falangeanas, poupando as interfalangeanas distais e as sacroilíacas. Esta teoria pode ter fundamento, mas o assunto permanece em aberto.

Outro aspecto a ser discutido refere-se ao tratamento da artrite reumatoide. Diante do desconhecimento do momento exato em que a doença foi identificada, fica difícil definir, com segurança, a época em que se iniciou o tratamento especificamente a ela dirigido. De qualquer forma, de um modo simplista pode-se supor que consistiu, basicamente, na Idade Média, de sangrias e purgantes; a partir de 1876, salicilatos; em 1884, antipirina; em 1887, fenacetina; em 1893, piramido; em 1899, finalmente a aspirina. No século XX, até cerca de 1940: remoção de focos (1912-1940); vacinas (1915-1940), utilizadas inclusive, por figuras importantes como Russel Cecil e Philip Hench; irrigação do cólon (1915-1940); enxofre coloidal (1917-1938); aminopirina (1927-1934); ouro (a partir de 1929) (1).

No início do século XX havia uma variedade de propostas para o tratamento da artrite reumatoide, em sua maioria ineficientes e, eventualmente, prejudiciais, o que levou o famoso clínico R. L. Cecil a criar uma lista terapêutica satírica para salientar a situação, que ia de A a Z:

Aspirin, **B**ee venom, **C**limate, **D**iathermy, **E**xercices, **F**ever therapy, **G**old salts, **H**ydrotherapy, **I**ron, **J**oint surgery, **K**I, **L**ow-calory diet, **M**assage, **N**eo-salvarsan, **O**rthopedics, **P**sycotherapy, **Q**uestionable methods, **R**est, **S**pas, sulphur, **T**ransfusions, **U**ltraviolet light, **V**accines, vitamins, **X**-ray therapy, **Y**oung & Youman's iodoxyl, **Z**ero therapy (do nothing) & (and so on) (7).

Uma revolucionária mudança no cenário aconteceu durante o *7th International Congresso on Rheumatic Diseases*, em Nova York, em 1949, quando Philip Hench, depois ganhador do Prêmio Nobel, e seus colaboradores apresentaram os primeiros resultados do uso da cortisona no tratamento da artrite reumatoide, o que incentivou o estudo das doenças reumáticas: *"It led to research into the mechanisms of inflammation, the role of immunology, genetics, and biochemistry in the rheumatic diseases, and sparked many other studies of the etiology and pathogenesis of arthritis"* (8).

Após o aparecimento, em 1950, da fenilbutazona, o primeiro anti-inflamatório não hormonal, outros foram comercializados, como também entraram na terapêutica da artrite reumatoide medicamentos tidos como capazes de influenciar sua evolução, os chamados *DMARDS* (*Disease Modifyng Antirheumatic Drugs*), que incluem ouro, antimaláricos, D- penicilamina, azatioprina, ciclofosfamida, sulfasalazina, metotrexato, leflunomide, ciclosporina. Mais recentemente, uma nova perspectiva surgiu com os denominados "biológicos", aquisição importante que pode abrir novos caminhos na direção da cura da doença.

REFERÊNCIAS

1. SEDA H.: A evolução do tratamento da artrite reumatoide, in História da Reumatologia (Viana de Queiroz M, Seda H, Editora Kaligráphos, Porto Alegre, 2007).

2. QUEIROZ M. Viana de: História da artrite reumatoide alusiva a Sir Alfred Baring Garrod e a Jean-Martin Charcot (idem).

3. JÓNSSON H., HELGASON J.: Rheumatoid arthritis in na iceland textbook from 1782, Scand J Rheumatol 25: 134-137, 1996

4. SEDA H.: A importância dos Garrod na evolução da reumatologia. No prelo.

5. SEDA H.: Aspectos históricos da osteoartrite/osteoartrose in História da Reumatologia (Viana de Queiroz M, Seda H, Editora Kalligráphos, Porto Alegre, 2007).

6. CASTILLO-OJUGAS A., CASTILO AGUILAR S.: La Reumatologia em el Arte, Editorial Médica Internacional S.A., Madrid, 1987.

7. CECIL R.L.: Rheumatoid arthritis: a new approach to the disease, JAMA 100: 1220-1227, 1933.

8. SMYTH C.J., FREYBERG B.H., MCEWEN C.: History of Rheumatology in the United States, Arthritis Foundation, Atlanta, 1985.

Hilton Seda

Aspectos curiosos na história da gota

Como muito bem disse Mário Viana de Queiroz, "a história da gota confunde-se com a história da humanidade, e pode ter contribuído para a sua mudança (1)." A gota era muito bem conhecida desde Hipócrates (460-380 a.C.), criador de famosos aforismos sobre a doença. Há, também, provas de que existia no antigo Egito. Ela é a doença que aparece com maior frequência na literatura não médica, mostrando seu significado na vida. Já é citada por autores do Império Romano, como Virgílio e Ovídio, e objeto de caricaturas há longa data. Oscar Wild, Cronin e muitos outros importantes escritores referem-na (2). Um fato curioso pode, entretanto, ser observado na literatura brasileira: Machado de Assis, em seus romances, fala de alguns reumáticos, mas em momento algum, explicitamente, de um gotoso (3). Muitas figuras importantes sofreram de gota, desde antigos tempos (1). Uma história curiosa aconteceu com duas dessas figuras, compositores notáveis, que tiveram crise de gota em momento particularmente inoportuno: Johann Adolf Hasse (1699-1783) e Heitor Villa-Lobos (1887-1959) (4). Hasse teve os primeiros sintomas da doença aos 32 anos. A crise que lhe que lhe criou o primeiro grande problema veio em 1731, quando se encontrava em Viena com a finalidade de apresentar seu oratório *Daniello*. Esse ataque foi prolongado e o fez permanecer na cidade até julho, quando pretendia deixá-la em junho. Pior foi o que lhe ocorreu em 1771. Trabalhava na sua última ópera, *Ruggiero, Ovvero L'Eroica Gratitudine*, por encomenda da imperatriz Maria Tereza, e só pôde prosseguir em seu trabalho com ajuda da filha para quem ditava os textos. Heitor Villa-Lobos, quando participava em São Paulo, em 1922, da Semana de Arte Moderna, recebeu tremenda vaia, desencadeada, acredita-

-se, pelo fato de ter-se apresentado no palco vestido de maneira grotesca: de casaca, com sapato em um dos pés e chinelo no outro, o que teria sido interpretado pela plateia como uma provocação. Na realidade não o era, o que o fez assim se apresentar foi um ataque de gota (4). Há mais curiosidades sobre esse aspecto. Na família dos Médicis havia inúmeros gotosos. Um dos filhos de Cosimo de Médicis, chamado Piero, conhecido como *Il Gotoso*, teve de deixar o governo de Florença por causa da doença. O casamento de Henrique VII com Elizabeth de York foi adiado em virtude de ter tido ele grave ataque de gota (1).

Hipócrates, em seu dualismo clínico dos reumatismos, distinguia a podagra de inúmeras outras artrites que descreveu minuciosamente, como a artrite migratória curável, a artrite no decurso de infecções, a artrite curável durante a gravidez, a artrite com derrame articular, a artrite com anquilose e afecções da coxofemoral e coluna vertebral que se relacionavam a tubérculos pulmonares. Essas entidades são perfeitamente identificadas na reumatologia atual (5). A primeira curiosidade importante na história da gota refere-se exatamente à podagra. Hipócrates afirmou que "a podagra é a mais violenta de todas as moléstias articulares, a mais longa e a mais tenaz (3)." Podagra é palavra oriunda do grego – *pous, podos* (pé), mais *agra* (ataque) - e significa gota do pé, principalmente do grande dedo. Osiris Costeira esclarece que "na Grécia, podagra era uma espécie de laço com o qual se prendiam os animais pelas patas, evitando que andassem (6)." Essa explicação justifica, portanto, o uso de podagra para designar a gota podálica. Por outro lado, também se afirma que, na mitologia grega, podagra era uma deusa nascida da sedução de Afrodite, diva da beleza, por Dionísio, deus do vinho (1). A designação da doença como gota só apareceu no século XIII, criada pelo dominicano inglês Ralph Bocking (Radulphus) em biografia que escreveu sobre o bispo Richard of Wyche ou Richard of Chichester que se tornou santo. Gota vem do latim *gutta*, que significa um veneno que goteja (1,7).

A história da "gota saturnina", provocada pelo chumbo, também é bastante curiosa. A gota foi pandêmica no Império Romano, com predomínio da forma saturnina, desencadeada por vinhos contaminados através da prática de fervê-los lentamente em recipientes feitos ou revestidos de chumbo com a finalidade de torná-los adocicados. No final do século XIII, na província francesa de Poitou também ocorreu um grande surto de saturnismo (8). Mais curioso ainda foi o que se deu na Inglaterra. No dia 27 de dezembro de 1703, Portugal e Grã-Bretanha assinaram o Tratado de *Methuen* (homenagem ao embaixador John Methuen que o mediou) ou "Tratado de Panos e Vinhos", que vigorou entre 1703 e 1836 (9). Em virtude desse tratado, a Inglaterra deixou de importar vinhos da França e passou a trazê-los, em grandes quantidades, de Portugal, principalmente o vinho do Porto. Ele continha, entretanto, apreciável quantidade de chumbo e foi responsável, nos séculos XVIII e XIX, por uma epidemia de gota na classe média alta e na aristocracia inglesas, consumidoras, além do mais, de muita carne (1).

Até que se descobrisse a causa da gota, muitos anos se passaram. Hipócrates acreditava na existência de quatro humores no organismo: fleugma (fleuma), sangue, bile (amarela e negra) e água. O desequilíbrio entre eles causaria a doença. A gota foi considerada durante muitos anos como resultante de um "humor pacaminoso" (1). Somente em 1854 esse "humor pecaminoso" começou a ser desvendado, quando Alfred Baring Garrod (1819-1909) descreveu um teste simples – o teste do fio, *thread test* (uma fibra vegetal mergulhada em soro de gotosos, após 24 horas fica incrustada de cristais uráticos) – para quantificar o ácido úrico no soro. Em 1859, detectou o ácido úrico, em pequenas quantidades, no sangue de indivíduos normais, e a deposição de urato na cartilagem articular de gotosos. A confirmação dos achados de Garrod só ocorreu na década de 1960, quando McCarty e Hollander mostraram a presença de ácido úrico no líquido sinovial de gotosos (10).

De Sèze e Ryckewaert afirmam que foi em Bizâncio, depois da derrocada do Império Romano, que o tratamento da podagra teve um avanço considerável com a descoberta dos efeitos antigotosos do hermodáctilo (*colchicum variagatum*) (11). Jacques Psychriste, um médico de Constantinopla do tempo do imperador Leon, o Grande (A.D 457-475), foi possivelmente o primeiro a usá-lo (12). É importante saber que no século XIII alguns autores, notadamente Démétrius Pépagomène, já aconselhavam usar o *colchicum variagatum* como profilático dos acessos gotosos (11). Na segunda metade do século XVIII o colchico foi injustamente desacreditado, voltando a ser considerado eficaz no século XIX.

Fármacos visando diminuir os níveis de ácido úrico, inibindo sua formação ou aumentando sua eliminação, só começaram a ser utilizados a partir de 1911, inicialmente com o Atofan, sintetizado na Alemanha em 1887. A seguir apareceram Carinamida, em 1948, Probenecid em 1951, e Alopurinol em 1956 (1).

Uma figura das mais importantes na história da gota foi Thomas Sydenham, mas De Sèze e Ryckewaert chamam atenção para o fato de que houve antecessores que o influenciaram, como o alemão Daniel Sennert (1572-1637) que, em seu tratado *Artritide*, publicado em 1631, já fizera excelente descrição da gota de forma clara, precisa, completa, seguida de conselhos terapêuticos judiciosos, sem esquecer o hermodáctilo (11).

Thomas Sydenham nasceu em Windford-Eagle, na Inglaterra, em 10 de setembro de 1624 e faleceu em Londres em 29 de dezembro de 1689. Era conhecido como o "Hipócrates" inglês. Descreveu várias doenças além da gota: escarlatina, rubéola, pneumonia, gripe, coqueluche, um tipo de coreia que recebeu seu nome, e o reumatismo poli articular agudo, sendo considerado precursor de Bouillaud. Sofreu de gota, acompanhada de litíase renal, desde cedo, o que lhe permitiu fazer uma descrição antológica da crise aguda dessa doença (13). A descrição está em seu "Tratado sobre a Podagra", publicado em 1685 (11). Começa dizendo que ela se inicia, geralmente sem nada que a faça pressentir, exceto certos sintomas digestivos, estando o indivíduo deitado, dormindo, quando, cerca de duas horas antes da meia-noite, se revela através de dor que se localiza, a maioria das vezes, no grande dedo, às vezes no calcanhar, perna ou tornozelo. Continua com vários pormenores, mas o curioso nessa descrição é que se refere, ao finaliza-la, ao famoso e sempre citado 'cantar do galo': "depois tudo se acalma ao cantar do galo." (11)

REFERÊNCIAS

1. QUEIROZ M. Viana de: História da Gota in História da Gota e de gotosos famosos, Viana de Queiroz M, Seda H (Eds), Lidel, Lisboa, 2010.

2. QUEIROZ M. Viana de, SEDA H.: A gota na literatura não médica, in História da Gota e gotosos famosos, Lidel, Lisboa, 2010.

3. SEDA H.: Reumatismo nos romances de Machado de Assis, Boletim da Sociedade de Reumatologia do Rio de Janeiro 35 (126): 4-8, 2007.

4. SEDA H.: Crise de gota em momento particularmente inoportuno em dois grandes compositores. Boletim Sociedade Brasileira de Reumatologia, XXXIV: 3 (18-21), 2010.

5. SEDA H.: A Reumatologia no tempo de Hipócrates, Discórides e Galeno, in História da Reumatologia, Viana de Queiroz M, Seda H (Eds), Lisboa, 2006.

6. COSTEIRA O.: Termos e expressões da Prática Médica, FQM – Divisão Médica, Rio de janeiro, 2001.

7. Richard of Chichester, Wikipédia, enciclopédia livre.

8. NETO J. A. Sousa, COSENZA R.M.: A "gota de chumbo" no vinho. Rev Med MG 3(2): 115-117, 1993.

9. Tratado de Methuen, Sua pesquisa.com

10. SEDA H.: A importância dos Garrod na evolução da Reumatologia, Boletim da Sociedade de Reumatologia do Rio de Janeiro, 44 (161): 4-6, 2016.

11. DE SÈZE S., RYCKEWAERT A.: La Goutte, Expandion Scientific Française, Paris, 1960.

12. GRAHAM W., ROBERTS J.B.: Intravenous colchicines in the management of gouty arthritis. Ann Rheum Dis 12: 16-19, 1953.

13. QUEIROZ M. Viana de: Thomas Sydeham, in História da gota e de gotosos famosos, Viana de Queiroz M, Seda H, Lidel (eds), Lisboa, 2010.

Crônicas dos Boletins

Médicos brasileiros na estatuária dos logradouros da cidade de São Sebastião do Rio de Janeiro

Entre os mais de 1200 monumentos distribuídos por todos os bairros da cidade de São Sebastião do Rio de Janeiro, há somente 12 estátuas ou bustos de médicos, valendo ressaltar que nem todos estão representados por sua condição profissional, mas por outro motivo. Os homenageados, em ordem alfabética, são: Aristides Ferreira Caire, Bartlett George James, Carlos Chagas, Clementino Fraga, Brandt Ernnany, Delfino dos Santos, Ferreira Araujo, Heleno da Costa Brandão, Juscelino Kubitschek (sobre o qual não falaremos), Miguel Couto, Oswaldo Cruz e Pedro Ernesto (1).

Sobre Aristides Ferreira Caire há poucas informações. Nasceu em Itaocara, no Estado do Rio de Janeiro, em 29 de agosto de 1879, filho de Filipe Aristides Caire, proprietário da Fazenda da Conceição, em Jaquarembé, município de Itaocara. Faleceu em 1924. Iniciou seus estudos no Externato Aquino e no Ginásio Nacional. Formou-se pela Faculdade de Medicina do Rio de Janeiro, defendendo tese sobre polinevrites. Era muito querido pelos seus pacientes no bairro do Meier e conhecido como "médico dos pobres". Foi assistente do professor Rocha Faria. Foi eleito deputado federal pelo Distrito Federal em 20 de maio de 1917. Tomou posse em dois de julho, encerrando seu mandato no fim desse mesmo ano (2,3). Seu busto em bronze é de autoria de Tito Bernucci. Foi oferecido à cidade pelo Colégio Aristides Caire (Rua Mossoró, 107, Meier) e inaugurado no dia 7 de dezembro de 1968 no Jardim do Meier (1). O Jardim do Meier está localizado na antiga chácara que pertencia ao médico Arquias Cordeiro, que tem hoje uma rua com seu nome junto ao Jardim (4).

Apesar de no livro Os Monumentos do Rio de Janeiro constar que Bartlett George James era médico, deputado e senador, o fato é que não se formou em medicina, pois abandonou o curso para tornar-se advogado. Foi homenageado, em praça pública, não como médico, mas como político, pois foi eleito deputado federal pelo Distrito Federal (Rio de Janeiro) em 1921, permanecendo no Legislativo Federal até 31 de dezembro de 1923. Casou-se com Nuta Bartlett James, uma importante líder feminista. Um de seus filhos, Victorino James, seguiu-o na política, sendo deputado estadual pelo Rio de Janeiro (5). Seu busto, em bronze, foi inaugurado na Praça Saens Peña, em data desconhecida, e reinaugurado em 1996. O autor da obra foi Ruffo Fanucchi. A Praça Saens Peña foi inaugurada em 1911, em homenagem aos ex-presidentes argentinos Luis e Roque Sáenz Peña. Anteriormente, era o Largo da Fábrica das Chitas, pois ali existia umas das primeiras indústrias do país, que manufaturava tecidos indianos (4,6).

Na Praça da Nicarágua, em Botafogo, que homenageia aquela república da América Central, encontra-se uma estátua em bronze de Carlos Chagas, esculpida por Humberto Cozzo (1900-1981) e inaugurada em 1979, ano do centenário de seu nascimento, por iniciativa do Governo Estadual e do Conselho Federal de Cultura (1).

Carlos Ribeiro Justiniano Chagas, este era o seu nome completo, primeiro dos quatro filhos de José Justiniano Chagas e Mariana Cândida Ribeiro de Castro, nasceu na Fazenda Bom Retiro, a vinte quilômetros de Oliveira, Município de Minas Gerais localizado a 150 km de Belo Horizonte, em 9 de julho de 1879 e faleceu no dia 8 de novembro de 1934, no Rio de Janeiro, vítima de um infarto. Carlos Chagas casou-se com Iris Lobo Chagas em 1904. O casal teve dois filhos, ilustres médicos que honraram a memória do pai: Evandro Chagas (1905-1940) e Carlos Chagas Filho (1910-2000). Carlos Chagas dedicou-se ao estudo de doenças tropicais. Teve grande atuação no combate à malária que atacou trabalhadores durante a construção da represa de Santos, em São Paulo. Além desta, dirigiu várias outras campanhas contra epidemias, inclusive outra de malária na Baixada Fluminense e de "gripe espanhola", em 1918, no Rio de Janeiro. Por indicação de Miguel Couto passou a trabalhar, orientado por Oswaldo Cruz, no atualmente conhecido como Instituto Oswaldo Cruz, do qual foi diretor, nomeado em 1917 pelo Presidente Wenceslau Braz (7).

Muito mais deveria ser dito sobre Carlos Chagas se o espaço permitisse, mas para resumir sua importância basta transcrever o que disse seu filho Carlos Chagas: "Foi protagonista de um caso único na história da medicina: descobriu tudo a respeito de uma só enfermidade. Sabia a anatomia patológica, a epidemiologia, as formas clínicas, os meios de transmissão, a profilaxia e a sintomatologia do mal." Referia-se à "Doença de Chagas", causada pelo *Trypanosoma Cruzi* (*cruzi* em homenagem a Oswaldo Cruz) e transmitida pelo mosquito conhecido como 'barbeiro' (8).

Clementino Fraga tem, com muita justiça, uma estátua confeccionada em bronze, na Praça Santos Dumont, obra de Giulio Starace (1887-1952). Inaugurada, em 1997, na Avenida Vice-Governador Rubens Berardo, foi reinaugurada, em 15 de setembro de 2012, na atual localização (1). A Praça Santos Dumont, naturalmente dedicada ao "Pai da Aviação", teve várias designações anteriores (Largo das Três Vendas, N. S. da Conceição e Ferreira Viana), mas também foi conhecida como "rua do Hotel do Amaral", pois ali estava localizado um hotel de propriedade do Capitão Vitorino do Amaral (4).

Clementino da Rocha Fraga (médico, professor, escritor e político) era baiano, do Recôncavo. Nasceu em Muritiba em 15 de setembro de 1880. Muritiba foi fundada em 8 de agosto de 1919. Anteriormente era uma Vila de Cachoeira, localizada a 120 quilômetros de Salvador. Faleceu no Rio de Janeiro no dia 8 de janeiro de 1971. Seus pais foram Clementino Rocha Fraga e Córdula de Magalhães Fraga. Fez seus cursos primário e secundário em Salvador. Formou-se na Faculdade de Medicina da Bahia em 1903. Logo em seguida, passou a morar no Rio de Janeiro, clinicando em Santa Cruz e Piedade. Fez concurso, em 1906, para Inspetor Sanitário. Foi aprovado em primeiro lugar e passou a trabalhar sob as ordens de Oswaldo Cruz. Em 1910, voltou para a Bahia, fez concurso para professor da Faculdade de Medicina, onde lecionou durante doze anos. Em 1914 enfrentou grave problema ao viajar para o Rio de Janeiro no navio Araguaia, onde havia pacientes com cólera. Passou a dedicar-se à política e, em 1921, foi eleito deputado federal pela Bahia, onde se dedicou aos problemas de saúde e educação. Transferiu-se, em 1925, para a Faculdade de Medicina do Rio de Janeiro, onde lecionou até aposentar-se em 1942. Como diretor do Departamento Nacional de Saúde, dirigiu a campanha para debelar a epidemia de febre amarela que assolava a capital em 1928.

Clementino Fraga teve atuação importante na luta contra a tuberculose. Foi professor emérito da Universidade do Brasil e da Faculdade de Medicina da Bahia, membro honorário das Academias de Medicina de Paris, de Buenos Aires e de Ciências de Lisboa. Pertenceu à Academia Brasileira de Letras, onde foi empossado em 10 de junho de 1939 (9).

Há poucas informações sobre Tomás Delfino dos Santos, nenhuma como médico, apesar de constar no livro de Monumentos do Rio de Janeiro que era médico e político carioca (1). Foi homenageado como político e não como médico. Sabe-se que nasceu no Rio de Janeiro em 24 de setembro de 1860 e faleceu em 9 de junho de 1947, aos 86 anos (10). Como político, foi senador pelo Distrito Federal de 1896 a 1906 e deputado federal de 1894 a 1896 e de 1912 a 1917. Tem um busto em bronze, executado por Ruffo Fanucchi, que foi inaugurado em 24 de setembro de 1951 e reinstalado em 1996, na Praça Saens Peña, à qual já nos referimos. Foi erigido por iniciativa do Movimento Libertador da Terra Carioca.

O Parque Ecológico Chico Mendes ou Parque Natural Municipal Chico Mendes, assim denominado para homenagear o líder seringueiro morto no Acre em 1988, situa-se no Recreio dos Bandeirantes e foi inaugurado em 1989 com o intuito de preservar a Lagoinha das Tachas e cercanias (11). Nesse parque encontra-se o busto, em bronze, de Drault Ernanny de Mello e Silva, de autoria desconhecida, inaugurado em agosto de 2000. Drault Ernanny teve formação médica, mas foi essencialmente um político e homem de negócios. Sobre sua atividade médica, não obtivemos informações, o que demonstra que a homenagem a ele prestada não foi ao médico e sim ao político e homem de negócios. Nasceu em São José dos Cordeiros, município da Paraíba, no dia 5 de julho de 1905 e faleceu no Rio de Janeiro em 20 de março de 2002. Foi empreendedor muito ativo e de grandes realizações, bastando citar que fundou o Banco do Distrito Federal e a Refinaria de Manguinhos, no Rio de Janeiro. Na política, ocupou a suplência do senador Francisco de Assis Chateaubriand e tornou-se deputado federal pela Paraíba em 1954 e 1958. Em 1958, publicou o livro "Meninos, eu vi... e agora posso contar". A família Ernanny morava na chamada "Casa das Pedras", no Alto da Boa Vista, famosa por suas reuniões e seus frequentadores (12).

Outro médico por formação que tem seu busto em bronze executado pelo grande Rodolfo Bernardelli (1852-1931) entre os monumentos do Rio de Janeiro, não pela condição de médico, mas por ter sido um importante jornalista é Ferreira de Araújo, cujo nome completo é José Ferreira de Souza Araújo. Há, também, poucas informações sobre ele; como médico nenhuma. Sua atividade mais importante foi no jornal Gazeta de Notícias que fundou, com Manuel Carneiro e Elísio Mendes, em 2 de agosto de 1875 e no qual colaborou com importantes artigos sobre variados temas. Também foi redator dos jornais críticos "Mosquito" e "Guarany" (1,13). Seu busto encontra-se no Passeio Público. O Passeio Público do Rio de Janeiro, inspirado em modelos portugueses, foi obra de Valentim da Fonseca e Silva ("Mestre Valentim") (c. 1745-1813) que projetou o parque em estilo francês. O local escolhido foi a Lagoa do Boqueirão da Ajuda (Lapa atual) que, à época (1760), era muito suja e foco de doenças. O local foi aterrado com material oriundo do desmonte do morro das Mangueiras que ligava o Morro de Santa Teresa ao Largo da Lapa. Mestre Valentim decorou o parque, inaugurado em 1783, com várias obras de sua autoria, como o "Chafariz do Menino", até hoje preservado (4,14).

O Dr. Heleno da Costa Brandão, médico muito querido em seu bairro, tem um busto em bronze, de autoria de Honório Peçanha (1907-1992), inaugurado em 19 de agosto de 1948, na Praça Tobias Barreto (1). A Praça Tobias Barreto está localizada em Vila Isabel e é uma homenagem ao grande filósofo, escritor e jurista brasileiro que nasceu na Vila de Campos do Rio Real, hoje Tobias Barreto, em Sergipe, em 7 de junho de 1839 e faleceu em Recife no dia 26 de junho de 1889. Há muito poucas informações disponíveis sobre Heleno da Costa Brandão, mas um fato relacionado a Noel Rosa é muito conhecido. O Dr. José Rodrigues Graça Melo estava enfrentando grandes problemas durante o parto do grande compositor popular e pediu opinião ao Dr. Heleno Costa Brandão, que sugeriu o uso de fórceps. Durante o procedimento, sua mandíbula foi fraturada, fato que lhe trouxe grandes problemas durante a vida.

Uma bela estátua de Miguel Couto, executada em bronze e apoiada em pedestal de granito, obra do escultor Heitor Usai (1899-1927), encontra-se localizada na Praça N. S. Auxiliadora, que fica próxima ao hospital que tem seu nome, no Leblon. Foi inaugurada em 3 de setembro de 1944, no Jardim da Praia do Flamengo / Botafogo, em frente à Rua Marquês de Abrantes, onde se encontra a casa onde Miguel Couto viveu por muitos anos (atualmente é o Colégio Bennet). É fruto de subscrição popular e de discípulos e amigos (1). Foi transferida de local, na década de 1960, em virtude da construção de um viaduto. A devoção a N. S. Auxiliadora remonta 1571, depois da vitória de uma armada cristã que afastou o perigo maometano da Europa.

Miguel de Oliveira Couto nasceu no Rio de Janeiro em 1 de maio de 1865 e faleceu nessa mesma cidade em 6 de junho de 1934. Foi um clínico excepcional, professor e político. Teve como pais Francisco de Oliveira Couto e Maria Rosa do Espírito Santo. Do seu casamento com Maria Barroso Jales Couto, nasceram dois filhos, Miguel Couto Filho (médico) e Elza Couto Bastos Netto. Formou-se, em 1883, pela antiga Academia Imperial de Medicina, doutorando-se em 1885. Foi catedrático da Faculdade de Medicina do Rio de Janeiro. Em 1886 foi eleito membro titular da Academia Nacional de Medicina e, em 1914, seu presidente. Manteve-se nessa presidência até seu falecimento. Além da Academia Nacional de Medicina foi membro da Academia Brasileira de Letras, onde ingressou em 1916. Publicou muito, inclusive o importante "Lições de Clínica Médica." Quanto à política, foi deputado na Assembleia Nacional Constituinte de 1934.

Nada mais justo do que Oswaldo Cruz ser homenageado duas vezes, com estátua e busto. A estátua, do escultor Humberto Cozzo (1900-1981), inaugurada em 1972, encontra-se na Praça Nicarágua, junto a de Carlos Chagas; o busto, de autoria de Edgar Duvivier (1955), segundo o livro Os Monumentos do Rio de Janeiro (1), encontra-se na Rua João Ribeiro, mas de acordo com o Diário Oficial do Município do Rio de Janeiro, foi instalado, em 2 de julho de 2012, na Av. João Vicente, Bento Ribeiro, em frente à estação ferroviária Oswaldo Cruz (16).

Oswaldo Gonçalves Cruz era filho do médico Bento Gonçalves Cruz e de Amália Taborda de Bulhões. Nasceu em São Paulo, na cidade de São Luiz do Paraitinga, no dia 5 de agosto de 1872. Seus pais eram cariocas, por isso foi criado na Gávea, bairro da zona sul do Rio de Janeiro. Ingressou na Faculdade de Medicina do Rio de Janeiro em 1887, aos 15 anos de idade, formando-se em 1892. Casou-se com Emília da Fonseca, com quem teve seis filhos. Estagiou no famoso Instituto Pasteur de Paris, onde ingressou em 1896, pois seu interesse principal era a bacteriologia. Quando voltou para o Brasil, foi designado para investigar casos suspeitos de peste bubônica em Santos, confirmando o fato. No Brasil não havia soro para o tratamento da doença. Por isso foram criados, no Rio de Janeiro e em São Paulo, institutos com a finalidade de produzi-lo. Oswaldo Cruz foi indicado para assumir, em 1902, a direção do Instituto Soroterápico Federal no Rio de Janeiro (atual Instituto Oswaldo Cruz), onde permaneceu como diretor durante 14 anos, deixando o cargo por motivos de saúde em 1916. No Rio de Janeiro havia epidemias de varíola e febre amarela. Para combatê-las, Oswaldo Cruz foi nomeado Diretor Geral de Saúde Pública. Criou mecanismos de combate às epidemias, como a vacinação obrigatória, que lhe criaram grandes problemas, inclusive a "Revolta da Vacina", e críticas impiedosas de cronistas e cartunistas, mas manteve-se firme e venceu as epidemias, sendo posteriormente consagrado e a vacinação reconhecida como indispensável. Faleceu em Petrópolis, no dia 11 de fevereiro de 1917, cidade onde foi o primeiro prefeito. Vale lembrar que recebeu, entre muitos outros títulos, o de membro da Academia Brasileira de Letras, onde foi recebido em 1913 (17,18).

Pedro Ernesto Rego Batista tem seu busto em bronze, executado por Benevenuto Berna, no Boulevard 28 de Setembro, em Vila Isabel. Foi inaugurado entre 1952 e 1954, por iniciativa da Sociedade Beneficente dos Engenheiros Municipais (1). O Boulevard 28 de Setembro, aberto em 1872, onde se localiza o Hospital Universitário Pedro Ernesto, tem história. Foi concebido pelo Barão de Drummond em homenagem à data em que foi assinada a Lei do Ventre Livre pela Regente Princesa Isabel e pelo Visconde do Rio Branco: 28 de setembro de 1871. Antes, o local abrigava a Rua dos Macacos (19).

Pedro Ernesto, como é conhecido, nasceu em Recife, no dia 25 de setembro de 1884, e faleceu no dia 10 de agosto de 1942. Iniciou seus estudos médicos na Bahia e concluiu-os no Rio de Janeiro, em 1908. Adquiriu grande nome como cirurgião no Rio de Janeiro, cidade onde se fixou. A partir de 1922, participou de movimentos políticos contra o governo federal. Atuou, então, mais como político que como médico. No primeiro governo de Getúlio Vargas, foi nomeado diretor da Assistência Hospitalar do Distrito Federal. Tornou-se médico particular do presidente e de sua família. Em setembro de 1931, foi nomeado por Vargas interventor no Distrito Federal. Em 1931, participou da fundação do Partido Autonomista do Distrito Federal, que lutava pela autonomia do Rio de Janeiro. Esse partido o nomeou Prefeito do Rio de Janeiro. Ocupou o cargo entre 30 de setembro de 1931 e 2 de outubro de 1934 e entre 7 de abril de 1935 e 4 de abril de 1936. Nesse cargo, deu especial atenção à saúde e educação. Ajudou muito as Escolas de Samba, tanto que foi homenageado pela Unidos de Cosmos em 2009. Foi preso como comunista (20,21). O resumo de sua vida mostra que entrou para a história mais como político que como médico.

Do exposto, conclui-se que dos doze médicos incluídos nos monumentos do Rio de Janeiro, somente seis o foram realmente pela condição profissional: Aristides Caire, Carlos Chagas, Clementino Fraga, Heleno da Costa Brandão, Miguel Couto e Oswaldo Cruz.

REFERÊNCIAS

1. DIAS V, Prefeitura do Rio de Janeiro: Os Monumentos do Rio de Janeiro, Nau das Letras, Rio de Janeiro, 2015.
2. SILVA I; Fonte: Abranches J: Governos (v. 1) Câm Dep, Deputados brasileiros.
3. Edição do jornal Correio da Manhã de 8 de dezembro de 1968.
4. Gerson B: História das Ruas do Rio de Janeiro, Bem-Te-Vi, Rio de Janeiro, 6ª Ed, 2015.
5. Bartlet James, Wikipédia, a enciclopédia livre.
6. Praça Sáenz Peña, Wikipédia, a enciclopédia livre.
7. Carlos Chagas, Wikipédia, a enciclopédia livre.
8. SALEME R: Biografia do sanitarista brasileiro – InfoEscola.
9. Clementino Fraga: Academia Brasileira de Letras.
10. Tomás Delfino dos Santos: Wikipédia, a enciclopédia livre.
11. Parque Ecológico Chico Mendes: Wikipédia, a enciclopédia livre.
12. Drault Ernanny de Mello e Silva, Wikipédia, a enciclopédia livre.
13. Gazeta de Notícias, Wikipédia, a enciclopédia livre.
14. Passeio Público (Rio de Janeiro), Wikipédia, a enciclopédia livre.
15. Miguel Couto, Wikipédia, a enciclopédia livre.
16. Brasiletur.com
17. http://www.infoescola.com/biografias/oswaldo-cruz/
18. Osvaldo Cruz, Wikipédia, a enciclopédia livre.
19. Boulevard 28 de setembro, Wikipédia, a enciclopédia livre.
20. Pedro Ernest (político), Wikipédia, a enciclopédia livre.
21. Pedro Ernesto, biografia no CPDOC.

Hilton Seda

Alguns pensamentos não reumatológicos (supostamente do autor)

Meu primeiro pensamento é:

Quem muito lê pode se trair, supondo suas
as sentenças de outrem.

***

Esta frase justifica o subtítulo acima, pois parece que o grande poeta gaúcho Mário Quintana já escreveu coisa igual ou parecida.

René Descartes, o famoso filósofo, físico e matemático francês, que nasceu no dia 31 de março de 1596 em La Haye on Touraine e morreu em 11 de fevereiro de 1650 em Estocolmo, foi o autor da famosa frase *Cogito ergo sum*, que significa *Penso logo existo*. Mas eu diria para iniciar meus pensamentos:

***

Eu penso e existo. Uma pedra não pensa, mas existe.
Pensar não é fundamental para existir, mas é indispensável para viver.

***

E continuo:

O computador não pensa, mas envolve.
Só resta uma esperança: inventar novas palavras.

***

Médico mineiro não suspeita de diagnóstico: desconfia.

***

Por coerência não se deve escrever corretamente a palavra engano.

Crônicas dos Boletins

***

Um erro persistente é melhor que um eventual, pois, pelo menos, é constante e coerente.

***

Se eu tivesse dúvidas não duvidaria;
mas como não tenho dúvidas, duvido.

***

Pior é o ignorante convicto. Não o convicto de sua ignorância, mas o convicto da sua convicção.

***

Tinha tudo de cadáver, só faltava assumir.

***

O ateu é um crente como outro qualquer:
acredita que Deus não existe.

***

O intelectual que conversa com um ignorante
aprende mais que nas enciclopédias.

***

Para se proteger, tomava café com a mão esquerda, mas o único tuberculoso que frequentava o bar era canhoto.

***

Os angustiados andam em busca de incoerências e contradições lógicas.

***

A verdade muitas vezes só é compreendida usando-se um espelho para inverter a aparente realidade.

***

Hilton Seda

***

Às vezes, os conhecimentos do
passado voltam como novidades do futuro.

***

Quem reconhece nada saber, torna-se um sábio.

***

A cabeça do velho funciona como um computador de antiga geração.

***

À medida que se envelhece a urgência aumenta: é preciso fazer rápido,
antes que não dê tempo.

***

É melhor dar que receber: quem doa credita, quem recebe debita.

***

O importante não é o que se fez e sim o que se está fazendo.

***

É preciso aprender o bom, mesmo dentro do mal.

***

Certeza absoluta só a tive quando recém-formado.

***

Ao contrário do que se diz, a vida não é uma luta, a luta é que é a vida.

***

Sou herói, simplesmente por ter nascido.

***

Há pessoas que nunca erram, somente
enganam-se: enganam a si mesmas.

Crônicas dos Boletins

***

O burocrata só se sentirá realizado no dia em que for obrigatório que o defunto ponha "ciente" no atestado de óbito.

***

Para me tornar um sábio, deveria esquecer tudo o
que sei e aprender tudo o que não sei.

***

Gostaria de saber não o que sei, mas sim o que não sei.

***

Duas mudanças: na adolescência, mudança para cima;
na velhice, mudança para baixo.

***

Se não houver outra vida, será uma grande injustiça
com os homens de bem.

***

É melhor ter a vida vivida que correr em busca do tempo perdido.

***

Luta-se para obter, mas a posse é perda.

***

Só os poetas amam a poesia, mesmo que não façam versos.

***

Os comunistas são surrealistas.
Alguns surrealistas são comunistas.

***

Alcançada a liberdade, dela sentimos os grilhões:
faltam-nos os caminhos a caminhar.

Hilton Seda

***

O importante não é escrever muito sem nada dizer e sim
escrever pouco dizendo muito.

***

Vence-se mais na vida dando-se pequenos passos
que tentando grandes saltos.

***

Eu tenho de gostar das coisas antigas.
Do contrário, como poderia gostar de mim?

***

A sensação do erro nos faz sentir mais humanos.

***

Às vezes não sei se as pessoas mudaram ou se me habituei com elas.

***

Saber uma língua é interessante,
porém mais importante é saber em que usa-la.

***

Crônicas dos Boletins

Dois santos reumáticos

Dois santos muito venerados sofreram de reumatismo: **Santo Afonso de Ligório** e **Santa Catarina Labouré**. No Rio de Janeiro, ambos têm um templo: a Igreja de Santo Afonso, no número 275 da Rua Barão de Mesquita, e o Santuário da Medalha Milagrosa, no número 333 da Rua Dr. Satamine, no bairro da Tijuca.

Alphonsus Maria de Liguori, seu nome abreviado de batismo, nasceu na Itália, no dia 27 de setembro de 1696, em Marianella, na época um pequeno povoado do Reino de Nápoles. Foi o primogênito de um total de sete filhos do casal Dom Giuseppe de Ligório e Dona Ana Cavalieri que pertencia à nobreza. Dom Giuseppe era almirante das galeras do rei de Nápoles, Dona Ana uma perfeita "dona de casa". Tinham temperamentos muito diferentes, mas se compreendiam perfeitamente. Eram verdadeiramente cristãos. Apesar de sua crença, Dom Giuseppe ficou muito pensativo e até triste com as palavras do Padre Francisco Jerônimo, grande amigo da família que, ao visitá-los por ocasião do batismo do menino, disse: "Esta criança não morrerá antes de completar 90 anos. Será bispo e fará grandes coisas por Jesus Cristo." Sua tristeza veio do fato de ter planejado para o filho um futuro brilhante como almirante das galeras reais ou advogado de renome para elevar bem alto o nome dos Ligórios. A profecia se realizou mais que o esperado: o menino Afonso morreu no dia 1 de agosto de 1787 em Pagani, Reino de Nápoles, com mais de 90 anos e tornou-se santo (1,2).

Afonso Maria de Ligório começou a estudar cedo, em casa. Teve ótimos professores contratados por seu pai e revelou, desde logo, memória e inteligência fora do comum. Em 1708, Giuseppe matriculou-o na Escola de Direito de Nápoles. Formou-se aos 16 anos e defendeu sua tese, mas a lei não permitia que exercesse a profissão antes dos 20 anos. A solução veio quando o rei de Nápoles fez um decreto que lhe permitiu advogar. Tornou-

-se um profissional brilhante e famoso, como seu pai sonhava, mas ela não se adaptou, tanto que em carta a um amigo disse: "Amigo, nossa profissão é muito cheia de dificuldades e perigos; levamos uma vida infeliz e corremos o risco de morrermos infelizes. No meu caso, vou largar esta carreira, que não me serve, pois desejo assegurar a salvação de minha alma." Largou-a, realmente, aos 26 anos, ao perder seu primeiro caso, após anos de permanentes vitórias (2,3).

Afonso inicialmente não gostava de festas, não queria frequenta-las, mas aos poucos foi mudando e passou a comparecer a todas e experimentar o prazer das farras. Seu pai estava diferente, com ambições desmedidas, já não respeitava sua mãe que sofria muito. Nessa época começa a sentir imenso vazio dentro de si. Foi quando surgiu um jovem advogado de profunda vivência cristã que o convidou a fazer um retiro espiritual. Comovido, aceitou o convite. Estava com 26 anos. Esse retiro serviu para que recobrasse seu antigo fervor e voltasse a uma vida de oração e participação nos sacramentos. Um desentendimento com seu pai custou-lhe uma forte bofetada no rosto. Humildemente, pediu perdão. Giuseppe, ambicioso e prepotente, volta a planejar seu casamento de modo a conseguir vantagens na sociedade, mas Afonso rompe com a namorada de modo brusco. Depois que perdeu uma importante causa e desistiu da advocacia, tornou-se um novo homem. Seu antigo fervor volta, passa longas horas diante do sacrário, procura os pobres e desamparados, dando-lhes atenção. Certa vez, estando no Hospital dos Incuráveis cuidando dos doentes, sente-se como se estivesse envolvido por uma forte luz e tem a sensação de estar ouvindo uma voz que lhe diz: "Afonso, abandona o mundo... Entrega-te a mim..." Após um estremecimento responde: "Senhor, já resisti demais. Eis-me aqui... Fazei de mim o que quereis." (2)

A decisão de Afonso é violentamente discutida com seu pai que está decepcionado vendo ruir seus planos, mas acaba por ceder diante do argumento do filho: "Deus me chama... Não posso resistir-lhe..." (2)No dia 27 de outubro de 1723, Afonso torna-se clérigo. Em 6 de abril de 1726, recebe a ordem diaconal. Preocupado em ajudar os pecadores, exagera nas penitências e cai gravemente enfermo. Um fato extraordinário acontece: Afonso pega a imagem de Nossa Senhora das Mercês, fita-a prolongadamente e, de repente, ergue-se e levanta-se da cama, curado. Em 21 de dezembro de 1726, torna-se padre, aos 30 anos de idade (2).

Santo Afonso fundou a "Congregação do Santíssimo Redentor" (redentoristas), dedicada ao trabalho com os pobres. Em 1762 foi nomeado bispo de Santa Ágata de Godos. Foi beatificado em 15 de setembro de 1816, pelo Papa Pio VII, e canonizado em 26 de maio de 1839 pelo Papa Gregório XVI. Em 1871, Pio IX proclamou-o Doutor da Igreja (3).

Afonso Maria de Ligório teve várias atividades paralelas ao lado da religiosa: foi escritor de cerca de 200 obras e publicou em vida nove edições de sua "Teologia Moral"; foi artista plástico, tendo pintado um Cristo, até hoje admirado; foi compositor sacro, sendo sua obra mais conhecida o hino para o Natal intitulado *Quanno Nascetti Ninno*. (2,3)Santo Afonso é tido como padroeiro dos moralistas, confessores e sofredores de artrite. É protetor ou patrono dos artríticos porque sofria de uma artrite degenerativa deformante, dizem os textos. Analisar este diagnóstico não é fácil, pois ele nasceu no final do século XVII e viveu por quase todo o século XVIII, época de uma nomenclatura ainda confusa. Jean-Martin Charcot (1825-1893), no século XIX, foi dos primeiros a separar gota, febre reumática, artrite reumatoide e osteoartrite. A artrite reumatoide só veio, entretanto, a ser batizada e individualizada em 1859, por Alfred Baring Garrod (1819-1907). A perfeita diferenciação entre artrite reumatoide e osteoartrite só ocorreu em 1909, quando Nichols e Richardson fizeram um estudo clínico e patológico da *arthritis deformans* (Rudolf Virchow, 1869), que incorporava tanto a artrite reumatoide (AR) como a osteoartrite (OA) (4). Assim sendo, a "artrite degenerativa", da qual sofria o Santo, poderia ser qualquer uma das duas. Há poucas informações sobre sua saúde. Consta que em sua velhice estava "atacado de paralisia, deformado horrivelmente, o pescoço encurvado para frente." (2)

Com a finalidade de buscar elementos que ajudassem em um diagnóstico retrospectivo mais preciso da doença de Santo Afonso, resolvemos analisar seus retratos feitos por pintores da época. Um, quando ele tinha 30 anos, mostra uma figura ereta e com as mãos não revelando qualquer alteração sugestiva de artrite reumatoide. Em retratos de sua velhice vê-se acentuada cifose, obesidade e alterações nas interfalangianas proximais das mãos compatíveis com nódulos de Bouchard, ainda que não seja possível identificar nódulos de Heberden, o que seria raro. É provável que ele não tenha tido "paralisia" como está nos textos, mas uma grande incapacidade funcional determinada por osteoartrite / osteoartrose generalizada, comprometendo coluna, joelhos, coxofemorais e mãos. A hipótese de espondilite anquilosante também poderia ser cogitada, pelo fato de Santo Afonso estar "deformado horrivelmente, o pescoço encurvado para a frente...", mas é menos provável quando são observados seus retratos da época jovem.

Catarina Labouré nasceu em *Fain-lès-Moutiers*, uma pequena comuna francesa localizada na região administrativa da Borgonha, no departamento *Côte-d'Or*, no dia 2 de maio de 1806. Seu pai chamava-se Pierre Labouré, sua mãe Madeleine Gontard. O casal teve dez filhos. Sua mãe faleceu aos 46 anos de idade. Catarina, que estava com nove, passou a auxiliar na criação dos irmãos depois de ter passado dois anos, juntamente com sua irmã Tonine na casa de uma tia, irmã de seu pai, com muita saudade de seu lar. Catarina era carinhosamente chamada, pelo pai e irmãos, de Zoé (5).

A família Labouré vivia com simplicidade e sem luxos, em fazenda própria. Os filhos ajudavam o pai nas tarefas do campo, as filhas colaboravam no desempenho dos afazeres domésticos. Esta rotina, aparentemente tão banal, influenciou de forma positiva a formação do caráter de Catarina e seus irmãos (5).

Catarina teve uma infância feliz com seus irmãos. Seus pais eram fieis à oração, iam à missa e punham em prática os ensinamentos do Evangelho. Essa sua experiência da infância nunca foi esquecida, tanto que, já no final da vida, fez uma oração de agradecimento em que dizia: "Senhor, vós me destes uma infância feliz. Poucas almas haverá que possam ter mais puras lembranças da meninice." (5)   A primeira manifestação da religiosidade de Catarina aconteceu quando sua mãe faleceu: abraçou a imagem da Virgem Maria que se encontrava sobre a lareira e disse: "Agora serás minha mãe!" (5)

Catarina, seguindo o exemplo de seus pais, sempre encontrava no meio de suas intensas tarefas tempo para rezar, meditar e ler livros que alimentassem sua crença. Tinha o hábito de rezar de joelhos prolongada e diariamente. Tonine julgava que Catarina tinha comportamento exagerado em sua fé, inclusive com jejuns no fim de semana, e que isto poderia prejudicar sua saúde. A irmã reclamava dos seus excessos, mas ela, em vez de atendê-la, se aborrecia. O pai foi alertado por ela, mas não se preocupou, limitando-se a recomendar a Zoé que fosse menos austera no exercício de sua piedade (5).

Certo dia Catarina teve um sonho em que um sacerdote lhe dizia: "Minha filha, tu agora me foges... mas um dia serás feliz em vir até mim. Deus tem desígnios sobre ti." Ficou, de certo modo, abalada sem saber quem era aquele padre e qual era o significado daquela mensagem. Mais tarde, soube que no sonho ouvira São Vicente de Paulo (5,6).

Catarina recebeu várias propostas de casamento. Não as aceitou, pois queria ser uma religiosa. Para tal, entretanto, era indispensável que não fosse analfabeta. Com autorização de seu pai e a promessa feita por Tonine de dirigir a casa, foi morar em um internato mantido por uma prima em Châtillon. Quando nessa cidade, visitou a casa da Companhia das Filhas da Caridade onde, no parlatório, viu o retrato de São Vicente, o sacerdote de seu sonho, que fundara aquela Ordem. Decidiu que era ali que deveria ingressar (5). E realmente ingressou, no dia 21 de abril de 1830, não sem alguma resistência de seu pai que argumentava já ter cedido sua filha mais velha – Maria Luiza – a Deus.

Catarina tinha um intenso desejo de ver a "Mãe do Céu". Certa noite, teve seu sono interrompido por uma voz infantil que lhe dizia: "Venha à capela que a Santa Virgem a espera." Na capela, o menino disse-lhe que aguardasse a Virgem à direita do altar. Em seguida apareceu uma bela senhora e ele afirmou: "Eis a Santíssima Virgem." A noviça se atirou aos pés da "Mãe de Deus". Ouviu dela em seguida que tinha grande ternura por aquela comunidade religiosa, mas revelou sua decepção com o relaxamento espiritual de algumas irmãs e pediu que fosse ao Padre Aladel, diretor espiritual da comunidade, revelar sua decepção. Além disso, falou das desgraças que viriam em breve e profetizou acontecimentos que se realizariam 40 anos mais tarde. Em seguida lhe disse, mostrando-lhe uma medalha: "Fazei cunhar uma medalha conforme este modelo. Todos os que a usarem, trazendo-a ao pescoço, receberão grandes graças. Estas serão abundantes para aqueles que a usarem com confiança." (5)

Em janeiro de 1831, Catarina terminou seu noviciado e foi transferida para o Asilo de *Reuilly*. O padre Aladel considerava suas visões com descrença, mas Catarina insistia: "Nossa Senhora está descontente... é preciso cunhar a medalha." Pela insistência, Padre Aladel acabou por narrar o ocorrido ao arcebispo de Paris, que não colocou obstáculos à confecção da medalha (a "Medalha Milagrosa") (5).

Em 1876, quando tinha 70 anos, Catarina, pressentindo sua morte resolveu, depois de consular Nossa Senhora, contar à madre superiora suas visões. A madre superiora ouviu maravilhada a narração (5).

Santa Catarina faleceu no dia 31 de dezembro de 1876, sussurrando: "Vou ver Nosso Senhor, a Santa Virgem e São Vicente." Seu corpo foi exumado em 1933, mas estava intacto, incorrupto. Foi beatificada em 1933, pelo Papa Pio XI, e canonizada em 27 de julho de 1947, pelo Papa Pio XII. O corpo da Santa está exposto à veneração, em caixão de vidro, na capela de sua Ordem, na *Rue de Bac*, 140, em Paris (5,6).

Conforme já assinalado, Santa Catarina rezava intensamente e por longos períodos de joelhos. Por isso, diz-se que ela "desenvolveu uma artrite aguda de joelhos, que lhe trouxe muitas dores *durante toda a vida*", sem outras informações (5). Costuma-se falar do "joelho das religiosas" de uma forma genérica ou mais específica. Na complexa anatomia do joelho, além dos músculos, ossos, tendões, ligamentos, membrana sinovial, existem diversas bolsas ("bursas"): suprapatelar, pré-patelar subcutânea, infra patelar subcutânea, infra patelar (subtendinosa) profunda e do músculo gastrocnemius (7). O "joelho das religiosas" na maioria das vezes se refere a uma inflamação da bolsa pré-patelar, mas a designação pode ser usada de modo mais amplo. A informação pouco esclarecedora da doença de Santa Catarina fala de uma "artrite aguda" que lhe trouxe muitas dores "durante toda vida." O aspecto inflamatório citado (artrite) lembra a possibilidade de uma bursite pré-patelar, ainda que outras bolsas (supra patelar, infra patelar) pudessem estar comprometidas. Mas também é afirmado que teve dores "durante toda vida". Ela viveu até os 70 anos, sempre traumatizando a articulação, daí a possibilidade que, com o decorrer do tempo, tenha desenvolvido também osteoartrite dos joelhos.

O reumatismo não poupa nem os santos, mas é possível que o sofrimento que causa contribua para a sua canonização.

REFERÊNCIAS

1. BASACCHI M: Santo Afonso de Ligório – Novena e biografia, Paulinas, São Paulo 2006.

2. COSTA F: Vida de Santo Afonso Maria de Ligório, Editora Santuário, Aparecida, SP, 1987.

3. Afonso de Ligório, Wikipédia, a enciclopédia livre.

4. SEDA H: Aspectos históricos da osteoartrite/osteoartrose, in História da Reumatologia, Viana de Queiroz M, Seda H (eds), Lidel, Lisboa, 2006.

5. VARELA VS: Catarina Labouré, A santa do silêncio, ARNSG, São Paulo, 2009.

6. Catarina Labouré, Wikipédia, a enciclopédia livre.

7. NETTER FH: Atlas of Human Anatomy, Ciba-Geigy Limited, Basle, 1989.

Hilton Seda

Dez cartas de amor

Este artigo não diz respeito propriamente à história da medicina, mas contém aspectos a ela relacionados.

Relendo o conto Cartas a Hermengardo, de Clarice Lispector, no livro Todos os Contos organizado por Benjamin Moser, primeiro publicado nos Estados Unidos, onde foi muito elogiado, e depois no Brasil, lembrei-me das famosas cartas de Sóror Mariana Alcoforado, consideradas como das mais importantes do gênero epistolar na literatura de língua portuguesa, apesar de originalmente terem sido escritas em francês.

Clarice Lispector nasceu em Chechelnyk, na Ucrânia, no dia 10 de dezembro de 1920. Sua mãe chamava-se Mania 'Marieta' Lispector, seu pai Pinkhas 'Pedro' Lispector. Tinha duas irmãs. Em virtude da perseguição aos judeus, a família teve de fugir de sua terra e, após muitas dificuldades e tropeços, conseguiu chegar ao Brasil, em 1922. Inicialmente ficaram em Maceió, mas após curto período na capital de Alagoas foram para Recife, onde Clarice fez seus estudos básicos no Ginásio Pernambuco, o melhor da cidade. Quando tinha oito anos, sua mãe faleceu. Aos catorze, com seu pai e as duas irmãs, passou a morar no Rio de Janeiro, onde seu pai faleceu em 1940. Formou-se em advocacia pela Faculdade de Direito da Universidade Federal do Rio de Janeiro. Casou-se com o diplomata Maury Gurgel Valente. O casal teve dois filhos, Paulo e Pedro. Divorciou-se pelo fato de ter de fazer muitas viagens acompanhando o marido e com isso não poder dar a assistência que desejava a um dos filhos, que era esquizofrênico. Faleceu no Rio de Janeiro no dia 9 de dezembro de 1977, na véspera de completar 57 anos, sendo a causa câncer de ovário (1).

Clarice Lispector, além de escritora, foi jornalista e tradutora. Publicou artigos em jornais, fez novelas, cinco livros infantis, oito romances e oitenta e cinco contos, se incluídos os dez escritos na juventude, quando estudante de Direito e antes de sua estreia com o imediatamente consagrado romance "Perto do Coração Selvagem", em 1943. Cartas a Hermengardo é obra da juventude, conto escrito por volta de 1941. Fez parte do grupo modernista (2). A crítica literária considera, em geral, que Clarice contista supera a romancista.

Mariana Mendes da Costa Alcoforado ou Mariana Vaz Alcoforado era portuguesa. Nasceu em Santa Maria da Feira, Conselho de Beja, em 22 de abril de 1640 e faleceu, também em Beja, no dia 28 de julho de 1723. Era filha de Francisco da Cunha Alcoforado, cavaleiro da Ordem de Cristo, e Leonor Mendes. Como era comum na época, por testamento materno foi nomeada monja do convento de Nossa Senhora da Conceição em Beja, apesar de não ter nenhuma inclinação religiosa. Suas cartas originaram-se dos amores com o Marquês Noel Bouton de Chamilly, Conde de Saint-Léger e oficial francês que lutou, em solo português, durante a Guerra da Restauração, confronto que se travou entre os reinos de Portugal e Espanha, de 1640 a 1668, visando o reconhecimento da independência de Portugal. Sóror Mariana viu o Marquês de Chamilly pela primeira vez do terraço do convento, de onde assistia às manobras do exército. O escândalo tornou-se público e Chamilly, temendo a poderosa família dos Alcoforados, deixou Portugal alegando doença em um irmão. Prometeu mandar buscá-la, mas a espera foi inútil. Há quem duvide da autenticidade das cartas; não teriam sido escritas por uma mulher (3).

Sóror Mariana Alcoforado e Clarice Lispector escreveram, ambas, cinco cartas, mas totalmente diferentes e até opostas. As de Sóror são mais longas, autênticas e resultado de um amor real; as de Clarice, ficcionais e jamais enviadas ao amante, sendo a expressão de um amor platônico, assinadas por Idalina (3,4). As cartas de Sóror Mariana são tão sinceras que transferem para quem as lê suas angústias.

O tipo de amor de Idalina aparece em sua primeira carta, quando troca o nome do amado José por Hermengardo, por preferi-lo, e diz: "De minha janela enxerguei-te debruçado à tua. Não me olhaste e parece mesmo que não me conheces ainda. Levaste à boca o finzinho do cigarro, depois amassaste-o com cuidado, jogaste-o fora... e pronto. Só isso. Mas eu compreendi a mensagem."A primeira carta de Sóror Mariana Alcoforado inicia-se com a demonstração de toda sua angústia: "Considera, meu amor, a que ponto chegou a tua imprevidência. Desgraçado! Foste enganado e enganaste-me com falsas esperanças. Uma paixão de que esperaste tanto prazer não é agora mais que desespero mortal, só comparável à crueldade da ausência que o causa. Há de então este afastamento, para o qual a minha dor, por mais sutil que seja, não encontrou nome bastante lamentável, privar-me para sempre de me debruçar nuns olhos onde já vi tanto amor, que despertavam em mim emoções que me enchiam de alegria, que bastavam para meu contentamento e valiam, enfim, tudo quanto há? Ai!, os meus estão privados da única luz que os iluminava, só lágrimas lhe restam e chorar é o único uso que faço deles, desde que soube que te havias decidido a um afastamento tão insuportável que me matará em pouco tempo."

Idalina, ainda na primeira carta, mostra-se feliz com o amor que nutre por Hermengardo: "Imagina só que eu hoje me senti tão feliz que me pus a andar pelo quarto até sentir as pernas cansadas e a cabeça tonta. Imagina só que estava chovendo e eu me lembrei de ti." (...) "E é por isto, meu rei, que eu beijo teus cabelos e tuas mãos. E sinto-me tão agradecida e feliz que é mesmo possível que eu te mande um dia todas as cartas que te escrevi." Sóror Mariana só revela seu desespero: "Desde que partiste nunca mais tive saúde, e todo meu prazer consiste em repetir o teu nome mil vezes por dia". (...) "Sei bem qual é o remédio para o meu mal, e depressa me livraria dele se deixasse de te amar. Ai, mas que remédio... Não; prefiro sofrer ainda mais do que esquecer-te." (segunda carta) Em sua terceira carta, o resumo de como se sente: "Não sei o que sou, nem o que faço, nem o que quero; estou despedaçada por mil sentimentos contrários. Pode imaginar-se estado mais deplorável?"

Em sua segunda carta, Idalina refere-se a *spleen*, palavra de origem grega que, em inglês, significa baço. A medicina grega fazia conexão entre baço e melancolia. Para os poetas franceses era o estado de tristeza pensativa ou melancolia. O termo foi popularizado por Charles-Pierre Baudelaire (1821-1867). Em seu famoso livro As Flores do Mal, publicado em 1857, há um conjunto de poemas sob o título de *Spleen* e Ideal, alguns deles ditos especificamente *"spleen"*. Idalina escreveu: "Hoje li numa revista um artigo sobre *spleen*. Lá diziam o seguinte: que havia uma mulher que se aborrecia durante o dia inteiro, que às vezes tinha vontade de largar tudo e ir embora, que às vezes ia fazer compras somente para 'fazer alguma coisa' apesar de ter mil outras importantes em que se ocupar. Mas José, é mais ou menos isto que eu tenho! Quer dizer, mesmo no meio das coisas de que mais gosto, eu tenho vontade de largar tudo e ir embora! Só não vejo que *spleen*, isto é, essa palavra, pareça com o que eu sinto."

Idalina confessa, assim, sua tristeza, sua melancolia, mas recusa o sofrimento: "Pois bem, eu estava sofrendo mesmo sem saber por quê... (Vergonha, vergonha! Falar em 'sofrer', quando há gente a quem Deus castiga com sua cólera, tirando-lhe o pão!)." (primeira carta) Sóror Mariana, ao contrário, padece enormemente e o confessa: "Algumas freiras, que conhecem o estado deplorável a que me reduziste, falam-me de ti com frequência. Saio o menos possível deste quarto onde vieste tanta vez, e passo o tempo a olhar o teu retrato, que amo mil vezes mais que minha vida. Sinto prazer em olhá-lo, mas também me faz sofrer, sobretudo quando penso que talvez nunca mais te veja." (segunda carta)

Idalina é religiosa, crê em Deus: "Às vezes estou na igreja distraída, rezando. E de repente os sinos começam a dançar como se cantassem um casamento e minha reza fica forte, os santos brilham, minha alma rejuvenesce e eu fico tão feliz que nem entendo o que estou rezando." (segunda carta) Sóror Mariana, que foi para o convento sem vocação e por decisão materna, diz em seu desespero, em sua primeira carta: "Se me fosse possível sair deste malfadado convento, não esperaria em Portugal pelo cumprimento da tua promessa: iria eu, sem guardar nenhuma conveniência, procurar-te, e seguir-te, e amar-te em toda a parte."

Em sua quinta carta, a mais longa, logo de início Idalina escreve: "Em verdade eu te digo: felizmente tu existes." 'Em verdade' talvez seja uma forma de dizer que expressa sua religiosidade. Ela acredita na existência do amado que criou e lhe dá conselhos: "Senta-te. Estende tuas pernas.

Fecha os olhos e os ouvidos. Eu nada te direi durante cinco minutos para que possas pensar na Quinta Sinfonia de Beethoven." Por que escolheu a Quinta Sinfonia de Beethoven? Provavelmente por ser a 'Sinfonia do Destino'. A melancólica termina bem-humorada: "E se não puderes seguir meu conselho... chupa umas pastilhas de hortelã. São tão frescas."

Em sua derradeira carta, Sóror Mariana afirma, de início, que pretende esquecer o seu amado: "Escrevo-lhe pela última vez e espero fazer-lhe sentir, na diferença de termos e modos desta carta, que finalmente acabou por me convencer que já me não ama e que devo, portanto, deixar de o amar." Percebe-se, entretanto, que ainda está confusa pelo modo como a termina: "Ao devolver-lhe suas cartas, guardarei, cuidadosamente, as duas últimas que me escreveu; hei de lê-las ainda mais que li as primeiras, para não voltar a cair nas minhas fraquezas. Ah, quanto me custam e como teria sido feliz se tivesse consentido que o amasse sempre! Reconheço que ainda me preocupo ainda muito com as minhas queixas e a sua infidelidade, mas lembre-se que a mim própria prometi um estado mais tranquilo, que quero atingir, eu então tomarei uma resolução extrema, que virá a conhecer sem grande desgosto. De si nada mais quero. Sou uma doida, passo o tempo a dizer a mesma coisa. É preciso deixá-lo e não pensar mais em si. Creio mesmo que não voltarei a escrever-lhe. Que obrigação tenho eu de lhe dar conta de todos os meus sentimentos?"

Sóror Mariana Alcoforado morreu, aos oitenta anos de idade, reabilitada pelos sacrifícios que se impôs, ocupando a posição de abadessa do convento franciscano a que pertencia.

REFERÊNCIAS

1. MOSER B: Clarice, Cosac Naif, São Paulo, 2009.
2. LISPECTOR C: Todos os contos, Rocco, Rio de Janeiro, 2016.
3. Mariana Alcoforado: Wikipédia, a enciclopédia livre.
4. Mariana Alcoforado: Cartas de uma freira portuguesa, http://arlindo-correia.com/101205.html

Crônicas dos Boletins

Rua do Hospício e história dos hospícios

A Rua Buenos Aires, no centro da cidade do Rio de Janeiro, assim denominada desde 1915, que se inicia na Rua Primeiro de Março e termina na Praça da República, já teve vários nomes. O primeiro foi de Rua Nova e os últimos de Rua Detrás do Hospício (Rua do Hospício) e Rua Costa Pereira. É bem antiga. Foi aberta, provavelmente, antes de 1624. A denominação de Rua Detrás do Hospício ou Rua do Hospício foi dada a partir de 1850 e durou até 1888, quando passou a chamar-se Rua Costa Pereira, mas voltou a ser Rua do Hospício em 1892, em virtude de um abaixo assinado dirigido à Intendência Municipal. Seu nome tem relação com a chegada ao Rio de Janeiro, em 1720, de dois frades capuchos italianos, atualmente conhecidos como barbadinhos, que se alojaram em uma discreta ermida que existia no local e ali construíram um pequeno mosteiro ou hospício, como se dizia na época. Nos fundos da construção havia uma rua, dita Rua da Portuguesa, que passou a ser conhecida como Rua Detrás do Hospício ou simplesmente Rua do Hospício. Vê-se, portanto, que o nome de Rua do Hospício não tem nada a ver com casa de loucos. A explicação é simples, antigamente o termo hospício referia-se a albergue ou hospital (1,2).

Vale a pena recordar que a Rua do Hospício recebeu, em certa época, o nome de Rua do Becão, em referência a um famoso cirurgião da Santa Casa. Também, que nela funcionou, pelos idos de 1860, a "Empresa de Matérias Fecais" que, antes da instalação do serviço de esgotos na cidade, tinha a função de esvaziar os urinóis usados nas residências jogando seu conteúdo no mar da Prainha de Santa Luzia ou do Flamengo; a redação do jornal O Jacobino, que não poupava os portugueses; a primeira sede do Clube Ginástico Português, em um prédio reconstruído e que fora sede do Hotel Mme. Werneck, especializado, com licença da polícia, em servir de local para encontros suspeitos e ainda, entre outras, uma companhia de seguros, a Mútua de Seguro de Vida de Escravos e o Grêmio dos Professores, fundado em 1880. Durante um bom período, pelos anos 1930, já como Rua Buenos Aires, alguns jornais nela localizaram suas redações: A Manhã, O Popular, A Tarde (2).

A loucura já é conhecida de longa data, estando descrita na Bíblia. Na antiguidade os loucos eram tidos tanto como possuídos pelo demônio ou como enviados divinos. Durante muito tempo, não foram tratados como seres humanos. Na Idade Média eram mantidos em calabouços, amarrados e até torturados. De 1848 até o início do século XX, contidos com camisas de força, segregados em quartos fortes ou "prisões acolchoadas", recebiam choques elétricos, sendo até operados do cérebro. Phillippe Pinel (1745-1826) foi o primeiro a se rebelar contra tais métodos e utilizar tratamentos humanizados, quando foi superintendente do Asilo de Bicêtre, em Paris (3.4).

Os primeiros hospitais e asilos psiquiátricos do mundo foram o *Bedlam-Hospital* (Hospital de Belém), fundado em Londres em 1247 e convertido em hospital para "tratamento e cura dos lunáticos" (como dito na época) em 1547. Em 1776, foi transferido para Moorfields, outro distrito de Londres, onde os pacientes, como se fossem animais selvagens, eram expostos à curiosidade popular, mediante um "pagamento de entrada"; o Hospital de Valência, construído em 1409 e onde foi criada, em 1545, a primeira unidade de atendimento às enfermidades mentais infantis; o Hospital Pennsylvania, um hospital geral fundado em 1751, pioneiro nos Estados Unidos em aceitar doentes mentais; o Asilo Leste, também chamado de Williansburg, nome da cidade onde foi criado, que passou a atender pioneiramente nos Estados Unidos, exclusivamente doentes mentais, em 1773; e o Hospital Santa Isabel (Washington), de 1855, o primeiro hospital público do governo dos Estados Unidos para tratamento psiquiátrico (3-5).

No Brasil, os primeiros hospitais para doentes mentais foram criados no segundo reinado. Por iniciativa de José Clemente Pereira (1787-1854), magistrado e político luso-brasileiro, provedor da Santa Casa da Misericórdia, em 24 de agosto de 1841 um decreto imperial autorizou a criação de um hospício para alienados. Com contribuição popular e de D. Pedro II, foi construído, entre 1842 e 1852, o Hospício de Alienados Pedro II, na Praia da Saudade, atual Av. Pasteur. Os primeiros pacientes internados no novo hospital vieram transferidos da Santa Casa da Misericórdia do Rio de Janeiro. No período da República, teve seu nome mudado para Hospício Nacional de Alienados. Nas décadas de 1930 e 1940 o hospital estava decadente e superlotado, o que deu motivo para a transferência gradual de seus doentes para a Colônia Juliano Moreira e Hospital Engenho de Dentro. Em 1944, o hospital foi desativado. O antigo prédio do Hospício Pedro II atualmente é o Palácio Universitário da Universidade Federal do Rio de Janeiro (UFRJ). O Hospital Engenho de Dentro passou a chamar-se Hospital Pedro II e foi rebatizado como Centro Psiquiátrico Nacional Pedro II, mas é atualmente denominado Instituto Municipal Nise da Silveira, em homenagem à grande psiquiatra, admiradora e amiga de Gustav Jung, que nasceu em Maceió em 1905 e faleceu no Rio de Janeiro em 1999, uma revolucionária no tratamento dos doentes mentais, através de terapia ocupacional, e criadora do Museu de Imagens do Inconsciente, em 1952, dentro da antiga Colônia de Alienados de Engenho de Dentro (4-7).

Além do Hospício de Alienados Pedro II, durante o Segundo Reinado foram criadas instituições que se denominaram "exclusivas para alienados". Em São Paulo, em 1852, o Hospício Provisório de Alienados de São Paulo; em Pernambuco, em 1864, em Recife e Olinda, o Hospício de Alienados de Recife-Olinda; no Pará, em 1873, em Belém, o Hospital Provisório de Alienados; na Bahia, em 1874, em Salvador, o Asilo de Alienados São João de Deus; no Rio Grande do Sul, em 1884, em Porto Alegre, o Hospício de Alienados São Pedro; no Ceará, em 1886, em Fortaleza, o Asilo São Vicente de Paulo (7). Um caso especial é o do Hospital Colônia de Barbacena, Minas Gerais, fundado em 12 de outubro de 1903, que ficou em evidência em 1980 pelo tratamento desumano que oferecia a seus pacientes. Chegou a ser chamado de campo de concentração nazista. Estima-se que nesse hospital foram mortos 60.000 pacientes (8).

Em 6 de abril de 2001 foi, felizmente, promulgada no Brasil a lei número 10.216 de proteção e direitos das pessoas portadoras de transtornos mentais.

REFERÊNCIAS

1. BERGER P: Dicionário Histórico das Ruas do Rio de Janeiro (Centro), Gráfica Olímpica Editora Ltda., Rio de Janeiro, 1974.

2. GERSON B: História das Ruas do Rio de Janeiro, Bem-Te-Vi Produções Literárias, Rio de Janeiro, 2013.

3. JUHN B: El Primer Manicomio, Symposium Ciba.

4. Hospital psiquiátrico, Wikipédia, a enciclopédia livre.

5. Ciências da Saúde, Hospitais e asilos psiquiátricos pioneiros.

6. Hospício Pedro II: Wikipédia, a enciclopédia livre.

7. ODA AMGR, DALGALARRONDO P: História das primeiras instituições para alienados no Brasil, História, Ciência, Saúde – Manguinhos, Rio de Janeiro 12 (3): 983-1010, 2005.

8. Hospital Colônia de Barbacena, Wikipédia, a enciclopédia livre.

Crônicas dos Boletins

Trabalhos de reumatologistas brasileiros pioneiros na reumatologia mundial

Encontrei dez trabalhos realizados por reumatologistas brasileiros que considero pioneiros na reumatologia mundial. Pode ser que haja outros que não selecionei, cometendo erro imperdoável. Se os há, peço a quem os identificar que me comunique, pois terei o maior empenho em divulgá-los e corrigir a falha. Os deste artigo serão descritos na ordem dos anos em que foram publicados.

O primeiro é um clássico que honra a literatura médica nacional: *Rhumatisme Chronique Noueux des Enfants et de Son Traitement*, de autoria de Carlos Arthur Moncorvo de Figueiredo, publicado em Paris em 1880, no qual apresenta um caso típico, acrescido de mais oito da literatura, usando o nome criado por Armand Trousseau (1801-1867) adaptado à criança (1). George Frederic Still (1868-1941) relacionou seu nome à poliartrite crônica juvenil ao publicar, em 1896, 19 casos da doença fazendo minuciosa descrição de seu quadro clínico que incluía diferentes condições: síndrome de Jacoud, um tipo semelhante à artrite reumatoide do adulto e outro de padrão juvenil que passou ser chamado de "Doença de Still" (2). E. G. L. Bywaters (1910-2003) mostrou, entretanto, que alguns autores o precederam nessa descrição, citando E. Lewis-Smith (1871), E. Bouchut (1875) e Carlos Arthur Moncorvo de Figueiredo (3). Carlos Arthur Moncorvo de Figueiredo nasceu no Rio de Janeiro em 31 de agosto de 1846 e faleceu nessa mesma cidade em 25 de julho de 1901. Formou-se pela Faculdade de Medicina do Rio de Janeiro, recebendo o título de doutor em 1872, após brilhante defesa de tese sobre Dyspepsias e seu Tratamento. Foi pioneiro no ensino da pediatria no Brasil, na Policlínica Geral do Rio de Janeiro. Tornou-se membro titular da Academia Imperial de Medicina em 22 de abril de 1884 (2).

Moncorvo merece ser considerado o primeiro reumatologista pediatra do Brasil. Talvez, até patrono da especialidade.

Pedro Nava levantou, pela primeira vez, a hipótese de que a artrite reumatoide era uma *doença* autoimune ao publicar, na revista Brasil Médico de agosto de 1959, o trabalho "Sobre o possível papel da sensibilização por produtos tissulares homólogos na patogenia da artrite reumatoide", que já havia apresentado ao II Congresso Europeu de Reumatologia em 1951. Nesse trabalho ele diz: "Resumindo, assim enuncio a minha hipótese: a artrite reumatoide seria inicialmente uma artropatia determinada por este ou aquele germe (estão aqui as artrites reumatoides que várias classificações admitem como de origem conhecida); esse germe tornaria sensibilizantes frações do próprio organismo agredido ('fenômeno de Burky'): a reação a essas frações constituiria a doença já independente da causa etiológica ('liberação etiológica' e 'potência artropática do terreno' de Tarnopolsky); as reinfecções, as condições pessoais, o frio, os traumas manteriam a constância da reação à fração sensibilizante (aqui tem lugar toda a 'constelação etiológica' da artrite reumatoide).

Jacques Houli publicou, em 1958, o livro intitulado O Líquido Sinovial (Valor do seu estudo no diagnóstico das doenças articulares), baseado no estudo de 420 amostras de líquido sinovial obtidas de 200 enfermos, portadores de diversas patologias reumáticas e afins, no qual demonstrou pela primeira vez a presença de sinais inflamatórios no líquido sinovial (LS) de pacientes com osteoartrose / osteoartrite de joelhos (OAJ), o que na época não era correntemente aceito e até refutado. Em resumo, mostrou: "Entre 16 análises histopatológicas (material colhido por punção / biopsia em doentes de OAJ) observamos: congestão capilar, fibrose e edema em 11 casos; hipertrofia das vilosidades e fibrose pericapilar em sete; infiltração celular em cinco; hemorragias e fibrose da média em dois. Esses resultados estão acordes com os dados clínicos de inflamação local e com os exames do LS. Através do estudo eletroforético registramos, em oito casos de OAJ, aumento das proteínas totais no LS, cifras médias de albumina e de betaglobulina inferiores às normais, aumento das taxas médias de gamaglobulina (em todos os casos, exceto um, as cifras de gamaglobulina estavam elevadas). Assim, o LS na OAJ revela um componente inflamatório nítido, identificado pela elevação da gamaglobulina. Via de regra as alterações inflamatórias (coágulo, cifra total de leucócitos, polimorfonucleares, proteínas totais e globulinas) guardam certa relação com a intensidade dos fenômenos inflamatórios locais. Contudo, esses sinais inflamatórios não são de grande intensidade."Ao contrário daquela época, hoje o processo inflamatório é muito valorizado na patogenia da AO.

Em 1959, na esplêndida revista AIR (Arquivos Interamericanos de Reumatologia: 2: 651-63,1959), dirigida por I. Bonomo e M. Mizraji, Jacob Gamarski e Manoel Barreto Netto publicaram o trabalho "Manifestações ósteo-articulares na amiloidose primária – apresentação de caso", no qual foi demonstrada, pela primeira vez, a localização da substância amiloide nas articulações. Como disseram os autores: "Embora manifestações articulares tenham sido referidas em casos de amiloidose primária, a localização de substância amiloide nas articulações ainda não foi assinalada na literatura."

Luiz Verztman Domingos De Paola e Luiz Gandelman publicaram, também na revista AIR (5:498-506,1962), o trabalho *Delayed cutaneous hypersensitivity to leucocytes in patients with systemic lupus erythematosus.* Os autores demonstraram, de forma inédita, o fenômeno da célula LE e corpúsculos hematoxilínicos *in vivo*, na pele de paciente de 11 anos de idade com lúpus eritematoso sistêmico, induzidos pela injeção de leucócitos homólogos e autólogos. Chamaram a atenção para a possibilidade de ativação *in vivo* de fatores antinucleares na patogenia da doença.

Adil Muhib Samara escreveu, em 1972, tese intitulada "Pseudogota", na qual mostrou, em investigação inédita, que a mensuração dos níveis de cálcio no líquido sinovial (LS) era método simples e útil para diagnosticar a condrocalcinose articular difusa. O trabalho foi inspirado em observações de Louzada e D. J. McCarthy Jr. A pesquisa foi feita com duas dosagens de cálcio no LS, sendo a segunda de 24 até 96 horas após a primeira, com adição de citrato de sódio, um forte solubilizante de cristais. Ficou demonstrado que a segunda dosagem de cálcio era mais elevada, de forma estatisticamente significante, quando relacionada à primeira em comparação a grupo controle.

João Francisco Marques Neto publicou, em 1974, a tese "A microfotodensitometria no estudo da osteoporose senil", que deve ser considerada precursora, e assim pioneira, dos métodos que através da densitometria são atualmente utilizados, rotineiramente, para o diagnóstico da osteoporose. Trata-se de uma técnica fotoeletrodensitométrica para análise quantitativa da osteoporose senil, utilizando-se do controle do efeito da sobrecarga cálcica. O trabalho foi feito no Serviço do Professor Samara na UNICAMP.

Hilton Seda apresentou, na Revista Brasileira de Medicina (32: 347-50,1975), a hipótese de que a hiperuricemia poderia ser agente desencadeador de dor nas artroses (OA), baseado na dosagem do ácido úrico de 1.275 reumáticos. Esta hipótese foi confirmada em 1983 por P. A. Simkim *et al* no trabalho *Gout in Heberden's Nodes* (*Arthritis Rheum* 26: 94-97, 1983), em que foram demonstrados cristais de ácido úrico em nódulos de Heberden inflamados e dolorosos. A argumentação usada pelos autores para explicar sua fisiopatologia foi idêntica à de Seda. Em resumo, sua hipótese foi assim expressa: "sabe-se que os uratos têm avidez pela cartilagem, em particular pelos mucopolissacarídeos ácidos e que os complexos proteína-mucopolissacarídeos e os complexos proteína-polissacarídeos facilitam sua solubilidade e precipitação, principalmente quando destruídos. Na OA há desintegração dos complexos proteína-polissacarídeos. Assim sendo, nos pacientes OA hiperuricêmicos há tendência de precipitação dos uratos na cartilagem alterada, com aparecimento de dor através de mecanismo semelhante ao da crise de gota..

Morton A. Scheinberg participou de um trabalho, liderado por Edgar S. Cathcart e publicado em 1976 no *"The Lancet"*, que num certo sentido revolucionou a terapêutica reumatológica: *"Benefical effects of mehylprednisolone 'pulse' therapy in diffuse proliferative lúpus nephritis."* Sete pacientes com nefrite proliferativa difusa do lúpus foram submetidos a terapia com altas doses de metilprednisolona intravenosa (pulso). Em seguida a esse 'pulso', cinco pacientes, que tinham a função renal prejudicada, melhoraram após o terceiro dia, sendo que seus níveis de creatinina no soro retornaram à linha basal e assim permaneceram durante um mês. Todos os sete pacientes demonstraram reversão das graves anormalidades imunológicas, inclusive aumento da ligação de DNA no soro, níveis de C3 e redução do número de linfócitos T no sangue periférico. Esta terapêutica tornou possível manter pacientes com nefrite lúpica com doses mais baixas de esteroides que a habitual. A pulsoterapia, como passou a ser chamada a técnica, entrou rapidamente na rotina da terapêutica reumatológica.

Eloisa Bonfa demonstrou, pela primeira vez, a ligação entre anticorpo para a proteína P ribossomal e a psicose do lúpus eritematoso sistêmico (LES), em trabalho publicado em 1987 no New England Journal of Medicine (317:267-71,1987). Em 18 de 20 pacientes com psicose secundária ao LES, os autoanticorpos para proteínas P ribossomais foram detectados por imunobloco, demonstrando que anti P está associado à psicose lúpica.

REFERÊNCIAS

1. MONCORVO de Figueiredo CA: Rhumatisme Chronique noueux des enfants, Cotave Doin, Éditeur, Paris, 1880.

2. SEDA H: Carlos Arthur Moncorvo de Figueiredo, Autor de "Rhumatisme Chronique Noueux des Enfants", in História da Reumatologia, Viana de Queiroz, Seda H (Eds), Kalligráphos, Porto Alegre, 2007.

3. BYWATERS EGL: The History of Pediatric Rheumatology, Arthritis Rheum 20 (suppl): 145-152, 1977.

Hilton Seda

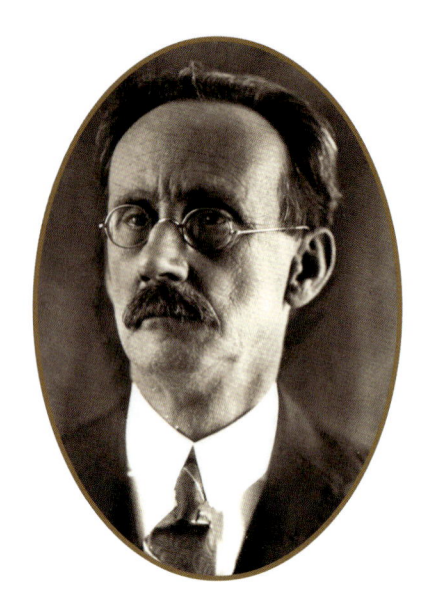

Adolfo Lutz
e a febre amarela

Em tempos em que se volta a falar de febre amarela no Brasil, é indispensável recordar a vida de Adolfo Lutz (Adolpho Lutz), que nasceu e faleceu no Rio de Janeiro, respectivamente em 18 de dezembro de 1855 e 6 de outubro de 1940. Foi o terceiro filho, entre dez, de Gustavo Lutz com Matilde Oberteuffer. Casou-se com a inglesa Amy Fowler, com quem teve três filhos, dois nascidos no Brasil e um na Suíça (1). Benchimol, em excelente biografia, dividiu a carreira de Adolfo Lutz em três períodos: o primeiro de 1881 (quando concluiu seus estudos) a 1892 (quando atuou como clínico), o segundo de 1893 a 1908 (quando foi diretor do Instituto Bacteriológico de São Paulo) e o terceiro de 1908 a 1940 (quando ingressou no Instituto Oswaldo Cruz e se dedicou inteiramente à pesquisa) (2).

A febre amarela grassou pela primeira vez no Brasil no século XVII, inicialmente em Pernambuco e Bahia, matando milhares de pessoas indiscriminadamente, fossem negros, indígenas ou brancos, mas também figuras importantes como o governador da capitania Fernão Cabral e seu filho, cinco desembargadores, Frei João Madre de Deus, arcebispo do Brasil, o comandante dos corpos militares sediados em Salvador e o governador geral Matias da Cunha. Muitos dos que a combatiam foram também suas vítimas, como o único médico que existia em Recife e mais de cem padres jesuítas, ditos "curadores", que simplesmente a tiveram ou dela morreram. Em 1685, o médico português João Ferreira Rosa comandou a primeira campanha contra as "febres" realizada em nosso País. Recomendava acender fogueiras, defumação das casas, limpeza de ruas e outras medidas higiênicas, apesar de não se saber, na época, que um mosquito era o transmissor da doença. Em 1694, o Dr. João Ferreira Rosa publicou o primeiro livro escrito no Brasil sobre infecção: Tratado Único da Constituição Pestilencial de Pernambuco.

A febre amarela tornou-se epidêmica no Brasil em 1850, com grande mortalidade. Um fato grave e trágico aconteceu no Rio de Janeiro em 1895, quando 333 dos 340 tripulantes do navio italiano Lombardia, que aportou na cidade, adoeceram de febre amarela, morrendo 234 deles. Pelos 1900, ocorriam várias epidemias no Rio de Janeiro (febre amarela, malária, peste bubônica, varíola, tuberculose, sífilis) dando à cidade o lamentável título de "túmulo dos estrangeiros" (3). Oswaldo Cruz (1872-1917) foi o grande responsável pelo combate às epidemias do Rio de Janeiro. Como Diretor Geral de Saúde Pública criou a vacinação obrigatória, o que lhe trouxe inúmeros problemas, inclusive a "Revolta da Vacina", mas manteve-se firme e tudo superou, sendo a vacina reconhecida e ele consagrado.

Adolfo Lutz, considerado o Pai da Medicina Tropical e da Zoologia Médica no Brasil, além de pioneiro da epidemiologia e da pesquisa de doenças infecciosas, foi muito importante no combate às numerosas epidemias que se instalaram em nosso País. Orientado por seu pai, fez seus estudos superiores na Suíça, o bacharelato na Basileia e Medicina em Berna, onde se formou em 1879. Nesse mesmo ano, antes de seu exame de revalidação, trabalhou no Hospital Cantonal de St. Galen. Após doutorar-se, aprimorou sua formação em diversas universidades europeias, como Leipzig, Estrasburgo, Praga, Viena, Londres e Paris. Em Londres estudou com Joseph Lister (1827-1921), em Paris com Louis Pasteur (1822-1895) (1,2). Voltou depois para o Brasil, onde atuou como clínico, de 1879 a 1892, na cidade de Limeira, em São Paulo, onde teve oportunidade de observar uma enfermidade depois denominada "acrodinia infantil", que tem como característica lesões cutâneas, manifestações neurovegetativas e artrite múltipla. Comunicou o caso ao Congresso Médico Alemão realizado em Estrasburgo em 1886 (4). Regressou depois a Hamburgo, na Alemanha, para especializar-se em doenças infecciosas e medicina tropical com Paul Gerson Unna (1850-1929). A seguir aceitou um convite para ser diretor do Hospital Kalihi, no Havaí, onde fez pesquisas sobre hanseníase. Em 1892, está novamente no Brasil, por ter sido convidado pelo governador de São Paulo para dirigir o Instituto de Bacteriologia de São Paulo, mais tarde denominado Adolfo Lutz, em sua homenagem. Em Santos, havia um grave surto de peste bubônica no final do século XIX. Adolfo Lutz, auxiliado por dois jovens médicos, Emílio Ribas (1862-1925) e Vital Brazil (1865-1950), participou intensamente do combate a essa epidemia (1).

Adolfo Lutz foi o primeiro cientista latino-americano a avaliar e confirmar a participação do *Aedes aegipty* na transmissão da febre amarela. Identificou a Blastomicose Sul-Americana. Fez pesquisas, em várias regiões do Brasil, sobre epidemias de cólera, peste bubônica, febre tifoide, malária, ancilostomíase, esquistossomose e leishmaniose. Estudou as propriedades terapêuticas de plantas brasileiras. Descreveu várias novas espécies de anfíbios e insetos, como o mosquito *Anophelis lutzii* (1).

Ao aposentar-se, em 1908, mudou-se para o Rio de Janeiro, tendo dado sua cooperação, em pesquisas, ao atualmente denominado Instituto Oswaldo Cruz (FIOCRUZ) durante 32 anos, até seu falecimento em 1940.

Em 1955, em comemoração ao centenário de nascimento de Adolfo Lutz, o Correio Brasileiro emitiu um selo de Cr$0,60 em sua homenagem (4).

REFERÊNCIAS

1. Adolfo Lutz: Wikipédia, a enciclopédia livre.
2. BENCHIMOL JL: Adolpho Lutz, um esboço biográfico, Hist. cienc. saúde – Manguinhos vol. 10 n. 1, Rio de Janeiro. Jan/Abr, 2003.
3. DUQUE FLV: História, males, curas, edição do autor, Rio de Janeiro, 2007.
4. DOERIG JA: Adolpho Lutz, el fundador de la moderna medicina científica en el Brasil, Symposium Ciba.

Crônicas dos Boletins

A medicina e a reumatologia na antiga Roma

Cultua-se muito a medicina grega, dando-se importância secundária à medicina da antiga Roma. Arturo Castiglioni tem uma explicação para o fato: "O problema que se apresenta a todos aqueles que estudam a antiga medicina romana é saber se podemos atribuir à civilização romana uma influência decisiva sobre o progresso da ciência médica, como afirmam nossos velhos historiadores ou se não podemos deixar de considerar a medicina romana como essencialmente, ou exclusivamente, grega; em outras palavras, se tudo que os romanos fizeram e souberam no domínio da medicina não foi senão, inteiramente, o resultado do ensino grego." O próprio Castiglioni, depois de várias considerações, conclui: "Quem observa calmamente e julga de modo imparcial deve reconhecer o mérito da medicina romana." (1)

Subentende-se como Roma Antiga uma civilização itálica que surgiu em 753 a. C. e existiu até o ano de 476 de nossa era, localizada ao longo do Mar Mediterrâneo, tendo a cidade de Roma como referência. Cresceu de tal modo que se tornou um dos maiores impérios do mundo, dominando a Europa Ocidental e Meridional, a Ásia Menor, o Norte da África e parte da Europa Setentrional e Oriental. Tinha como língua oficial o Latim. Foi Reino (753 a.C. a 509 a.C.), República (509 a.C. a 27 a.C.) e Império (27 a.C. a 476 d.C.). Era dividida em vários grupos sociais, incluindo os escravos. A agricultura consistia em sua principal atividade econômica. Havia, desde sua fundação, crença em vários deuses, mas converteu-se ao cristianismo nos anos trezentos. Sua cultura foi muito influenciada pela cultura grega. Costuma-se dizer que Roma conquistou a Grécia militarmente, mas foi por ela conquistada culturalmente (2).

No início, a medicina em Roma era praticada exclusivamente por estrangeiros, por ser considerada profissão ignóbil (1). "Em Roma, por muitos séculos, o médico, em especial o médico grego, foi malvisto, sendo a profissão considerada indigna de um cidadão romano." (3) Nos primórdios da civilização romana, somente aos deuses era atribuída a capacidade de cura. Para cada doença era invocado um deus particular. A medicina romana, entretanto, evoluiu e passou a apresentar características muito importantes: a licença para praticá-la só era dada depois de certas garantias, as escolas médicas ocuparam posição especial, os médicos receberam o direito de cidadania e elevaram-se ao topo da escala social, sendo protegidos por leis e tornaram-se responsáveis pela saúde pública (1). Apesar de tudo, os escravos e barbeiros exerciam, clandestinamente, a medicina para as classes mais pobres (3). Ressalte-se que o exército romano tinha um serviço médico, próprio e competente, com hospitais distribuídos por todo o Império, com a finalidade básica de cuidar das necessidades dos soldados que atuavam nas frentes de batalha (4).

Os médicos gregos inicialmente não foram bem recebidos em Roma, sendo até hostilizados. Marcio Porcio Catão (234 a.C.- 149 a.C.) era um dos maiores inimigos da medicina grega, acusando seus médicos de envenenar e matar os doentes (1).

Há motivos para acreditar que antes de Marco Túlio Cícero (106-43 a.C.) médicos gregos já exerciam a medicina em Roma, ao contrário do que dizia Caio Plínio Segundo (Plínio Velho) (1). Tudo indica que primeiro médico grego a chegar foi Arcagato, nome que significa "aquele que começa bem", vindo, em 219 a.C., do Peloponeso, uma extensa península do sul da Grécia, separada do continente pelo istmo de Corinto. Foi muito bem recebido, com honrarias, e apelidado de *"vulnerarius"* (o que tratava feridas). Posteriormente, por seus métodos sádicos e cruéis, foi cognominado *"carnifex"* (carnífice) (3).

Um dos mais importantes médicos gregos foi Asclepíades de Prusa ou de Bitínia. Nasceu em 124 a.C. ou 129 a.C. em Prusa, na Bitínia (Ásia Menor), daí o seu nome. Faleceu em 40 a.C. Foi discípulo da Escola Médica de Alexandria. Chegou a Roma em 91 a.C. Começou com dificuldades, mas acabou, pelo seu comportamento agradável, sendo médico da alta sociedade. Tornou-se amigo de Cícero, Marco Antônio e Lúcio Crasso. Preferia, em lugar dos remédios, as dietas, ginástica, banhos e massagens. A seu respeito, conta-se um 'milagre': "Asclepíades notou sinais de vida em um cadáver que ia sendo levado em cortejo fúnebre. Pediu que parassem e levassem o corpo a uma casa próxima. Lá conseguiu reanimá-lo. O 'milagre' estava feito. Foi muito criticado por Plínio que o considerava charlatão. Asclepíades examinava minuciosamente os doentes. Distinguia as enfermidades agudas das crônicas. Descreveu febres maláricas. Provavelmente foi o primeiro a fazer uma traqueostomia. Tinha como método para tratar doenças mentais os exercícios de memória e a música. Teve vários discípulos, inclusive Sorano de Éfeso, Turquia (séculos I e II d.C.), fundador da ginecologia e obstetrícia, tendo deixado quatro volumes sobre a especialidade (1,3).

Inúmeros médicos exerceram na Roma Antiga (2). Aqui, entretanto, só vamos mencionar aqueles que tiveram grande influência na época, alguns até com ideias que predominaram posteriormente por longo tempo. De início, entretanto, é importante analisar o papel fundamental de dois enciclopedistas, não médicos, que deixaram informações valiosas sobre o conhecimento médico da época: Aulo Cornélio Celso (em latim *Aulus Cornelius Celso*) e Caio Plínio Segundo (*Caius Plinius Secundus*), o Antigo, ou o Velho (1).

Aulo Cornélio Celso nasceu em 25 a.C. e morreu no ano 50 depois de Cristo. Era amigo dos médicos e versado em ciências naturais e medicina (1). É provável que tenha vivido na Gália Narbonense (província romana que se localizava na atual região do Languedoque e Provença, no sul da França) (5) e, certamente, em Roma no início da era cristã (1). É citado permanentemente pela descrição dos quatro sinais cardinais da inflamação: dor, calor, rubor e tumor, tendo Galeno acrescentado ao quadro, posteriormente, "*functio loesa*" (1). A obra completa de Celso intitula-se *De Artibus* e inclui agricultura, arte militar, retórica, filosofia, jurisprudência e medicina, esta no sexto livro intitulado *De re Medica*, obra quase totalmente ignorada pelos médicos da época, provavelmente pela predominância local dos profissionais gregos que não dariam importância ao que era escrito por um romano (1). O trabalho de Celso sobre medicina foi redescoberto pelo papa Nicolau V (1397-1455) e publicado em Florença em 1478 (1). Em *De re Medica há amplas informações sobre medicina, abrangendo variados aspectos, como o exercício de sua prática, prós e contras relacionados à experimentação em* animais e humanos, descrição de moléstias como pneumonia, malária, epilepsia, doenças psiquiátricas designadas como insânias, detalhamento da preparação de numerosos medicamentos antigos, inclusive opioides, e procedimentos cirúrgicos, entre outros a remoção de catarata e cálculos e tratamento das fraturas. Deu muita importância à cirurgia plástica. Descreveu todos os instrumentas cirúrgicos da época (1,5).

Caio Plínio Segundo (Gaiius Plinius Secundus), ou Plínio, o Antigo ou o Velho, para diferenciá-lo de seu sobrinho de mesmo nome chamado de o Moço ou o Jovem, nasceu em Como (Lombardia italiana) no ano 23 da era cristã e morreu em Estábia (cidade situada ao sul de Pompeia), em 79. Foi escritor, historiador, gramático, administrador e oficial romano (6). Teve grande atividade militar. Nessa atividade - e por curiosidade - é que morreu, quando almirante da frota de Miseno, que se encontrava nas proximidades de Nápoles na época em que o Vesúvio entrou em erupção, acabando por destruir Herculano e Pompeia. Plínio residia próximo de Pompeia e, com a curiosidade de naturalista, querendo ver o fenômeno mais de perto, dirigiu-se para Pompeia em pequeno barco, mas este foi desviado para Estábia, por causa da alta temperatura e de grandes nuvens de fumaça. Uma dessas nuvens foi de Pompeia para Estábia causando acentuado número de mortos, entre eles Plínio, o Velho (1,6).

O único dos livros de Caio Plínio Segundo que sobreviveu ao tempo foi *Historia Naturalis* ou *Historia Mundi*, escrito em 77. A obra é dividida em trinta e sete volumes que oferecem boa ideia do conhecimento médico e da medicina da sua época. Os livros XX a XXVII descrevem as drogas de origem vegetal, os de XXVIII a XXXII as drogas de origem animal e mineral. Além do mais, há informações sobre tradições e práticas da medicina popular e formas de tratamento praticadas na Roma daquele tempo. Durante a Idade Média, Plínio foi um dos autores mais consultados e citados pelos médicos (1).

Na Roma Antiga havia duas escolas médicas principais: Pneumatistas e Eclética. A primeira, baseada na teoria humoral de Hipócrates, tinha como princípio que a saúde plena dependia da qualidade perfeita do *"pneuma"* e do *"tonus"* que ela mantinha e era reconhecido pelo pulso. A segunda procurava libertar-se das seitas existentes e visava escolher o melhor de cada uma (1).

Essas escolas tiveram grandes representantes: Agatino de Esparta, Apolônio de Pérgamo, cirurgião Heliodoro, Rufo de Éfeso, Areteu da Capadócia. Agatino nasceu em Esparta e deve ter vivido no primeiro século da era cristã. Nenhum de seus escritos sobreviveu até hoje. Rufus de Éfeso viveu no século I d.C. Foi autor de importante tratado de anatomia e fez as primeiras descrições da peste bubônica e erisipelas traumáticas. Tinha várias técnicas para debelar as hemorragias (1,8). Areteu da Capadócia, segundo uns, teria vivido em Alexandria na segunda metade do primeiro século da era cristã, segundo outros no tempo de Trajano (segundo século). Era um médico hipocrático por excelência. Escreveu duas obras notáveis: "Das causas e sinais das doenças agudas e crônicas" e *Do tratamento das doenças crônicas e agudas,* cada uma em quatro volumes. Há descrições perfeitas de várias doenças, como pleuriz e paralisias cerebrais, e da semiologia do coração. Em 1554, seus livros foram publicados em Paris, traduzidos para o francês. Depois houve traduções para inglês e italiano (1,9).

Dois médicos gregos são importantes para a Reumatologia: Dioscórides e Galeno.

Pedanio Dioscórides, também conhecido como Pedacio, nasceu em Anazarbus, próximo a Tarsis, Cilícia, na Ásia Menor, em 40 d.C. e faleceu em 90 d.C. Exerceu a medicina em Roma na época do imperador Nero (Nero Claudio César Augusto Germânico, outubro de 54, junho de 68). Sua principal ligação com a reumatologia prende-se ao fato de ter criado o termo "reumatismo", que significa correr, fluir, inundar, chorrilhar, deslizar. Sua grande obra – *Materia Medica – De Universa Medicina* – foi escrita, em grego, em cinco volumes, e tornou-se o principal manual de farmacopeia durante toda a Idade Média e Renascimento. É muito importante por conter todos os conhecimentos farmacológicos da época, além de alguns que não tinham sido descritos anteriormente. De interesse para a Reumatologia é que, na obra, fez referência à planta *Colchicum autumnalis* (*autum crotus*), que contém colchicina. Recomendava-a, entretanto, não para a gota, mas para dor de dentes e, em forma de cataplasma, para afecções da pele. O fato de ter sido cirurgião militar, facilitou-lhe o conhecimento de substâncias medicinais existentes em várias partes do mundo por onde viajou, ajudando-o, consequentemente, na elaboração de sua farmacopeia (10-12).

Claudius Galeno nasceu em Pérgamo, na Ásia Menor, onde havia famoso templo de Esculápio. As datas de seu nascimento (128 d.C.) e morte (200 d.C.) não são precisas. Há dados sobre sua vida em seus próprios trabalhos, o que facilita conhecer sua biografia. Permaneceu em Pérgamo durante dez anos, depois dos quais foi para Roma, onde obteve reputação extraordinária, tendo sido designado médico dos gladiadores. Examinava os doentes minuciosamente. Antes de estudar medicina, estudou filosofia, mas foi um filósofo medíocre. Era, porém, um grande observador. Recebeu os títulos de "O maior doutor depois de Hipócrates" e "Pai da fisiologia". Foi médico de Marco Aurélio, que a ele se referia como "um verdadeiro médico e até honesto." Entre os anos de 166 e 168, esteve em Pérgamo, tendo para lá ido em virtude do início de uma epidemia em Roma. A fisiologia de Galeno tinha como princípio fundamental o "pneuma". Estudou profundamente as obras de Hipócrates. Escreveu em grego cerca de 400 volumes que continham todos os conhecimentos médicos da época, mas nem todos chegaram até nós. Abordou bastante as doenças reumáticas. A doutrina de Galeno, se comparada à de Hipócrates, dela se diferencia por ser localista, morfológica e não biológica. Seu conceito anatômico, unicista, considerava os reumatismos como uma só doença, ao contrário do dualista de Hipócrates, e foi muito prejudicial à evolução dos conhecimentos sobre as doenças reumáticas. Costuma-se dizer que por Galeno jurar-se-ia durante quinze séculos. Suas teorias sobre os reumatismos só foram derrubadas por Guilherme Baillou (Balonius, 1538-1616), que fez a cisão do seu bloco unicista e criou o primeiro esboço de sistematização dos reumatismos (10).

REFERÊNCIAS

1. CASTIGLIONI A: História da Medicina, volume 1, Companhia Editora Nacional, São Paulo, 1947.

2. Médicos da Roma Antiga: Wikipédia, a enciclopédia livre.

3. Memória Médica, Ars Curandi, pg. 65-80.

4. PORTER R: Medicina. A História da Cura, Livros e Livros, Lisboa, 2002.

5. Aulo Cornélio Celso: Wikipédia, a enciclopédia livre.

6. Plínio, o Velho: Wikipédia, a enciclopédia livre.

7. Agatino: Wikipédia, a enciclopédia livre.

8. REVERON RR: Rufus de Efeso (I a.C.) medico y anatomista Greco-Romano, Int. J. Morphol. 31(4): 1328-1330, 2013.

9. Areteu: Wikipédia, a enciclopédia livre.

10. SEDA H: A Reumatologia no tempo de Hipócrates, Dioscórides e Galeno in História da Reumatologia, Viana de Queiroz M, Seda H (Eds), Lisboa, 2006.

11. CARVALHO PJM: História d Reumatologia, Coimbra, 1984.

12. Dioscórides: Wikipédia, a enciclopédia livre.

Hilton Seda

Medicina no antigo Egito

O Egito está entre os primeiros Estados da Antiguidade que se formaram entre 4000 e 2000 a.C. na região banhada pelos rios Tigre, Eufrates, Jordão e Nilo.

Quando se estuda a história da medicina no antigo Egito, desde logo surge uma polêmica: quem seria o verdadeiro Pai da Medicina? Habitualmente, a resposta é Hipócrates, mas há quem atribua o título, inclusive figuras importantes como Wiliam Osler (1849-1919), a Imhotep, o deus egípcio da medicina (1). Imhotep (que significa aquele que vem em paz), filho de Ptah, foi provavelmente um rei ou um sacerdote que conhecia a medicina. Viveu no período da III Dinastia, no Antigo Império, mas as datas são discutíveis. Teria nascido aproximadamente no ano 3000 a.C., ou vivido entre 2667 e 2648 a.C. Seu culto se deu principalmente em Mênfis, cidade onde viveu e onde foram erguidos templos, santuários e sanatórios com seu nome. Foi também venerado como divindade na Grécia e em Roma. No exercício da medicina, tratou das mais variadas doenças (cita-se, inclusive, gota e artrite). Atuou, também, como cirurgião e dentista. Usava medicamentos que extraía de ervas (1,2). É notável que, além de fundador da ciência médica egípcia, Imhotep também seja reconhecido como arquiteto e escultor e que seu nome esteja ligado à construção da Pirâmide de Sacará, uma vez que Djoser, primeiro soberano e fundador da III Dinastia, o designou encarregado do projeto daquela que foi a primeira pirâmide de pedra (3).

Na mitologia egípcia quase todos os deuses participavam do controle da saúde, mas Thoth, o mais antigo dos deuses curadores que salvou Horus (deus dos céus) da picada de um escorpião, era o mais importante. Admite-se, também, que os reis das antigas dinastias sempre estiveram ligados à prática da medicina (2).

Sobre a Medicina do Antigo Egito há documentos bastante antigos. Essa documentação compreende papiros egípcios, óstracos (fragmentos de cerâmica ou pedra com inscrições), literatura em geral, corpos mumificados, pinturas e esculturas em tumbas e diários de viajantes estrangeiros (2,4). A medicina egípcia da época era bastante avançada, influenciando até a grega. Sua reputação chegara ao ponto de líderes de outros impérios solicitarem ao faraó o envio de um de seus médicos para tratar de um parente ou personalidade importante (5). Existiam duas escolas médicas, uma em Saís ou Sa El-Hagar (capital do Antigo Egito durante a XXIV dinastia), outra em Heliópolis. Eram administradas independentemente dos grandes templos a que estavam anexas. O diretor da escola de Saís usava o título de "O maior dos médicos" e era, ao mesmo tempo, sacerdote-chefe da deusa Neith, divindade especial da cidade. Em Heliópolis, funcionava a escola Osiris, com um sanatório anexo. Seu diretor médico usava o título de "O grande vidente" (2). Os cursos tinham programas regulares, mas com função quase sacerdotal. Faziam parte do ensino atividades cirúrgicas (circuncisão, obrigatória por motivos higiênicos, castração, cesariana, provavelmente excisão de cataratas) e próteses dentárias (6).

Os egípcios já tinham razoável conhecimento da anatomia humana (5). Há que se salientar, entretanto, que as doenças eram consideradas manifestações da raiva dos deuses e, por isso, a função do médico era a de apaziguá-los e expulsar o demônio que se apoderara do corpo (4). O diagnóstico era feito através da sintomatologia apresentada pelo paciente. Só depois de corretamente estabelecido é que se iniciava a terapêutica que tinha como base um conhecimento profundo da botânica e dos efeitos de ervas especiais. Havia um cuidado particular com as feridas: eram lavadas, cobertas com unguentos à base de óleos selecionados e depois protegidas com ataduras. Os médicos egípcios recomendavam medidas higiênicas, como banhos completos e depilação do corpo, o que pode ter contribuído para evitar infecções (5). Usavam vários instrumentos em suas atividades: bisturi, serrilhas, lâminas de bronze com cabo de ébano ou marfim.

A cirurgia era bastante difundida no Antigo Egito. É possível que tenham usado poções soporíferas para aliviar a dor durante sua execução (6). Foram descobertos em trabalhos arqueológicos vários instrumentos cirúrgicos, como facas, ganchos, brocas, fórceps, balanças, colheres, serras e recipientes para queima de incenso. Usavam próteses, como dedos e globos oculares artificiais, praticamente com finalidades estéticas (5). No Egito

Antigo existia uma hierarquia e especializações na medicina. Como especialidades havia oftalmologia, gastroenterologia, proctologia (5). A partir do terceiro milênio a.C., a odontologia começou a desenvolver-se, mas era pouco eficaz, pois as condições dentárias da população eram bastante precárias (5). Hesy-Ra, médico e dentista, ostentava o título de "Chefe dos Dentistas e Médicos". É considerado o primeiro odontólogo conhecido. Era um altíssimo dignitário da corte do faraó Zoser ou Djoser, um dos monarcas mais importantes da III Dinastia, já referido anteriormente por sua ligação com Imhotep. O nome Hesy-Ra significa "aquele que foi abençoado por Ra e tem em seu interior o poder do sol." Ra é o deus do sol (7).

Os egípcios consideravam a respiração como a função vital mais importante e tinham a crença de que sua cessação precedia o baquear do sangue, o que redundou no "conceito pneumático", característico de sua medicina. Davam, entretanto, grande importância ao sangue. Tanto assim, que acreditavam que os deuses Hu e Lia originaram-se do sangue que corria do pênis do deus-sol (Ra), quando este se mutilou, e pintavam as múmias de vermelho para lhes conferir a força do sangue. Os médicos egípcios valorizavam o exame do pulso, a palpação e a inspeção. É bastante provável que conhecessem a ausculta, pois no papiro de Ebers lê-se: "Aqui o ouvido ouve sob..." É de se salientar que também davam importância ao papel dos vermes, insetos e outros parasitos na etiologia das doenças, a tal ponto que nas situações em que o parasito não era visível, imaginavam um invisível. Conheciam a evolução dos insetos a partir da larva. Empregavam, para eliminar vermes e insetos do corpo, cirurgias mágicas e sortilégios (2).

Muitas doenças puderam ser identificadas no Egito Antigo através de papiros, exames de múmias e receitas que foram conservadas: furúnculo e antraz (identificados como tumores), infestação pela bilharzia ou bilharziose (esquistossomose), oftalmopatias, doenças da pele, reumatismos, mal de Pott, alopecia, dismenorreia e várias outras. A sífilis não foi referida, sendo sua existência até negada na época (2).

Pelo que foi dito, era de se esperar que o tratamento no antigo Egito fosse uma mescla de terapêutica mística e racional. Nos papiros há menção a incontáveis receitas; no de Ebers, por exemplo, quase um milhar delas. Eram prescritos mel, variadas cervejas, azeite, frutos (tâmaras, figos), cebolas, alho, sementes de linho, funcho, mirra, alface, açafrão, ópio, preparados à base de chumbo e muitos outros, inclusive partes de órgãos de animais. No papiro de Edwin Smith - um dos mais antigos textos médicos conhecidos, escrito em torno de 1700 a.C., mas que é cópia de um relato redigido no Antigo Reinado que durou de 3000 a 2500 a.C. - há minuciosas informações sobre a cirurgia da época (2).

Na história da medicina do Antigo Egito foram médicos importantes Imhotec e Hesy-Ra, conforme já descrito. Além destes, há referência a Hwy, citado no papiro de Ebers, que pertencia à Escola de Heliópolis e ostentava o título de "O maior dos profetas". Há, entretanto, que se acrescentar Merit Ptah, médica que viveu por volta de 2700 a.C. e era amada pelo deus Ptah (8). Ptah é o deus principal da tríade de Mênfis, com sua esposa Sekhmet e seu filho Nefertum. Além de Mênfis, principal local de seu culto, foi adotado por todo o Egito e Núbia (9).

Merit Ptah é a primeira mulher reconhecida como médica e, possivelmente, também a primeira como cientista. Sua figura pode ser apreciada em uma necrópole próxima da pirâmide de Sacará. Seu filho, um alto sacerdote, referiu-se a ela como "Médica-Chefe". Não deve, entretanto, ser confundida com Merit-Ptah, esposa de Ramose que foi governador de Tebas e vizir tanto na época de Amenhotep III (Amenófis III), da XVIII Dinastia (1389 a.C. - 1351 a.C.), quanto na de Akhenaton (Amenófis IV), da XVIII Dinastia (1352 a.C.- 1336 a.C.). A *International Astronomical Union* (IAU) homenageou Merit-Ptah dando seu nome a uma cratera de impacto em Vênus (8).

REFERÊNCIAS

1. Cardoso W: Imhotep, o verdadeiro pai da medicina, www.waldircardoso.com.br/2011/09.
2. CASTIGLIONI A: História da Medicina, volume I, Companhia Editora Nacional, São Paulo, 1947.
3. O Antigo Egito e as primeiras civilizações, Cofina Média SA, Portugal, 2016.
4. SALLES JS: Medicina no Antigo Egito, Infoescola.
5. Medicina do Antigo Egito, Wikipédia, a enciclopédia livre.
6. Medicina Egípcia, https://www.infopedia.pt/$medicinaegipcia.
7. El primer odontólogo, El egípcio Hesy-Ra, https://odontocolombia.wordpress.
8. Merit Ptah: Wikipédia, a enciclopédia livre.

Hilton Seda

Bens do Rio de Janeiro relacionados com a medicina tombados pelos patrimônios históricos

Os bens tombados pelos patrimônios históricos (federal, estadual e municipal) relacionados à Medicina no Estado do Rio de Janeiro estão todos em sua capital.

Na Primeira Região Administrativa (zona portuária, Caju, Saúde, Gamboa, Santo Cristo) há um único bem tombado (tombamento municipal de 1986): o Hospital de Nossa Senhora da Saúde, mais conhecido como Hospital da Gamboa, localizado no alto do Morro da Gamboa, tendo a seu lado a Igreja de Santo Cristo dos Milagres, igualmente tombada. O Morro da Gamboa era a chácara do comendador Machado Coelho. O engenheiro e político mineiro Mariano Procópio Ferreira Lage (1821-1872), seu genro, herdou-a quando de sua morte e alugou-a ao Dr. Antônio José Peixoto, importante cirurgião da época, que criou em 1841, no local, uma das primeiras casas de saúde do Rio de Janeiro. Inicialmente tinha 30 leitos, três quartos e uma pequena farmácia. Foi adquirida pela Santa Casa de Misericórdia em 2 de julho de 1853. Teve grande importância no combate à febre amarela que grassava na cidade. Fundamental para seu funcionamento foi a participação de religiosas da Ordem de São Vicente de Paulo, por convênio firmado em Paris pelo provedor da Santa Casa José Clemente Pereira (1787-1854). O hospital, apesar de um incêndio que sofreu em 1920 e dos acréscimos introduzidos no prédio ao longo dos anos, continua mantendo suas características de uma construção simples. A Igreja de Santo Cristo dos Milagres é em estilo neogótico do final do século XIX, habitual para as construções religiosas (1-3). O Hospital Nossa Senhora da Saúde continua em grande atividade, atuando em diversas especialidades.

Na Segunda Região Administrativa (Aeroporto, Castelo, Centro, Fátima, Lapa, Praça Mauá) estão tombados o Hospital da Cruz Vermelha, O Hospital da Ordem Terceira de Nossa Senhora do Carmo, o Hospital São Francisco de Assis e a Santa Casa de Misericórdia (1).

O Hospital da Cruz Vermelha, de tombamento municipal de 1987, localiza-se no Centro da cidade, na Praça Cruz Vermelha, número 12. A Praça Cruz Vermelha, antes Vieira Souto, recebeu este nome em agosto de 1935 em homenagem à entidade humanitária criada, em 1865, pela Convenção de Genebra (4). O Hospital da Cruz Vermelha começou a ser construído pelos anexos de enfermagem e dispensário. O prédio principal passou a ser edificado em 1919, sendo seu projeto de Pedro Campofiorito, arquiteto ítalo-brasileiro, nascido em Roma em 1875 e falecido em Niterói em 1945. Além de arquiteto, Campofiorito era pintor, decorador, cenógrafo e professor (1,5). O prédio do hospital, de cinco andares, tem como característica seguir os alinhamentos em curva da praça e dos demais logradouros. Na fachada existem quatro pilastras, lê-se a inscrição Cruz Vermelha Brasileira, no seu centro há uma escultura em alto-relevo e, no fundo, um vitral (1). O Hospital da Cruz Vermelha continua funcionando plenamente, atendendo em várias especialidades e oferecendo cursos variados de atualização.

O Hospital da Ordem Terceira de Nossa Senhora do Carmo encontra-se na Rua do Riachuelo, número 43, no Centro da cidade, e seu tombamento é municipal de 1987 (1). A Rua do Riachuelo recebeu esse nome em 1865, em homenagem "aos feitos brilhantes da armada nacional no dia 11 de junho nas águas do Paraná (Batalha do Riachuelo)." Antes teve outros nomes, o anterior ao atual era Rua Matacavalos (4). O edifício do hospital foi erguido na segunda metade do século XIX, em estilo neoclássico, e tem dois pavimentos (1). Foi São Francisco de Assis (1181 ou 1182-1226) o primeiro a instituir uma Ordem Terceira, com a finalidade de reunir fiéis de ambos os sexos. A Ordem Terceira de Nossa Senhora do Carmo foi agregada pelo beato João Soreth e aprovada pelo papa Nicolau V em 1452 (6).

O Hospital São Francisco de Assis situa-se na Avenida Presidente Vargas, número 2.863, no Centro da cidade (1). A Avenida Presidente Vargas tem quatro quilômetros de extensão e homenageia o presidente Getúlio Vargas (1883-1954). Começou a ser aberta no início de 1941, com a demolição dos prédios que estavam no seu trajeto, e foi concluída em 1943 (4). O Hospital São Francisco de Assis, construído na década de 1870, recebeu tombamento federal em 1983. Inicialmente o prédio tinha a finalidade de abrigar mendigos abandonados, mas no início do século XX tornou-se um Hospital Geral de Assistência do Departamento Nacional de Saúde Pública, passando posteriormente para a Universidade Federal do Rio de Janeiro (UFRJ). O autor do projeto de construção foi Heitor Radmacker Grunewald. O edifício tem um belo aspecto, em tratamento clássico. Foi construído em dois andares, com cinco pavilhões dispostos em forma de estrela e um núcleo central. Um pavilhão construído posteriormente modificou sua simetria (1). Como hospital universitário, tem servido para o treinamento de estudantes de medicina e para o aperfeiçoamento continuado de médicos.

A Santa Casa de Misericórdia do Rio de Janeiro está localizada na Rua Santa Luzia, número 206, no Castelo, Centro da cidade. A Rua Santa Luzia é o antigo Caminho da Praia de Santa Luzia, Caminho do Vintém e Caminho da Forca. Tornou-se Rua Santa Luzia em 1917, nome derivado da primitiva ermida de Santa Luzia, ali localizada, da qual se sabe unicamente que sua irmandade já existia em 1592 (4).

As Santas Casas de Misericórdia são o resultado do "Compromisso de Misericórdia de Lisboa", inspirado nos conceitos de São Tomás de Aquino, tendo sido fundadas a partir de 1498, a primeira em Lisboa pela Rainha Da. Leonor, viúva de D. João II (7). Espalharam-se pelo mundo e chegaram ao Brasil no período colonial. Em nosso país, a primeira foi instalada em Santos, São Paulo, em 1543, depois em outros estados. A do Rio de Janeiro aceita-se, geralmente, que foi criada em 1582, pelo Padre José de Anchieta, apesar de haver opiniões de que sua existência é anterior, de 1545 ou 1547, precedendo a fundação da cidade, que se deu em 1565 (8).

O atual Hospital da Santa Casa de Misericórdia teve sua pedra fundamental lançada em 1840, na presença do jovem imperador D. Pedro II, sendo sua construção concluída em 1852. O projeto, de padrão neoclássico, é de autoria do tenente-coronel de engenharia José Domingos Monteiro (1765-antes de 1857), português, aluno de Grandjean de Montigny (7,9). O Hospital oferece cerca de trinta especialidades e tem sido de grande importância na formação e aperfeiçoamento de médicos de várias gerações.

Na Terceira Região Administrativa (Catumbi, Cidade Nova, Estácio, Rio Comprido) o único bem tombado (tombamento federal de 1986) é o Pavilhão de Aulas da Escola de Enfermagem Ana Neri, localizado na Rua Afonso Cavalcanti, número 278, na Cidade Nova (1). A Rua Afonso Cavalcanti é a antiga Rua Nova do Alcântara (2). Afonso Cavalcanti Livramento (1855-1941) nasceu no Rio de Janeiro e foi importante jornalista e político. A Escola de Enfermagem Ana Néri (Anna Nery) deve seu nome a Anna Justina Ferreira Nery, pioneira da enfermagem no Brasil, que nasceu em Cachoeira (Bahia) em 13 de dezembro de 1814 e faleceu, no dia 20 de maio de 1880, no Rio de Janeiro. Serviu, acompanhando seus dois filhos e um irmão, na Guerra do Paraguai. A Escola de Enfermagem Ana Néri é uma unidade de ensino, pesquisa e extensão da Universidade Federal do Rio de Janeiro (UFRJ), criada como Escola de Enfermagem do Departamento Nacional de Saúde em 13 de dezembro de 1923 (10). O edifício de dois andares onde está instalada, construído com dotação da Fundação Rockefeller, foi inaugurado em setembro de 1927 e tem estilo neocolonial (1).

Na Quarta Região Administrativa (Botafogo, Catete, Cosme Velho, Flamengo, Glória, Humaitá, Laranjeiras, Urca) está tombado (tombamento federal de 1938) o prédio da Rua do Catete, número 6. Sua relação com a medicina está no fato de nele ter sido instalada a Faculdade de Medicina Souza Marques (1). A Rua do Catete é o antigo Caminho do Catete e já existia no século XVI. Catete vem do tupi e significa "água de mata verdadeira". A edificação é de 1862, como está em sua fachada. Sobre sua platibanda estão estatuetas de mármore a enfeitá-la. Em 1900, nela foi instalado o Asilo de São Cornélio. Quando adquirida pela Souza Marques, foram feitos acréscimos na área localizada nos fundos da casa, considerada histórica (1). A Fundação Técnico Educacional Souza Marques foi criada em 1966 pelo professor, político, advogado, pastor e teólogo José de Souza Marques. Neto de escravos, ele nasceu no Rio de Janeiro em 29 de março de 1894 e faleceu, na mesma cidade, em 1974 (10). A primeira turma da Faculdade de Medicina Souza Marques formou-se em 1976.

A Beneficência Portuguesa foi fundada em 17 de maio de 1840 com o objetivo de dar assistência aos cidadãos portugueses. Está localizada na Rua Santo Amaro, número 80/84, e teve seu prédio tombado pelo município em 1990. A Rua Santo Amaro data de 1854, foi aberta na vasta chácara do conselheiro Amaro Velho da Silva (1780-1845) e seu nome relaciona-se a um santo cristão de origem lendária, habitante da terra de Alia (Ásia?) (2). Em 1848, João Antunes de Andrade, sócio da Beneficência Portuguesa, sugeriu aos seus membros a construção de um hospital. Em 1850, a Real e Benemérita Sociedade Portuguesa de Beneficência do Rio de Janeiro inaugurou uma enfermaria de atendimento médico que ficou sob a responsabilidade do homeopata João Vicente Martins. Em 1853, com projeto do arquiteto francês Luiz Hosxe, começou a construção do Pavilhão São João de Deus, o primeiro visando atenção médica hospitalar. Novo bloco, semelhante ao anterior, apareceu em 1877, o Pavilhão Nossa Senhora da Conceição. Posteriormente, o prédio do Asilo de Ensino Profissional, criado em 1881, foi desativado e ampliado, passando a ser um centro médico-cirúrgico. Os Pavilhões têm dois pisos sobre porão alto. Voltado para a Rua Benjamin Constant há um prédio anexo, com quatro andares, construído em meados do século XX, também para atenção médica. Atualmente, apesar da grave situação financeira, o hospital continua oferecendo seus serviços tanto aos sócios como ao público (1,12).

Na Sexta Região Administrativa (Gávea, Ipanema, Jardim Botânico, Lagoa, Leblon, São Conrado, Vidigal) está o Hospital da Lagoa, que recebeu tombamento estadual em 1992. Na Rua Jardim Botânico encontra-se o Jardim Botânico, fundado em 13 de junho de 1808 pelo príncipe regente D. João VI. A Rua Jardim Botânico inicialmente não tinha seu alinhamento atual, pois ia pelas fraldas do Corcovado até a desembocadura do rio Cabeça para afastar-se, o mais possível, das margens alagadas da lagoa. Em torno de 1860, esse trecho inicial era conhecido como Rua do Oliveira (2). Inicialmente, o Hospital da Lagoa era o Hospital da empresa Sul-América. Foi construído com projeto feito por Oscar Niemeyer (1907-2012) em 1952.

Em 1962, foi incorporado ao IAPB (Instituto de Aposentadoria e Pensão dos Bancários), depois ao INSS, recebendo seu nome atual. O prédio tem dez andares, mas sua planta original não foi totalmente concluída (1,13).

Na Sétima Região Administrativa (Benfica, Mangueira, São Cristóvão) o bem tombado é o Hospital Frei Antônio-Lazareto (tombamento municipal de 1985), que fica na Rua São Cristóvão, número 870, no bairro de mesmo nome (1). A Rua São Cristóvão é a rua mestra do bairro. Inicialmente nascia na antiga praia das Palmeiras, depois aterrada, onde ficava na época o Hospital Frei Antônio, e terminava na esquina da Rua Estácio de Sá com a Haddock Lobo (2). A região sofreu várias modificações, com novas configurações até a atual. O bairro de São Cristóvão tornou-se imperial. Passou a ter maior importância quando, em 1627, iniciou-se a construção da Igreja de São Cristóvão, na época à beira-mar. São Cristóvão é um santo cristão sobre o qual, apesar de sua popularidade, sabe-se pouco. Foi morto durante o reinado de Décio, um imperador romano do século III (14). Em 1765, um prédio localizado na chácara que os jesuítas possuíam foi destinado, a pedido do vice-rei Conde da Cunha, isto é, Antônio Álvares da Cunha (1700-1791), para servir de albergue e hospital para hansenianos. A construção foi alterada e acrescida muitas vezes, mas ainda se pode reconhecer a edificação seiscentista que se encontra sob a responsabilidade da Irmandade de Nossa Senhora da Glória. O Hospital, em estilo neoclássico, tem dois pisos e fica em uma praça no final de uma ladeira rodeada de palmeiras (1).

Na Décima Região Administrativa (Bonsucesso, Olaria, Manguinhos, Ramos) está tombada a Fundação Oswaldo Cruz, que se localiza na Avenida Brasil, número 4.365, em Manguinhos (tombamento federal em 1980) (1). A Avenida Brasil foi aberta entre 1941 e 1944. Manguinhos tem esse nome porque, originalmente, aquela região era composta por mangues. A urbanização da região começou com a chegada da ferrovia em 1886, permitindo a construção de instituições no local. O Instituto Soroterápico Federal foi ali instalado em 25 de maio de 1900, sendo atualmente a Fundação Oswaldo Cruz (FIOCRUZ) (15). A FIOCRUZ foi concebida por Oswaldo Cruz, delineador do projeto encomendado ao arquiteto português Luís de Moraes Júnior (1868-1955). Oswaldo Gonçalves Cruz, filho de médico, nasceu na cidade de São Luiz de Paraitinga, em São Paulo, no dia 5 de agosto de 1872. Como seus pais eram cariocas, foi criado no Rio de Janeiro, no bairro da Gávea. Ingressou na Faculdade de Medicina do Rio de Janeiro em 1887, aos 15 anos de idade, formando-se em 1892. Estagiou no famoso Instituto Pasteur de Paris, para onde foi em 1896, pois seu interesse básico era a bacteriologia. De volta ao Brasil, foi designado para investigar casos suspeitos de peste bubônica em Santos, confirmando sua existência. No Brasil não havia soro para essa doença, Em razão desse fato, foram criados, no Rio de Janeiro e São Paulo, órgãos para produzi-lo. Oswaldo Cruz foi indicado para assumir a direção do Instituto Soroterápico Federal no Rio de Janeiro, onde permaneceu como diretor durante 14 anos, deixando o cargo, por motivos de saúde, em 1916. No Rio de Janeiro havia epidemias de varíola e febre amarela. Oswaldo Cruz foi nomeado Diretor Geral de Saúde Pública para combater essas pragas. Criou a vacinação obrigatória, decisão que lhe criou grandes problemas, inclusive a "Revolta da Vacina", mas manteve-se firme e venceu as epidemias, sendo consagrado e a vacina reconhecida. Faleceu no dia 11 de fevereiro de 1917 em Petrópolis (16).

A construção da sede da FIOCRUZ começou no início 1904 e seu projeto teve inspiração mourisca (1). A arquitetura mourisca, desenvolvida pelos árabes na Península Ibérica, é composta por arcos ogivais, rendilhados e minaretes, com adornos ricos e complexos (17). O edifício principal tem três pavimentos, forma um H, com dois corpos paralelos interligados por um terceiro. Nas áreas nobres da construção há azulejos, cerâmicas, bronzes, vitrais e opalinas, materiais importados de indústrias e artesanatos de maior prestígio na época. Toda estrutura interna é de ferro batido. Há ainda mais dois pavilhões mais baixos no conjunto, arquitetura influenciada pela inglesa da época Tudor. Esse conjunto forma a Praça Luiz Pasteur, onde se encontram os bustos de Oswaldo Cruz, de autoria de Rodolfo Bernardelli, e o de Carlos Chagas, obra de Aníbal Rodrigues Monteiro (1). É uma construção monumental que se destaca e chama a atenção de quem passa pela Avenida Brasil.

REFERÊNCIAS

1. Silva Telles AC: Guia dos bens tombados da Cidade do Rio de Janeiro, Editora Expressão Cultural, Rio de Janeiro, 2001.

2. Gerson B: História das Ruas do Rio de Janeiro, Bem-Te-Vi, Rio de Janeiro, 2013.

3. Hospital da Gamboa: www.hospitaldagamboa.com.br/o-hospital.

4. Berger P: Dicionário Histórico das Ruas do Rio de Janeiro, Gráfica Olímpica Editora Ltda., Rio de Janeiro, 1974.

5. Pedro Campofiorito: Wikipédia, a enciclopédia livre.

6. Alves Corrêa N (Frei): Beato João Soreth.

7. Santa Casa de Misericórdia: Wikipédia, a enciclopédia livre.

8. Dicionário Histórico-Biográfico das Ciências da Saúde no Brasil (1832-1930).

9. José Domingos Monteiro: Wikipédia, a enciclopédia livre.

10. Ana Néri: Wikipédia, a enciclopédia livre.

11. José de Souza Marques: Wikipédia, a enciclopédia livre.

12. Beneficência Portuguesa do Rio de Janeiro: https://beneficenciaportuguesa.wordpress.com/historia/.

13. Hospital da Lagoa: Wikipédia, a enciclopédia livre.

14. Bairro de São Cristovão: Wikipédia, a enciclopédia livre.

15. História do Bairro de Manguinhos: www.conhecendomanguinhos.fiocruz.br/?q=histórias_manguinhos.

16. Seda H: Médicos brasileiros na estatuária dos logradouros da Cidade de São Sebastião do Rio de Janeiro: Boletim SRRJ 44 (160): 4-8, 2016.

17. Prof. Pinhal: Tecnologias arquitetônicas.